临证掇菁录

四川省中医药管理局第三届四川省十大名中医工作室项目（3-3张晓云工作室）

项目编号：2100202-中医（民族）医院CJJ2019030

中华中医药学会雏鹰计划中医临床青年人才研修项目

编号：HJJ2024006

张晓云 主编

巴蜀书社

图书在版编目（CIP）数据

临证掇菁录／张晓云主编．—成都：巴蜀书社，2023.12

ISBN 978-7-5531-2174-1

Ⅰ.①临… Ⅱ.①张… Ⅲ.①中医临床—研究 Ⅳ.①R24

中国国家版本馆CIP数据核字（2024）第026153号

LINZHENG DUOJINGLU

临证掇菁录

张晓云 主编

责任编辑	陈　礼
责任印制	田东洋　谷雨婷
封面设计	冀帅吉
出　　版	巴蜀书社
	成都市锦江区三色路238号新华之星A座36层　邮编：610023
	总编室电话：（028）86361843
网　　址	www.bsbook.com
发　　行	巴蜀书社
	发行科电话：（028）86361852
经　　销	新华书店
照　　排	成都完美科技有限责任公司
印　　刷	成都蜀通印务有限责任公司　（028）64715762
版　　次	2024年12月第1版
印　　次	2024年12月第1次印刷
成品尺寸	152mm×215mm
印　　张	19.5
字　　数	280千
书　　号	ISBN 978-7-5531-2174-1
定　　价	78.00元

本书如有印装质量问题，请与工厂联系调换

《临证掇菁录》编委会

主　编：张晓云

副主编：张　怡　谢　荃　黎　辉　于晓敏

编　委：黄　斌　龙坤兰　陈　骏　郭留学　王春霞
　　　　　张　宏　张　松　金　伟　郭晓辉　张　洪
　　　　　孟凡琳　侯维维　张辰慧　宋　洋　陈　勇
　　　　　莫峻峰　李明非　焦　旭　张凯涛　高　林
　　　　　苗艺凡　高崇勇　郭世涵

目 录

前 言 ……………………………………………… 1

上篇 医论

第一章 慢性阻塞性肺疾病 …………………… 3
第一节 中医对慢性阻塞性肺疾病的认识 …… 3
一、对病名的认识 ………………………………… 3
二、对病因病机的认识 …………………………… 4
三、对发生发展过程的认识 ……………………… 7
第二节 中医对慢性阻塞性肺疾病的诊断 …… 9
一、急性加重期 …………………………………… 9
二、慢性缓解期 …………………………………… 10
第三节 中医对慢性阻塞性肺疾病的治疗 …… 10
一、治疗总则 ……………………………………… 10
二、急性加重期的治疗 …………………………… 10
三、缓解期的治疗 ………………………………… 12
第四节 治疗的注意事项 ……………………… 13
一、节生活，当远寒而就温 ……………………… 13
二、宜补气，慎攻血而伤正 ……………………… 14
三、宜温化，慎寒凉而伤阳 ……………………… 14
第五节 常用方剂 ……………………………… 15

一、参苓白术散 …………………………………… 15
　　二、半夏厚朴汤 …………………………………… 21
　　三、参苏饮 ………………………………………… 26
　　四、小青龙汤 ……………………………………… 33
　　五、五苓散 ………………………………………… 39
　第六节　临床典型案例 ………………………………… 42
　　一、阳虚水泛 ……………………………………… 42
　　二、脾肾阳虚，痰湿阻滞 ………………………… 44
　第七节　肺心病的相关问题 …………………………… 46
　　一、何为肺心病 …………………………………… 46
　　二、对"聚于胃，关于肺"的解释 ……………… 47
　　三、肺心病形成原因 ……………………………… 50
　　四、痰湿阻肺型肺心病治以参苓白术散合五苓散 … 52
第二章　情志病 …………………………………………… 54
　第一节　什么是情志病 ………………………………… 54
　第二节　情志病的病因、病机、病位 ………………… 56
　　一、病因 …………………………………………… 56
　　二、病机 …………………………………………… 58
　　三、病位 …………………………………………… 59
　第三节　情志病的治疗 ………………………………… 62
　　一、治则治法 ……………………………………… 62
　　二、中医治疗 ……………………………………… 62
　第四节　常用方剂 ……………………………………… 71
　　一、逍遥散 ………………………………………… 71
　　二、甘麦大枣汤 …………………………………… 78
　第五节　临床典型案例 ………………………………… 82

一、肝脾失和，神失所养 ·················· 82
　　二、脾虚肝郁，神失所养 ·················· 84
　　三、气郁化火，魂失所养 ·················· 85

第三章　肝脾病 ·················· 88

第一节　肝脾的生理特点 ·················· 88
　　一、肝的生理特点 ·················· 88
　　二、脾的生理特点 ·················· 97

第二节　肝脾的关系 ·················· 99
　　一、肝脾互疏 ·················· 99
　　二、"肝为五脏之贼" ·················· 102
　　三、"女子以肝为先天" ·················· 103
　　四、"凡十一脏取决于胆" ·················· 109

第三节　常用方剂 ·················· 113
　　一、小柴胡汤 ·················· 113
　　二、痛泻要方 ·················· 116

第四节　临床典型案例 ·················· 121
　　一、郁证—肝气郁结，神失所养证 ·················· 121
　　二、腹泻—肝郁脾虚证 ·················· 123
　　三、崩漏—气血亏虚，血失所固证 ·················· 125

中篇　医案

第四章　肺病医案 ·················· 131
　　一、咳喘—脾气虚弱，痰湿阻肺 ·················· 131
　　二、咳喘—风寒外束，痰饮迫肺 ·················· 133
　　三、咳喘—气虚外感，兼有里热 ·················· 135
　　四、咳喘—痰浊内阻，风寒外束 ·················· 137

五、咳喘——脾虚痰阻，肺气失宣 …………………… 139

六、咳喘——脾肺气虚，卫阳瘀滞 …………………… 141

七、咳喘——气滞痰凝，卫失宣散 …………………… 143

八、咳喘——痰气内结，寒湿外束 …………………… 144

九、喉痹——肺胃郁热，熏灼于上 …………………… 146

十、咽痛——风热侵袭，热毒壅结 …………………… 148

十一、咽痛——热邪炽盛，壅结咽喉 ………………… 150

第五章 肝胆病医案 …………………………………… 152

一、眩晕——肝郁化火，亢逆于上 …………………… 153

二、目胀——肝火上炎，湿热下注 …………………… 154

三、失眠——郁怒伤肝，脾失健运 …………………… 155

四、乳癖——肝气不舒，瘀血阻滞 …………………… 156

五、乳癖——肝郁脾虚，痰浊阻滞 …………………… 158

六、胁痛——肝脾不和，气血郁滞 …………………… 159

七、心烦——肝火旺盛，上扰心神 …………………… 161

八、蛇串疮——肝胆湿热，壅阻经络 ………………… 163

九、眩晕——肝郁化火，阳热上冲 …………………… 164

第六章 脾胃病医案 …………………………………… 167

一、胃痛——土虚木乘，痰浊内盛 …………………… 168

二、胃痛——脾胃虚弱，肝气郁滞 …………………… 169

三、胃痛——肝胃不和，痰凝气滞 …………………… 171

四、胃痛——脾阳不足，肝气不舒 …………………… 172

五、胃痛——肝胃不和，阴虚血少 …………………… 174

六、胃痛——胃气失和，郁而化热 …………………… 176

七、痞证——寒热错杂，脾虚湿滞 …………………… 178

八、痞证——寒热错杂，气滞食积 …………………… 180

九、痞证—脾胃虚弱，木土失和 ………………………… 182

十、腹痛—脾虚肝郁，痰气阻滞 ………………………… 184

十一、腹痛—脾胃虚弱，饮食积滞 ……………………… 186

十二、大便异常—脾虚胃弱，气血不足 ………………… 188

十三、大便异常—脾胃虚弱，木土失和 ………………… 190

十四、胃中嘈杂—脾虚肝郁，胃火炽盛 ………………… 192

十五、口淡—湿浊内壅，气机不畅 ……………………… 194

第七章 失眠医案 196

一、肾阴不足，虚火内扰 ………………………………… 198

二、肝脾失调，营卫不和 ………………………………… 199

三、饮食停滞，浊扰心神 ………………………………… 201

四、脾虚不养，营卫失和 ………………………………… 202

五、肝胃不和，心神不宁 ………………………………… 204

六、阴虚内热，心失所养 ………………………………… 205

第八章 内科医案 208

一、早泄—脾虚肝郁，藏泄失常 ………………………… 208

二、气短—气阴不足，肺失所养 ………………………… 210

三、汗证—气虚不摄，营卫不和 ………………………… 211

四、汗证—脾虚湿滞，气机不利 ………………………… 213

五、紫癜—郁热内闭，气血亏虚 ………………………… 215

六、胸痹—气虚血瘀，心脉痹阻 ………………………… 217

七、痿病—木土失调，肌肉失养 ………………………… 219

八、痿病—木火炎上，营卫不和 ………………………… 221

九、中风—气虚血瘀，经脉失养 ………………………… 223

十、中风—肝郁化火，筋失所养 ………………………… 225

十一、头痛—肝脾不和，经气不利 ……………………… 227

十二、脑鸣—脾气虚弱，痰气郁结 ………… 228
十三、脑鸣—肝血亏虚，气机郁滞 ………… 230
十四、耳鸣—脾气邪滞，清阳不升 ………… 232
十五、痹病—邪气侵袭，经气不利 ………… 233
十六、嗜睡—脾气虚弱，升发无力 ………… 235
十七、厥证—气血虚弱，寒凝经脉 ………… 237
十八、头昏—湿热困阻，清阳不升 ………… 239
十九、湿温—湿热困阻，气机不宣 ………… 241
二十、尿频—脾肾阳虚，津液失固 ………… 242

下篇　临床研究

从痰辨证论治脑梗死后出血性转化的临床观察 ………… 249
活血化瘀中药复方治疗急性脑梗死的系统评价 ………… 254
论出血性中风急性期的中医药治疗 ………… 261
清金化痰汤加减治疗脑出血急性期并发肺部感染30例
　　临床疗效观察 ………… 265
协定处方2号治疗肺心病急性加重期临床疗效观察 ………… 270

前　言

中医是一门极为特殊的医学，它根植于博大精深的中国传统文化中，是历代中医先哲耗其心血所凝结而成的诊疗疾病的领悟和经验，亦是其智慧结晶的体现、民族文化的成果展示和对人与自然环境认识的表达。中医文化底蕴深厚，范围广泛，若不恬淡虚无，集思广益，追根溯源，何能入得门径，何能一窥其冰山一角，又何能药到病除，拔刺雪污，解除病痛，还患者以健康的体魄。学习中医，当从细节出发，在注重中医基本理论的同时更应该重视辨识细节之间的不同；应辨证与辨病相结合，中西并重，要有"治未病"的远瞻眼光；治法上当重视脾土的功能，脾旺则万物生化，正气充足，有利于疾病的治疗和后期的恢复。此外，疾病的生成发展也常常受到社会的影响，故在治疗时应当关爱、关心患者，了解患者的社会生活环境；而现代社会的复杂性，使得很多人往往"因情致病"或"因病伤情"，故在治疗时当重视对情志的调节。肝可调疏中土；脾者，气血生化之源，气机升降之枢纽，且能养肝疏肝，故在临床治疗时当注重调和肝脾，可以逍遥散作为基础方剂进行加减运用。

一、重视基础，应探究理论联系实际

中医基础理论乃以脏腑经脉、气血津液为核心，它根植于中国传统文化中，源于《易》之阴阳五行，是中医学的本原，同时也是我们继承、弘扬、发展、创新中医的基石。假使忽视中医基础理论而谈中医之继承和发展创新，则犹如无源之水、无本之木，终究无长久发展之可能。因此，为了更好地继承、弘扬、发展和创新中医，我们应当潜心学习和重视中医基础理论，反复温习、深入理解和探索中医先哲的理论，做到心领神会；在此基础上，还应与中医之法、方、药融会贯通，最终，结合自己的实践认识与临床经验，形成一套自己特有的有价值的辨证论治体系。中医特定的术语是中医理论之精华部分，看似相近或者相似的术语，其含义却存在着区别，需要仔细辨别，如"补阳""通阳"和"温阳"有异同之处，再如"食已即满"和"食入即满"反映着不同的病变脏腑。假若心静不下来，不仔细区分和辨别中医术语之异同，从小的方面来说，反映了医生对基础理论的认识和理解不够充分；从大的方面来说，极不利于医生提高临证诊治疾病的水平和实现创新中医的远大奋斗目标。

中医良好的疗效不仅反映着中医的生命力，而且还是印证医生对中医基础理论的理解和运用是否正确的最重要的途径，更是弘扬、发展和创新中医的活水之源。毛主席曾指出："实践是检验真理的唯一标准。"中医临床是中医理论的实践之地，亦是中医生命力之所在。倘若离开中医临床实践，即使理论倒背如流，辩论滔滔不绝，吸引了众人之眼球，也是纸上谈兵，而无太多实际的意义，故而中医先哲告诫说"熟读王叔和，不如临证多"。然观今世之中医者，秀而不实者亦多矣。

笔者已到了古稀之年，历经四十余年的临证，总结发现，一名优秀的中医往往需要将中医基础理论与临床实际相结合，以基础理论指引临床，以临证实践验证和升华理论。例如，众多医者一定熟悉"肺与大肠相表里"之基本理论，然治疗疾病尤其是急危重症类如慢性阻塞性肺疾病、急性呼吸窘迫综合征等疾病时，是否亲身去印证了该理论的正确性呢？临床中，笔者受该理论的启发，在辨证的基础上，兼以通降大肠之法，选用如瓜蒌皮、瓜蒌子等药物，多效如桴鼓。《金匮要略》言"见肝之病，知肝传脾，当先实脾"，以该理论为指导，治疗脾胃类疾病之时，在辨证的基础上，兼以健脾疏肝之法，选择参苓白术散和逍遥散加减，经数千份门诊病案证实，疗效甚佳。

二、中西并重，应强调辨证辨病结合

尽管历代中医一直运用"辨证论治"的思想治疗疾病，但相关概念并未正式提出。直到20世纪50年代，任应秋先生正式提出"辨证论治"，并得到蒲辅周、秦伯未等中医大家的认可，而后该理念才广传于中医学界，目前，该理念还被编入高等学校的中医学教材《中医基础理论》中。所谓"辨"者，乃动词也，同《说文解字》中的"判"，是指"区分"和"辨别"之意；所谓"证"者，是指在某一疾病发生发展变化过程中，对某一特定阶段所呈现出的最关键矛盾的高度概括。"辨证"是指运用中医现有的理论对目前所收集到的疾病症状和体征进行总结、分析，从而判断病之位、病之因、病之性、病之势和知晓疾病的阴阳失调、邪正盛衰、气血失常等情况，故而，证乃"辨"之所得，言"辨证"者，乃是指对"证"的认识的过程，它着重强调的是某一疾病的不同阶段。"论"者，乃动词也，是指"分析"和"衡量"之意也。

"论治"是指根据辨证所得之结果，进而拟定相应的治则和治法，并施以相对应的方药和相关的治疗措施的全过程。辨证和论治两者亦不可分，辨证之目的在于论治，论治的前提在于辨证，只有在辨证准确的前提下，方能准确选用合适的方药和治疗方法来进行论治，如是，则能在临证治疗疾病之时，取得效如桴鼓或拔刺雪污之效。虽说"辨证论治"之理念尚且较新，但仔细探究历代中医古籍，亦可发现该理念深深地隐含在中医理论之中，而且亦是中医学的精髓和特色内容之一，同时它还是指导中医临床实践不可或缺的内容。

殷墟甲骨文最早记载了"病"之名称，它记载了疥、蛊、疟等二十多种疾病；上古奇书《山海经》中也曾记载痈、疽等23种疾病名称。中医四大经典之一的《黄帝内经》中记载的《举痛论》《痿论》《水胀》等专题性篇章已对多种疾病的病因、病机、病势、症状及治疗等多个方面进行了全面详尽的论述。后世诸多中医家在《黄帝内经》的基础上，对该理念进一步发挥和完善，使之更为成熟，如医圣张仲景之"辨太阴病""辨少阴病""辨厥阴病"等六病之辨；清代名医徐大椿亦明确强调了辨病论治的重要地位，他认为只有在辨病论治的基础上，方能正确地治疗疾病，正如其《兰台轨范·序》记载："欲治病者，必先识病之名，能识病名，而后求其病之所由生……"可见，中医学通过两大辨法即"辨证论治"与"辨病论治"来诊治疾病，虽然两者有所不同，然两者的最终目的均是更好地诊治疾病，在临床诊治疾病之时，可互参使用，以便提高疾病诊断的准确度和治疗效果。

所谓"病"者，乃是指对某一疾病发生发展、转化、转归及预后的全过程的总结和归纳。所谓"辨病"者，乃是指对已得资料进行综合分析，得出疾病病名的全过程，它着重强调的是不同疾病的转化和转归。一种"病"常常有着相类似的病因、病机、症状及发展转归，有着一定的规律性和特殊性，故而，辨病可从整体的角度把握该病的发展、转归及预后。"论治"是在辨病基础上，施以一定的治疗措施，不仅可治疗疾病，还可截断病情的进一步发展恶化。"辨病论治"是指依据某一疾病的本质的规律性和特殊性，进行治疗的全部过程。然而，长期以来，受限于历史条件和认识观的差异，中医学辨病论治的理念发展相对落后，由中医"咳嗽""胁痛""汗证"等疾病的命名方式，可以发现中医大多数的辨病以症状、病位、病机等命名，然而，以上命名方法无法体现出疾病的准确定义，也无法相对准确地判断出患者的病情轻重及预后，这非但不利于提高中医的临床疗效，还在一定程度上阻碍了中医实现现代化和走向世界。现代西医学的辨病治病理念不同于中医学，它在先进的科学技术和诊疗手段的辅助下，对疾病的认识已经细分到生理、病理、分子甚至基因方面。相对中医来说，西医更能准确地判断疾病的病情轻重、转归、预后，且对某些疾病如急性化脓性阑尾炎、急性胃肠穿孔等的治疗手段较中医现有的治疗方法更为可靠，治疗效果也更为理想。因此，作为现代中医学者，不可偏执一方，当取两者之所长，运用中医辨病的同时，可借助现代西医学先进的诊疗手段来辨病，采用中西医双重诊断方式。此种方法现已在全国各大中医院普及，这与中医人的不懈努力息息相关，也是中医现代化的必然环境，更能说明国家对中医药发展的鼓励和支持。

在现代西医学占据主流之势的今天，如何凸显和迅速发展中医药显得尤为重要。然而，作为中医的主要诊疗手段之一，辨证论治有着自身的不足之处，比如现代西医学所说的大肠癌、肺癌等恶性疾病，在发病的早期阶段，患者症状轻微，甚至无任何的不适症状，此时，若单纯地借助中医的"望闻问切"四诊合参的诊疗手段，则有可能无法对疾病做出正确的辨证，从而导致患者病情的恶化，错失治疗疾病的最佳时机。再如中医所辨"腹痛"之病，可对应现代西医学所说的急性肠梗阻、胃溃疡，倘若是前者导致的"腹痛"，则病情更为危急，此时，若单纯借助中医辨证论治的诊疗手段，则极有可能延误治疗时机，并置患者的生命于危难之中。然而，现代西医学的辨病论治亦有自身的缺陷，有时也不利于疾病的治疗，如只要诊断为"感冒"，现代西医学给予的治疗措施大致相同，忽视了个体的特殊性。再如，对于经过一切医疗检查手段均提示正常，然自身却诉说着有明显症状的患者，医生多诊断为神经症，甚至出现无病可辨的情况，现代西医学无疗效显著的药物可施，而中医学在治疗此类疾病方面却有着明显的优势和特色。再如，笔者曾诊一发热患者，体温波动于$38.2 \sim 38.4$℃，除体温外，现代西医学的其他各项检查结果均未得出异常结论。经中医四诊合参后，笔者辨证为气虚发热证，予以甘温除热之剂——补中益气汤原方，六剂药后，患者再无发热之症。

综上可知，中医的传承和发展不能单纯依赖于辨病论治和辨证论治。因此，在临床工作中，应当将中西医两者相结合。笔者认为辨病论治应当是指在明确疾病诊断的前提下，运用中医学的理论施以中医中药的治疗手段，或者借助现代西医学先进的诊疗手段进而辅助中医以治疗某些疾病。医圣张仲景所著《伤寒论》一书就早已明确地体现了辨病论治和辨证论治结合运用的理念，譬如张仲景"六经辨病"的经典理论体系，就是在六经辨病基础上，又细分了多个不同证型进行论治，如太阳病中的伤寒表虚证施以桂枝汤、伤寒表实证则施以麻黄汤、太阳蓄水证则施以五苓散等。

临床运用辨证论治和辨病论治相结合的思想,具有以下几个方面的优势:

(一)体现中医"治未病"的理念

《黄帝内经》记载:"圣人不治已病,治未病。"辨证论治和辨病论治的结合运用,正是体现了中医治未病的思想。笔者曾诊一例"心悸"患者,以"心悸三周余"为主诉,伴胸痛、胸闷及轻微的恶心、呕吐等症状,一周前出现过腹泻的症状,否认心脏病史,中医四诊合参,辨病辨证为心悸—水饮凌心证。依据患者的主诉,结合患者的伴随症状及腹泻病史,西医辨病,考虑可能为肠道感染引发的病毒性心肌炎,因此予以血常规、红细胞沉降、心电图、心肌酶谱等检查,结果回示上述检查均有明显异常,临床初步诊断为病毒性心肌炎,故而立即收住入院,同时给予相应的治疗措施,两周后,患者康复出院。试想,若笔者单纯以中医方法辨病,则恐该患者有性命之忧。

再如,笔者曾诊治"胁痛"患者,以"胁痛三月余"为主诉,伴有面色黄亮、食欲不振、厌食油腻等症状,否认乙型病毒性肝炎(以下简称乙肝)病史、乙肝接触史,既往有饮酒史,中医四诊合参,辨病辨证为胁痛—湿热内蕴证。依据患者主诉和伴随症状,西医辨病,考虑为乙肝或者肝硬化,经西医辅助检查,得出患者患有乙肝(大三阳)。对于该患者,笔者告之患者病情,建议服用抗病毒药物及嘱其戒酒以免肝脏进一步受影响;在治疗上,笔者除了予以化湿兼清热的中药外,另施以健脾之药,因西医抗乙型肝炎病毒的药物对脾胃的损伤较大,健脾之药不仅有助于保护脾土,还可免肝木旺盛乘脾土,故正如《金匮要略》记载:"见肝之病,知肝传脾,当先实脾。"这也体现了辨病论治和辨证论治结合的治未病的理念。

我国乙肝患者人数众多，目前，大多数患者对待乙肝往往是不服药或西药治疗，部分患者在西药治疗效果不理想或者自我症状较明显时会寻求中医的治疗方法，这种想法及认识实为错误。中医认为乙型肝炎病毒为一种邪气，邪气长期潜伏于人体无法祛除，可无穷地消耗人体正气，正气受损，正所谓"邪之所凑，其气必虚"，故而易于再复感外邪，邪正相争，人体的正气更为虚损，久则可因正虚邪重而暴发相应的大病或者重病。故而在乙肝患者的治疗上，运用两者相结合的思想，亦体现着中医"治未病"的思想。

(二) 可明确疾病的诊断，避免治疗的盲目性

随着时代的变迁，人类的疾病谱亦发生了明显的变化，与中医所载疾病谱亦有着较大的差异。在临床工作中，过于强调中医的辨病论治和辨证论治非但不利于多种疾病的诊断，还可能造成失治误治等不良后果。譬如部分胃癌早期患者以慢性胃痛为主要表现，倘若仅采用中医辨病和辨证论治的理念，忽视西医辨病的思想，则有可能导致胃癌未被及时发现，造成早期胃癌向中晚期演变，错失手术的最佳治疗时机。再如，部分宫外孕患者以腹痛为主要症状，倘若仅以中医辨病和辨证，忽视西医辨病论治的理念，未进行相关的妇产科检查并采取有效的治疗措施，则患者有可能因此而失去生命。由此可见，中西医结合，辨证论治和辨病论治相结合，不仅可以明确疾病的早期诊断，而且还可避免治疗的盲目性，同时还能为患者提供最佳的治疗方案。

(三) 中西并重，与时偕行

不可否认，在识病、治病的理念上，中医和西医均有所不同，然而，两种医学的出发点都是解除患者的病痛，因此，笔者认为不能将这两种医学对立起来；与此同时，还应熟练掌握中西医的

相关理论知识，重视两种医学的巧妙结合，将两者灵活运用于临床实践工作中，以期进一步提高临床诊断的准确度和治疗效果，造福广大人民群众。

中医学源于我国博大精深的传统文化，其认识疾病和治疗疾病往往立足于宏观、整体、个体特异性的角度，体现其治疗疾病的整体观念和特殊性。也正是这种特殊性和治疗疾病的显著疗效性，让中医学能够历经时代变迁而存留于今，使其有着更为顽强的生命力和具备继续发展和创新的可能。在多种先进的诊疗技术的辅助下，西医学的发展亦较为迅速，其对某些特殊病种的病因、发病机制、转归、预后的判断更为准确，治疗手段也更为先进，甚至让医生从分子、基因的角度来治疗某些病种已成为可能。

然而，任何一种医学，伴随着其具有的明显优势的同时，亦不可避免地存在着自身不足之处。中医诊断疾病的方法仍以"望闻问切"四诊合参为主，依靠的是医生的感性认识，部分病证，缺乏规范统一的辨病辨证体系，呈现出一派仁者见仁，智者见智，杂乱无章之象；同一病证，由于医生的中医水平不同，导致所辨之证也不尽相同。对于一些危重的疾病，单纯的中医疗效可能不明显，这时，亦需要借助西医的治疗手段。西医诊断疾病依靠客观的检查结果，存在只见其病而不见其人的弊端，忽视了自然、地域对疾病的影响和个体的差异性；治疗上多为对因治疗和对症治疗，多数情况下，在祛除病因的同时亦存在损伤到人体自身的细胞或者正常菌群的可能。

故而，强调中西医并重的同时，还需强调当取两者之所长，避两者之所短，优势互补，这样不仅有利于疾病的迅速治愈，而且有利于中医药的发展与创新。譬如，在借助现代西医研究的前提下，学者发现中医药中属于马兜铃科的木防己含具有严重肾毒性的马兜铃酸,该研究结果被报道后,国家中医药管理局立即下达相关文件禁止使用木防己治疗各种疾病,目前,即使必要情况下,需要使用木防己,中医选用的也是无毒的属于防己科的汉防己。又如,中医辨病之肺痨,倘若单纯辨证论治,施以中医中药,则疗效可能不甚理想;此时,若以西医辨病,肺痨即西医所说的肺结核,西医通过足量足疗程的联合运用抗结核药物进行杀菌治疗,一般都可以治愈。但在这个治疗过程中,西医对患者伴随的全身性中毒症状如潮热、盗汗等无较为有效的治疗措施,多数情况下,上述相关症状往往要在抗结核治疗取得明显疗效后,才表现出明显的好转。此时,倘若不拘泥一种医学治疗手段,采用中西医结合的理念,则往往能收到良好的疗效。再如,急诊科常见的上消化道大出血引起的失血性休克,中医将其归属于"血脱"的范畴。笔者所在科室的创始人陈绍宏教授在《景岳全书》记载的"有形之血不可速生,无形之气所当急固"的中医理论启发下,施以甘草人参汤(红参30g,重用甘草60g)结合西医治疗,其治疗效果显著优于单纯的西医治疗。再如,目前,西医所言脑血管疾病如"脑出血""脑梗死",两者归属于中医"中风"的范畴,临床大量病例印证了运用陈教授研发的中风醒脑液联合西医治疗手段,其治疗效果较单纯的西医治疗更为显著。

故而,在疾病谱发生巨大改变的今天,临床治疗疾病之时,采用中西医并重的理念,不仅可以发挥两者之所长,提高临床治疗疾病的效果,解除患者的病痛,挽救患者的生命,同时还是推广和创新中医的一种新途径。

三、治病求本,应调理脾土扶助正气

笔者结合自身四十余载的临证经验和大量的理论研究,提出

"治病当不忘脾胃"的基本理论。人体之气主要来源于先天之气和后天之气。先天之气来源于父母，化生于先天之精，其量在出生时便有定数，并随着年龄的增长而逐渐被消耗，最终消耗殆尽而独存后天之气以维持人体生命的运转。后天之气包括来源于肺的天之清气和来源于脾胃的水谷之气，天之清气者随着出生时的第一声哭声而能自行运转；然水谷之气者，必借助水谷之物，依靠脾胃的消磨转运方可化为气。因水谷之气的产生，不仅需要充足的水谷之物，而且需要健旺的脾胃功能，故在后天之气中，水谷之气更为重要。而现代社会，生活富裕，物质丰富，食源广泛，食物美味可口，所以水谷之气的生成、脾胃功能正常与否反而成为关键。脾胃，土也，居中央以灌四旁，为万物之母，为五脏之本。倘使脾气健旺，则气血生化充足，正气得以长养，自不易受邪患病，而即使患病，因脾胃健旺之气，自可资助正气御邪外出，故邪祛则诸脏自安，还可阻断邪气向内传变；倘使脾胃受损，升降失常，气血生化不足，不能长养于诸脏诸腑、形体官窍、四肢经脉，病则作矣。

现代社会，人们的生活和饮食习惯发生着巨大的变化，各种压力日益增加，生活不规律等在一定程度上会对脾胃功能造成损伤，长此以往，脾胃之气或虚弱或虚衰。故《黄帝内经》言"脾气虚则四肢不用，五脏不安"，而李东垣更言"百病皆由脾胃衰而生"。故脾胃虚弱，百病滋生，脾胃之重，由此可见。

故对疾病的治疗，尤当注重调养脾胃。医圣张仲景非常重视保护脾胃，如《伤寒论》112方中，70方使用了甘草，除了"甘草汤"与"桔梗汤"使用的是生甘草外，其余68方均以炙甘草扶助脾气，顾护正气。这也就提示我们，对于疾病的治疗，用药首当不伤脾胃，同时还需注重调摄和保护脾胃，倘若脾胃受损，则易病难治,百邪难祛,贻患无穷。所以我们应该时时刻刻谨记李东垣之训:"善治病者,惟在调和脾胃。"

(一)如何调理脾土

脾的主要生理功能是主司运化,而运化又可细分为两部分,即主运和主化。所谓"运"者,乃是"传输"和"输送"之意,脾通过两种形式实现其主运的功能,一是借助于脾之升清和肺之宣发肃降的职能,将胃受纳腐熟的水谷之气和津液从一个脏腑向另一个脏腑传输,比如,脾土可将水谷之气和津液上输于肺金。也正因为如此,脾亦可通过该形式将人体摄入的药物输送到病所。二是脾土位居中央,为万物之母,可将精微物质直接传输至各个脏腑以充养之,如《黄帝内经》记载"食气入胃,浊气归心"和"食气入胃,散精于肝"等,又言:"脾者,土也,孤脏以灌四旁者也。"此外,脾胃乃同居中焦,脾主升清,胃主降浊,故脾主运还体现在其可辅助胃腑将浊毒物质输送至体外。假使脾主运功能失常,则人体内的水谷之气和津液失于正常转输,停聚于内,则可生痰成湿。此外,对于患者来说,其摄入的药物原本疗效亦会受到影响。所谓"化"者,乃是"变化"和"化生"之意,是指脾土将食物转化为水精、谷精或者将水谷之气化生为其他物质的全过程。假使脾土主化功能失常,则脾之化为水谷之精等营养物质不足,人体则会出现气血不足甚至虚损、组织失于充养等现象。

脾的另一生理特点是以升为健,这是由于脾土对水谷之气及津液的转输、保持内脏位置的稳定以向上为关键。故而,假使脾土不升,人体则表现为水湿下注,水谷精微不足,体内脏器的位置下移、脱垂甚至脱出的病变。

脾土之病变者,主要表现为脾之不运、不化、不升三个方面,故而,相应的治法当以运脾、健脾、升脾为主。然而,由于脾土最恶湿浊之邪，在某些特定的情况下，临床亦常常使用醒脾之法，以期促进脾土运化水津功能的恢复。

综上可知，脾土虚弱，则其主运化之功能随之失常，水湿之邪亦相继而生，故而，脾土的调理之法可从补脾与祛邪两个方面着手。

1. 扶正以健脾为主

《素问·五脏别论》记载"所谓五脏者，藏精气而不泻也"，故而五脏病者，多以虚为主，脾脏亦不例外。因此，临证治疗脾病者，当以补益脾气为主要治疗方法，其中，具体治法又可分为健脾、运脾、升脾、醒脾之四法。

（1）健脾。脾气者，乃是脾土实现运化水谷精微等功能的原动力，故脾土虚弱者，当以补其脾气为主。所谓"健脾"者，乃补脾土之气也。笔者临证多选用党参、生黄芪、茯苓、白术、人参、炙甘草等。气者，属阳也，脾土气虚严重者，亦可发展为脾阳虚证，故当遇脾土气虚重证者，亦可加用桂枝、附子、炮姜、干姜等温阳健脾的中药，以期加强补气之功。

（2）运脾。所谓"运脾"者，助脾之转运、传输也。脾之转运和传输须赖脾气的充足和其气机的正常运行。因脾主升清，脾土之气以升为健，故而，运脾之中药，笔者常常选用的是辛温、发散、上行之品，如白芷、防风、麦芽、神曲、陈皮、苍术等。又因中医认为人体是一个小宇宙，五脏之中，心肺居上，其气宜降，肝肾居下，其气宜升，脾胃同居中焦，为气机升降之枢纽。正所谓"脾升胃降，升降相因"，故为求加强助脾土之气上升的效果，笔者常常辅以助胃之气下降的药物，如厚朴、山楂、枳壳、莱菔子、槟榔等，以期升中有降，降中有升，开运中焦，助脾土之运也。

（3）升脾。所谓"升脾"者，乃指助脾土之气升发是也。李东垣在《脾胃论》中明确强调"脾气宜升"的重要性，认为脾土之气升发，方能生气血、万物。升脾之药，可选用直接从脾而升或者间接地从肝而升的中药。从脾而升之药有防风、葛根、独活、升麻、羌活等，从肝而升之药有薄荷、蝉蜕、柴胡等。

（4）醒脾。中医学术用语对"醒脾"之定义有不同的认识，在多种认识之中，笔者认为《中医大辞典》的解释更为准确，其指出"醒脾就是运用芳香化湿健脾的药物，祛除湿邪，健运脾气，以治疗脾为湿困，运化无力的病证"。后世医家又将"醒脾"称之为"芳香醒脾"，即指运用气味属芳香之类且具有祛湿之功效的药物，以治疗湿浊困脾之病证。临证之时，笔者多选用砂仁、藿香、佩兰、白豆蔻、草果等。笔者认为醒脾之法的实质仍是运脾之法的体现。

虽治脾之法有健、运、升、醒之异，然具体就脾脏之虚而言，当以健脾为要，诸法合用。当然，病机不同，侧重点亦不同，如脾脏之虚且痰湿内盛之时，当予以健脾之法，同时还应加大祛除痰湿药物的药量。

2.祛邪以治湿为主

脾为阴土，最恶湿邪，故而脾最易被水、湿、痰、饮所困，然水、湿、痰、饮者，实为同类也。水者，充其形也；湿者，善弥散也；痰者，善凝结也；饮者，善聚集也。水、湿、痰、饮乃同源而四歧也，四者的形成，均可归因于津液代谢的异常，故而，总的基本治法当以通调水道为主，当以《黄帝内经》所记载的"洁净腑"和"开鬼门"两法即"利小便"和"发汗"两法为主。津液者，运而不息，随气运行于人体之上下内外，周流于全身也，于内者，可至经络和五脏六腑；于外者，可达皮肉、四肢及腔隙。

在人体内，津液发挥了濡养、滋润等相关功能之后，最终，多以尿液和汗液的方式排出人体之外，津液代谢的异常多因其在体内停聚过多，或因运行迟缓停滞于内或因其总量超常。正因为如此，通调津液者，其实质仍是加速其运行或直接减少其在体内的总量，笔者多以促进汗液向外排泄和尿液排出体外来实现此目的。简而言之，其相应的治法为利小便和发汗，其中，对于病之位趋于内和里者，当以利小便为主要治法；对于病之位趋于表和外者，当以发汗为主要治法。

除基本治法外，在某些特殊情况下，亦可结合如活血、散结、攻逐等特殊治法。但是，由于四者的形态和成因不完全相同，故而所施的具体治法亦有所差别。比如，痰者，当兼以调气降火之法；饮者，当温化之。

(二) 如何顾护脾气

1. 用药轻灵平和，以护脾胃

水谷乃有形之物也，其性属阴，需借脾胃阳气以运化为水谷之精微，故脾胃者，当以阳气为要。药物入体，需借以和耗损脾胃之阳气受纳腐熟运化之。因此，在临证治疗时，笔者遵循平和之法，用药轻便灵活，药量亦较轻，以治病不伤脾胃为第一要务，并借药力协助恢复具有抗病御病之力的人体正气，达到治病的目的。比如，治便秘之证，源于津血耗伤，正气大虚，燥屎坚结者，不以峻下之剂如大承气汤苦寒重伤脾胃之剂，而以调胃承气汤合养阴津、益脾胃之药，缓缓图之，再加饮食调摄，方可收效良好。假以病情确实需要施以苦寒之重剂，医者也应谨慎运用苦寒之品，切不可过量，更不可重量，过药伐正；同时应当中病即止，以免损伤脾胃之阳气。

笔者给学生始终强调治病以辨证准确为第一要务，做一个中医界的慢郎中，准于辨证，精于处方，细于施护，用药轻便灵活，临证以轻剂或者轻剂重投即可达到治疗效果者，绝不施用峻猛之剂，避免重伤正气；平和之法以治之，以护后天之本。平和之法不仅体现了中华民族传统文化中的中庸之道，更体现了《黄帝内经》所言之"以平为期"的治疗法则，其旨在于用药无所偏颇，轻剂护养脾胃，切不可急功近利，病虽暂除，正气却大伤，贻患无穷矣。

2. 重视补益脾胃，以和为期

因脾胃位处中焦，脾升胃降得常，则诸脏腑之气机运行正常，气血趋于调和，疾病自然易于康复。故而笔者临证治疗诸疾之时，注重因势利导，常施以轻清柔和、升提、灵动之品。调理脾胃气机之升降，以期脾升胃降，和而为用。中轴运行正常，则他脏之气亦可升降得宜。如脾胃本病者，对于脾虚清阳不升、湿浊下注之泄泻的患者，笔者常施以参苓白术散合痛泻要方加减，更可加升麻、柴胡之类；脾虚湿滞、胃腑不和者，可施以四君子汤合平胃散加减，且补脾者，当以运为健，益气者，当以健生气之源的脾脏为先，故多选用平和之品如党参、白术、山药、茯苓等药；胃喜阴柔，故益胃之药当选偏于柔润、忌刚燥伤阴之品，如沙参、麦冬、生地、玉竹、石斛等药。

脾胃者，后天之本也；五脏者，乃藏精气而不泄也，故而五脏病者主要在于虚。脾虚则万物不化，可使四脏失充，祛邪无力，病邪深陷，五脏六腑之能失常，人则危矣；脾旺则四脏得充，精气足，无邪可扰，即使受邪，正气亦可奋起祛邪，病易康复。因五脏之间有着密切的相生相克的联系，四脏病亦可传入脾脏，脾气受邪所困，气血泉源受制，人之正气更为虚弱，疾病难以治愈。故而在治疗四脏病之时，当须预先重视顾护脾胃之气，以期脾胃之气旺盛，亦体现了中医所言"圣人不治已病，治未病"的思想。如临证治疗肺系疾病之时，可加用四君子汤、六君子汤之类的方剂，旨在补土以生金，土旺则不受邪；治疗肝系疾病之时，因肝木可克脾土，故可选用茯苓、黄芪等健脾益气之药，正如中医有"见肝之病，知肝传脾，当先实脾"之说；治疗心系疾病之时，母病可累及脾子，故可用党参、黄芪之益气养心之药，合补母以实子之法；治疗肾系疾病之时，可以白术、党参、黄芪等药，旨在补后天以充先天。

3. 养阴护胃，以助生机勃勃

受《临证指南医案》"阳明燥土，得阴自安""胃喜柔润"理论的启发，笔者认为益胃气养阴津为治胃病之大法。胃主受纳腐熟，乃为水谷之海也，人之气血皆源于胃摄纳之水谷化生而来，胃主人之一身，至关重要。胃气旺盛，则气血生化得源，精血阴津亦为充足；胃之阴津亦得充养，生机亦为蓬勃。譬如，临证治疗胃癌术后，呈现出食入即满、口干欲饮、饮后渴不解等胃阴不足之证者，治之当以生地、沙参、石斛、玉竹、麦冬之类，重在益气健脾，养阴益胃，以期胃得阴滋，胃气渐复，脾土健旺，生化无穷，生机蓬勃。且在疾病发生和趋于初愈的过程中，已损的脾胃之气尚未完全健旺，故而，此时当节其口腹，切不可食辛辣寒凉、肥甘厚腻之物，亦不可蛮进大补之品，以免重败其脾胃；待脾胃之气健旺之时，方可少而缓慢进食补益之品。

笔者善于运用沙参麦冬汤、益胃汤等养阴益胃之剂，依据具体的辨证情况和脾胃盛衰之异，灵活施以甘平、微寒濡养之剂以养阴舒胃、健脾和胃；脾胃健旺，气血得充，泉源不枯，人则安矣。故而，笔者辨证施治，首当以养护、调理脾胃为要务，所施中药及患者可食之物、可进之补品，均以养护脾胃、养阴益胃、胃和气达、阴阳相和为要，以期脾胃之气旺盛，受化正常，泉源不枯，气血充沛，人亦可安。

四、解除疾苦，应关爱患者生活条件

（一）注重以人为本

马克思曾指出："人是全部人类活动和全部人类关系的本质、基础。"人有生老病死，故而，医疗行业是人类必要的特殊的活动之一，它面对的对象是活生生的人。人具有现实性，即人是一个现实的个体，与此同时，现实的人亦是疾病的主体。作为医者，假如脱离疾病的主体，临证治病之时，则有可能会犯"只见其病，不见其人"的错误，这不仅不利于医者自身水平的提高，更不利于患者的疾病治疗。故而，笔者认为作为一名合格的医生，治病首当治其人，必须将现实的人之感受、健康需求及其应有利益放在工作首位，切实做到以人为本。

（二）关爱患者及家属

马克思强调："人的本质是现实的、具体的。"现实的和具体的生活是人的本质。疾病的主体是患者，患者是现实和具体的人，因此，诊病当多从患者及其家庭、工作境遇、心理需求等方面入手，认真倾听他们的诉说，感受他们的遭遇和不幸，安慰他们痛苦的心情，鼓励他们建立战胜病魔的信心。如在一个冬天下午，一位家属用轮椅推着一位五十多岁的女患者前来就诊，在得知患者因小脑瘫痪而不能自理生活多年时，笔者就感叹"您太不容易了，真是苦了您了"，而患者顿时也泪流如注。

（三）尊重和平等对待患者

人本身具有独特性和差异性，每个患者或家属会因他们各自成长和学习的环境、家庭条件、经历等不同，形成不同的人生观、

世界观、价值观，这就造成了其对所患疾病的认识和对医者的态度有所不同。作为医者，不能因个别患者及其家属的态度恶劣，而不尊重对方。"人人生而平等"不仅仅体现在政治、人权、法律、教育等方面，还体现在享有健康、享受卫生资源等医疗需求的正当权益上，医治疾病是人享受最基本的生存权利的体现。因此，任何一个患者，都应当得到平等的、认真的、负责的、积极的治疗，而不因其地位的高低被区别对待，这也是一名医生应该保持的平常心。

五、整体辨证，应关注精神疏通开导

整体观是中医学的特色，中医学认为人是一个宏观而统一的整体，人从出生后，就与自然环境、地理环境、社会环境形成了一个和谐统一的整体，正如《黄帝内经》记载："人以天地之气生，四时之法成。"又言："四时阴阳者，万物之始终也，生死之本也，逆之则灾害生，从之则苛疾不起，是谓得道。"说明了自然的季节变化对人体会产生影响。南方乃属亚热带气候，雨水丰富，湿气较重，长居于此的人们则易于感受湿邪；北方乃属温带气候，雨少干旱，燥邪易起，长居于此的人们则易于感受燥邪。《医宗必读·富贵贫贱治病有别论》记载："大抵富贵之人多劳心……劳心则中虚而筋柔骨脆……膏粱自奉者脏腑恒娇……"说明了生活环境会对人体的脏腑造成的不同影响。中医认为人体是一个复杂而和谐统一的整体，生理上，人体自身经络、气血、脏腑等各个部分在生理结构和机能上相互协调和影响，使得人体形成一个有机的整体；病理上，经络、气血、脏腑的异常亦会相互影响，同而为病。故正如中医有"久病及肾""久病入络""见肝之病，知肝传脾，当先实脾"等说法。

故而，临证中，笔者始终坚持中医"整体辨治"的原则，先了解患者所处自然环境、生活工作环境等一般情况，再综合判断分析患者罹患之病，然后，给予相应的治疗方案。同一类病证，因患者所处的环境、体质、年龄等方面的不同，所给予的治疗药物和剂量也有所差异。如年幼、年老之人均患"风寒感冒"之证，然年幼者，纯阴纯阳之体，寒邪易于化热，故应少剂量地加用清热之药；年老者，阳气阴气已衰，正气已虚，故应兼扶正正气，以助抗邪外出。就疾病调护方面，《黄帝内经》记载"虚邪贼风，避之有时"，故应时常提醒患者关注天气的变化，及时加减衣物，以防邪气乘虚再次袭入。如四川盆地，气候潮湿，长居于此，人易感受湿邪，脾受湿困，脾胃之气偏弱，临证辨治之时，当兼以少量健脾化湿之药。再如，两位患者均辨证为痹症—湿热蕴结证，对于水下作业者，经常接触水湿寒凉之邪，阳气易损，在治疗之时，应考虑是否已有阳气受损之象，若兼有之，则不仅要减轻清热之药的剂量，还要适当施以温阳之品。而对于食以膏粱厚味精细之物的富贵之人，脾胃易虚，在治疗之时，应当考虑是否已有脾胃虚弱之象，若兼有之，则亦需投以清热之剂的轻剂，兼适当施以补益脾胃之品。

人体内部如气血、形神等亦有整体性，人之精神状态亦可影响人之形体。正如《素问·上古天真论》记载："恬淡虚无，真气从之，精神内守，病安从来？"《灵枢·天年》亦言："故形与神俱，而尽终其天年，度百岁乃去。"

患者在治疗过程中，常常会有焦虑、紧张、惊恐等负性情绪。临证中，对于患者及家属所提出的合理疑问，笔者每每都详细耐心地进行解释，且对于患者的困难处境表示同情，尽力消除其负性情绪，同时鼓励和帮助患者建立战胜疾病的坚定信念，以期安其心，定其神，形神同一，病方可愈。

六、情志为病，应重视调肝木豁心志

所谓"情志"，乃人之五脏六腑、气血在外界事物的刺激与激发下而形成的心理状态，体现了人对不同客观现象或者事物的生理性的正常反应。因人之五脏六腑、气血是形成情志的最基础物质，故而情志的变化也受它们的调控与制约。假使五脏六腑强盛、气血充盈且运行正常，则人体可对情志进行良好的调控，使之趋向平稳，对外界事物的反应也趋向平和。假使五脏六腑虚衰、气血亏虚及运行失常，则人体对情志失于调控，使之易于妄动，正如《灵枢·本神》所言"心气虚则悲，实则笑不休"；即使心气充足，然而运行失常亦可导致情志病，《素问·调经论》记载"血有余则怒，不足则恐"，说明人之精血充盈而运行失常表现出的情志失常和其不足表现出的情志失常有所区别。

随着社会经济的迅速发展、生活节奏的加快、网络虚拟生活的普及、人类疾病谱的改变以及健康观念的更新，内分泌性疾病、消化系统疾病、心理疾病的发病率逐年上升，亚健康状态的人越来越多，心脑血管类疾病已跃居全球死亡率之首，而这些疾病无不与中医所言之情志（现代医学所言之"人的心理、精神、情绪"）有着密切的关系。然罹患疾病之人，其五脏气血亦随之失常，对情志的调控亦随之减退，若再遇外界之打击如失业、家庭变故等，亦会导致情志失常。而情志失常亦可使人体之气机紊乱失调、五脏六腑职能失常，以致患者原疾加重或百疾丛生。《灵枢·百病始生》言："喜怒不节则伤脏。"孙思邈言："凡远思强虑伤人，忧恚悲哀伤人，喜乐过度伤人，忿怒不解伤人……"最初表现为"因病伤情"，而后可导致"因情致病"，最终，"疾病"与

"情志"两者形成恶性循环，加重原有疾病或者引发新病。

因此，无论疾病和情志病未发或已发，医者都应当重视疏畅患者情志；只有情志条畅，气机方可升降有序。气血调和，不但有利于疾病治愈，同时还体现了现代身心结合医学模式的理念和中医"治未病"的思想。

肝木者，性喜调达，最恶抑郁，主疏泄也，肝能调节五脏六腑形体百骸之气机的升降出入。假使肝木疏泄适宜，人之气机调和，津血运行条畅无滞，正如中医所言"气行则津布"和"气行则血行"，气血津液调和，则病无从生。然观现今，竞争激烈、加班熬夜等常有出现，有的人长期处于焦虑紧张、闷闷不舒的状态，肝气亦随之郁而不舒，气机郁而不畅，水津血液停而为滞，痰湿瘀血相继而成，气血失和，百病丛生，故《四圣心源》记载："凡病之起，无不因于木气之郁。"因肝与情志的关系最为密切，故在临证中，笔者认为情志病主要因于肝木之气郁结也，治疗上，当以调畅肝木之气为首要；又因诸疾多可引起情志之郁，故临证治疗他疾之时，亦当注意调畅肝木之气。正如张山雷所言："善调其肝，以治百病，胥有事半功倍之效。"因逍遥散或小柴胡汤两方剂不仅可疏畅肝木之郁，还可培补脾土；脾土旺盛，则气血得以充养，借之滋养于肝，充养于五脏，万物生化，气血平和，肝木之气得畅，气血气机得以复常，诸疾亦易于治愈。

然善治病者，当治其心，善治心者，当以心治心，先安其人，故而，情志病者，应予以婉转的语言开导，正如《灵枢·师传》记载："……语之以其善，导之以其所便，开之以其所苦。"人在罹患疾病后，还需要承担着工作、生活、家庭等诸多方面的责任，其内心亦背负着极其沉重的思想负担，由此变得终日寡欢、惶恐不安、抑郁焦躁，失去战胜疾病的坚定信念。故而，需要婉言开导之,对于其心中无法排解的苦闷,亦可以借助适当的方式进行宣泄,吴鞠通《温病条辨》所言:"吾谓凡治内伤者……详告以病之所由来……曲察劳人思妇之隐情,婉言以开导之,重言以振惊之……而后可以奏效如神。"

又因情志有正向和负向之分,积极、乐观、向上、淡泊名利的情志可有利于疾病的康复和身心的健康,而消极、悲观、向下、竞逐名利的情志则反之。故而,患者应当尽量建立正向的情志,清其心,寡其欲,精其神,则有助于疾病的康复;又因罹患疾病,患者身心俱疲,假以孤身奋战,则更觉凄苦,故而家人及朋友应当给予其帮助与鼓励,以便患者树立战胜疾病的信心;又虑部分患者心理问题趋于严重,在药物治疗无明显效果之时,可辅以日渐兴起的心理咨询治疗措施,正如《王氏医存》所言:"治一切心病,药所不及者,亦宜设法以心治心,杯弓蛇影,解铃系铃……"《丹溪心法》亦云:"五志之火,因七情而生……宜以人事制之,非药石所能疗也,须诊察其由以平之。"

七、精研方药,应守常达变灵活无方

中医的学习和研究是一个漫长的过程,所以在平时就应潜心钻研,博采众长,以患者的健康和利益为出发点,精于辨证论治,准于立法处方,治疗用药简便、廉价、精准。治病用药,贵不在多而在"精准"。精准用药,是建立在辨证准确、考虑周全的基础上,依据疾病的发病、病机、传变、预后及季节、地域等多方面的综合考虑,方可施方处药,救治病痛。中医处方用药,唯"度"最难明澈。中医之证,虚有轻重,实有缓急,轻重缓急最难把握,特别是对于青年中医,未经过大量临床实践的磨炼,处方用药,往往轻重不别,缓急失察,即使对证,也常常收效不佳,故古人

言"中医不传之秘在剂量",只有平素多思考,精钻研,多临床,善总结,方可避免此种情况。

如一位"下肢反复水肿"的男性患者,各类检查结果均无明显异常,而现代医学仅对症治疗,经多次治疗,病情仍然反复发作,后经朋友介绍来笔者处就诊,辨证为"脾虚水肿证",施以健脾益气利水之法,方用防己茯苓汤(用药组成:防己10g,桂枝15g,茯苓15g,黄芪30g,炙甘草10g,三剂),一周后,水肿消退,后服健脾之剂以调理半月余,半年后随访,告知再未发作。防己茯苓汤出自《金匮要略》,原方本治气虚阳郁之皮水病,然观其方,黄芪、桂枝、茯苓、炙甘草均为健脾之药,方中占主导地位。其方重在健脾以利水,故可治脾虚水停之证,而原条文之"四肢肿",更与本证相似,故此处用以治疗反复发作性下肢水肿。然观仲景原方,防己三两、黄芪三两、桂枝三两、茯苓六两、甘草二两,其重在利水而兼以健脾。而此患者,更偏向于脾虚,故处方之时,加重黄芪、桂枝用量以补脾,减少防己、茯苓渗利伤脾之品。方乃死方,而证之于临床,变化多端,故有"学医三年,自谓天下无不治之症;行医三年,始信世间无可用之方"之真言。临床处方之时,不仅要细探原方之本意,更要掌握其方中不同药物剂量变化对治疗方向产生的影响。

医方之多,实难尽数,故对医方的学习,当做到广而精,精而活。广者,多也,医方的学习,在初始阶段当以多读多背为主,朱进忠老先生曾背方剂5000首,而后方成大家,此为广也。精者,以类统方,归纳对比,知其所异。方剂虽多,然同类方剂,其理常常相似,其治往往类同,唯剂量和用药方向有所不同而已,如苓桂术甘汤、五苓散、茯苓甘草汤等,方虽有异,而利水之旨不变也,均可归纳于利水类。活者,探究方剂药量药味之变幻,以扩大其使用范围。如茯苓甘草汤可以看作是五苓散加减而成，因脾不虚，故去补脾之白术，并减轻茯苓、桂枝、炙甘草之量；因胃阳不足，水饮停聚，故重用生姜以温胃散饮。探究方理，必当推演方之演化，不仅经方如此，时方亦是。仲景至圣，其用方之灵活，用意之深奥，更当多多推理，细细揣摩，验之于临床，方可"见病知源"，用药如神。

上篇
医论

第一章 慢性阻塞性肺疾病

第一节 中医对慢性阻塞性肺疾病的认识

一、对病名的认识

慢性阻塞性肺疾病（COPD）是一种以持续气流受限为特征的严重危害人类健康的常见病、多发病，可严重影响患者的生命质量，且病死率较高。其气流受限呈进行性发展，与呼吸道、肺吸入烟草烟雾等有害气体或颗粒的慢性炎性反应有关。本病在临床上主要表现为咳嗽、咳痰，动则喘息、憋闷等，在感受外邪、饮食异常、情绪刺激等情况下会促使上述症状突然发作或者加重。因本病与中医之"肺胀"病有诸多类似之处，故可将其归属于"肺胀"病范畴。

肺胀者，源于《黄帝内经》，发挥于汉代张仲景。如《灵枢·经脉》言："肺手太阴之脉……是动则病肺胀满，膨膨而喘咳。"《灵枢·胀论》言："肺胀者，虚满而喘咳。"《金匮要略》更是将"肺胀"作为一种疾病，探讨了它的主要临床表现、方证、治法等。其言："上气喘而躁者,属肺胀。""咳而上气,此为肺胀,其人喘,目如脱状,脉浮大者,越婢加半夏汤主之。""肺胀,咳而上气,烦躁而喘,脉浮者,心下有水,小青龙加石膏汤主之。"说明肺胀除咳嗽、喘等主症外,还伴有短气、烦躁、目如脱状、脉浮等其他症状,并可夹杂有痰饮、热邪等邪气;并提出了最早治疗肺胀病的方剂越婢加半夏汤及小青龙加石膏汤。后世医家对其阐释多分散于咳嗽、痰饮、喘促等病中,抑或见于肺痈、肺痿等病的论述之后。如宋代严用和《济生方》云:"肾为生痰之本,肺为贮痰之器,脾为生痰之源,肺不伤不咳,脾不伤不久咳,肾不伤不咳不喘。"说明肺胀之由最与肺、脾、肾三脏相关。《证治汇补·咳嗽》云:"肺胀者,动则喘满,气急息重,或左或右,不得眠者是也。"说明了肺胀的主要临床症状。但要注意的是,"肺胀"除了表示肺胀病之外,在某些书籍中还表示病机、症候等不同含义。如《伤寒悬解》云:"或火升金燥而为渴,或气阻肺胀而为喘。"即指病机。《伤寒论条辨》云:"胸满者,肺胀也。"则言症状。故在阅读肺胀相关医学文献时,当明"肺胀"具体所指。

二、对病因病机的认识

古代医家对肺胀之病因病机的论述详细而丰富,病因主要分为外感病因、内伤病因或者两者相兼。

外感方面主要与风、寒、湿等邪气的侵袭相关。刘完素在《河间六书·咳嗽论》中提出"寒、暑、燥、湿、风、火六气,皆令人咳嗽"及"嗽分六气,无拘以寒"说。六淫之侵袭与肺病有密切的关联,《景岳全书·咳嗽》指出"六气皆令人咳,风寒为主",又有《灵枢·邪气藏府病形第四》云"形寒饮冷则伤肺",《素问·咳论》云"外内合邪,因而客之,则为肺咳",都强调了六淫之中，风寒之邪最易伤肺。因湿而肺病者，有《素问·阴阳应象大论篇》及《灵枢·论疾诊尺》之"秋伤于湿，冬生咳嗽"，《素问·生气通天论篇》"秋伤于湿，上逆而咳，发为痿厥"，此处之秋，当为初秋，初秋之气，为暑为湿，深秋之气，则从寒也。风者，百病之长，以杂合他邪而侵袭人体，若与阴邪相合则从阴而化，表现出阴寒之性；若与阳邪相合则从阳而化，表现为阳热之性。故肺胀病患者，风邪往往与寒、湿之阴邪相合，而表现为风寒或风寒湿之象，以寒湿为阴邪，而肺胀病患者往往阳气不足，故易从阴而化也。

内伤方面主要与肺、脾、肾三脏之虚损有关。宋《济生方》云："肾为生痰之本，肺为贮痰之器，脾为生痰之源，肺不伤不咳，脾不伤不久咳，肾不伤不咳不喘。"《素问·咳论》指出："五脏六腑皆令人咳，非独肺也。"陈修园《时方妙用·咳嗽》云："肺为气之市，诸气上逆于肺，则呛而咳，是咳嗽不止于肺，而亦不离乎肺也。"说明肺、脾、肾三脏之病变与肺病的发生有着密切的关系，而"五脏者，藏精气而不泻也"，故知五脏病变，以虚为主，而肺、脾、肾三脏之虚损是引起肺病的主要内在因素。

人体之疾病的产生，是内外因共同作用的结果，故常常外感、内伤相合而肺病作。《素问·咳论》云："皮毛者，肺之合也，皮毛先受邪气，邪气以从其合也。其寒饮食入胃，从肺脉上至于肺，则肺寒，肺寒则外内合邪，因而客之，则为肺咳。"说明"肺咳"产生的原因是外内两寒相迫于肺而病作。《诸病源候论·咳逆短气候》说："肺虚为微寒所伤则咳嗽，嗽则气还于肺间则肺胀，肺胀则气逆。而肺本虚，气为不足，复为邪所乘，壅否不能宣畅，故咳逆短乏气也。"说明肺气本虚，复感外邪是导致肺胀的发病原因。《圣济总录》云："肺气喘急者，肺肾气虚，因中寒湿，至阴之气所为也。肺为五脏之华盖，肾之脉入肺中，故下虚上实，则气道奔迫，肺叶高举，上焦不通，喘息不得安卧。"提出肺、脾、肾三脏阳气不足之时，寒湿之邪易乘虚而袭，更伤其阳，致使肾虚而不能纳气，从而形成气喘不能平卧之症，此在说明内、外因在肺胀病发作过程中的重要作用。

痰饮水湿、瘀血等病理产物及七情的影响，也是引发肺病的重要原因。《金匮要略·痰饮咳嗽病脉证并治》指出："膈上病痰，满喘咳吐，发则寒热，背痛腰疼，目泣自出，其人振振身𥆧剧，必有伏饮。"说明痰饮内伏而使胸肺之气不利，若更为外邪侵袭，可形成外内相迫而使疾病加重或恶化。许叔微《普济本事方》卷一云："凡遇天阴欲作雨，便发……甚至坐卧不得，饮食不进，此乃肺窍中积有冷痰，乘天阴寒气从背、口鼻而入，则肺胀作声。"陈修园《时方妙用·喘促》云："喘者，气上冲而不得倚息也……外则不离乎风寒，内则不离乎水饮。"二者共同说明了痰饮内停、风寒外袭是肺病发作的主要原因。朱丹溪《丹溪心法·咳嗽》说："肺胀而嗽，或左或右，不得眠，此痰挟瘀血，碍气而病。"唐容川《血证论》还说："须知痰水之壅，由瘀血使然，但去瘀血，则痰水自消。"两者均说明痰饮、瘀血是肺病发生的主要原因。《灵枢·经脉篇》曰："肝足厥阴之脉……其支者，复从肝，别贯膈，上注肺。"《医碥·咳嗽》言："干咳无痰，乃火郁之证，（不得志之人多有之）用苦梗开之（逍遥散更妙）。"说明七情内伤，肝肺不合亦为肺病发作的主要原因。

综上可知，内外合邪、病理产物、七情等影响及肺，可使肺气不利，功能失常，而发生痰、喘、满、嗽、胀、肿等病变。疾病的发生发展必然是内、外因相互作用的结果，就肺胀病而言，外因者，邪气盛也，为风、寒、湿、痰饮、瘀血、七情等邪过盛，内因者，正气虚也，为肺、脾、肾或心之气的虚弱。《黄帝内经》言"邪之所凑，其气必虚"，又言"正气内存，邪不可干"，后人亦言"正虚之所，便为容邪之处"。故知在内、外因之间，内因才是疾病发生、发展、变化的主要原因。而肺胀病者，本为慢性病变，肺脏功能低弱，在邪气盛时，更易被扰，从而促使疾病的突然发作、加重，甚至极度的恶化而出现危重之象。故知肺胀病的发生，主要是在正气不足的情况下，为邪气侵袭所致，总属本虚而标实也。

三、对发生发展过程的认识

通过研究历代医家对本病的病因病机的认识，我们知道医家论述虽各有不同、各有侧重，但核心要义却较为相似，可以概括为内、外因合而为病；病变以肺、脾、肾的逐渐虚损为发病基础，并主要偏向于阳气的虚损；若久病则可及心，由气及血，而痰饮、瘀血是病变过程中的重要病理产物，是外邪侵扰反复发作的重要诱因。通过数十年的临床和理论研究，笔者认为肺胀病的发生、发展过程，主要可分为三个不同的阶段：初期为外邪侵袭，肺失宣降，为肺气失常阶段；中期为肺、脾、肾三虚，可见痰饮壅闭之象，伴有明显的正气不足之象，为由气病及津阶段；后期为肺不主气，心不主血，心肺俱病阶段，为气病及血的危重阶段。此三期为本病病机发展的基本规律。

（1）前兆阶段——肺气损伤。本病之初，外邪从口鼻、皮毛入侵，首先犯肺，致肺失宣降而为咳，肺失清肃则为喘。此时病尚轻浅，正气充足，以肺气的升降失常为主；但若失治、误治，致使轻浅之疾迁延不愈，日久必然损耗肺气，肺气损伤，而卫外不固，更易为外邪所袭，如此反复发作，疾病缠绵难愈，久则肺气虚弱，主气失常，行津不利，而见咳痰、胸闷等象。

（2）形成阶段——肺、脾、肾三脏虚损。肺气虚而邪气甚，久必由肺及脾，子盗母气；或多用苦寒之物直伤中阳，脾阳受损，脾失健运，肺脾两病，则水饮内停，痰湿内生，上干于肺，而见咳、嗽、喘、闷、痞等症。脾为生痰之源，肺为贮痰之器，津液输布失常，则可见咳、嗽之症较前明显加重；肺脾气虚，则可见气短、乏力、语声低微、面色萎黄、食已即满、便溏或虚坐努责等症。脾者后天之本，肺者气之主，肾者气之根，肺脾久病不愈，生化乏源，不能下养于肾，肾中无物可藏，肾气亦损，甚者肾气衰惫，摄纳无权，则气短不续，动则益甚；肾阳不足，水邪内生，溢于外则为肿，凌于心则为悸，壅于肺则不得平卧，停于下则小便短少；肾阳不足，筋肉失养，水湿内盛，浸渍肌肉，则可见筋肉眴动、震颤、抽搐等症。

（3）危重阶段——肺病及心。肺为相辅之官，可助心行血，肺气虚弱，宗气生成不足，则不能正常灌注心脉而助心行血，血行不畅，血脉瘀阻。肾阳虚损，不能上养于心阳，而使心阳不足，心气虚弱，气不行血，血行不畅，瘀血生成。瘀血内阻，津液不畅，血不利则为水，水肿成矣，临床上可见心悸、气短、胸闷、水肿、紫绀等症状，可伴见舌质紫暗、紫绛，舌下脉络瘀暗、增粗之象。

故知本病病变首先在肺，继之则损伤脾、肾，后期则波及心，病变初期在气分，久则影响到血分，最终可形成气—血—水相互搏结之象。

第二节　中医对慢性阻塞性肺疾病的诊断

肺胀病的形成，是一个长期的过程，多因慢性肺病发展而来，是慢性肺病的一种归宿，故常见咳、痰、喘、胀、闷等症状；且在不同的阶段，有不同的临床表现。依据是否有邪气的侵袭，可分为以邪气盛为主的急性加重期和以正气虚为主的慢性缓解期。

一、急性加重期

通过对本病长期的临床观察，笔者认为肺心病急性发作期的基本病理变化应与"痰""气"最为相关。痰者，平素痰浊内盛，气者邪气侵袭，肺气不利也。痰浊内盛，表现于外则见咳嗽、咯痰；"气"有气郁、气逆和气虚之分，气郁即肺气为邪阻而不能正常宣降，以胸闷为主；气逆者肺气上逆，表现为咳、喘；气虚者正气亏损，肺脾气虚，人易为感邪，病易反复也。

邪气侵袭是肺胀病发作的基本原因，而痰浊蕴肺为肺胀病急性加重的主要诱因：外邪袭肺，引动夙痰，外内合邪，侵袭于肺，肺气不利，故而使咳、痰、喘、胀、闷等症急速加重。除了基本症状加重外，还可伴见以下相关症状：若痰饮内盛者，可见饮阻气逆，喘息不得平卧之象；若肾气大虚不能纳气者，则见动则喘息更甚，憋闷欲死之象；若肺、脾、肾三脏之气损伤较重，致使水液停聚，可表现为下肢浮肿或者出现腹水；若影响及心，可使心主血功能失常而见心动悸，脉结代，唇、舌、甲床紫绀，颈脉动甚等心脉瘀阻之象；若正虚而心神失养，又邪气扰动，则可见各种神智异常之象，如烦躁不安、神志模糊、嗜睡、谵语等。

二、慢性缓解期

肺胀病慢性缓解期无明显邪气扰动,正邪交争之象不明显,咳、嗽、喘、闷、胀等症状较发作时缓解明显,此时以正气虚为主要矛盾,故缓解期的治疗则以扶助正气为主,兼以祛痰、利肺气。

第三节　中医对慢性阻塞性肺疾病的治疗

一、治疗总则

本病的基本病机为痰湿蕴肺,肺气不利;病位初期在肺,继则影响脾、肾,后期病及于心。在肺胀病从始到终的发病过程中,痰湿的内盛与肺气的不利作为基本病机而存在。基本治疗方法当以化痰浊、利肺气为主,且贯穿于整个治疗过程。而痰浊的产生,是因正气的不足,正气的不足则是因肺、脾、肾等脏腑之气虚弱,故补益正气为本病重要的治疗之法。疾病的突然发作或加重,必是因邪气侵袭或内盛使然,故驱除邪气亦为不可或缺的治法。故知,在化痰浊、利肺气的基础上,兼以扶正与祛邪,是为肺胀病的主要的治疗大法。

二、急性加重期的治疗

疾病的突然发作、加重,必是因外邪侵袭或里邪内盛使然,此时主要矛盾为邪气盛,故此时的治疗主要以祛邪为主。然肺胀病的本质为正气虚损而痰浊内盛、肺气不利,故扶正、祛痰、调肺气亦为重要的兼治之法,必要之时,亦可加强这三个方面的治疗力度。故肺胀病急性加重期的治疗主要以祛邪为主，兼以祛痰、调肺气、扶正气。

祛邪气。（1）祛痰。明李中梓言："脾为生痰之源，肺为贮痰之器。"清李用粹进一步讨论了痰与脾肺的关系，其在《证治汇补·痰兼脾肺》中言："脾肺二家，往往病则俱病者。因脾为生痰之源，肺为贮痰之器，脏气恒相通也，故外症既现咳嗽稠痰，喉干鼻燥之肺病，又现心嘈倒饱，食少泻多之脾虚……务以平调为主，泽及脾胃，而肺痰自平，不必专用清肺化痰诸药。盖脾有生肺之功，肺无扶脾之力也。"故知痰饮水湿者，内生于脾而上及于肺，治疗之法，重在调脾，脾健湿运则邪自消。若因脾虚痰盛者，主以参苓白术散、香砂六君子汤；食积生痰者，则主以保和丸；若痰湿内盛者，主以半夏厚朴汤、瓜蒌薤白半夏汤、桔梗汤；肝脾不和，木不疏土或土壅木郁者，主以逍遥散；若火不暖土或肾虚不纳者，则以肾气丸。（2）祛外邪。外内合邪而肺病作，故知外邪在肺病的发作过程中起着重要的作用，外感六淫，以风、寒、湿三邪更易袭肺，而往往表现为风寒袭肺或风寒湿郁阻之象，治疗可用止嗽散、参苏饮、桂枝汤、杏苏散、荆防败毒散、银翘散、三仁汤等。（3）化瘀、调七情。若因瘀血、七情而发病者，则可合用逍遥散、四逆散、柴胡疏肝散、桂枝茯苓丸、桃红四物汤、血府逐瘀汤等。

调肺气。肺胀以长期的肺气升降失常为基本病变，而在急性加重期，则见咳、喘、满、闷等明显加重，故调理肺气则为主要治法之一。若为外邪侵袭者，治宜肺利气；若为内邪使然者，则肃降肺气。祛邪宣肺者，可用三拗汤、止嗽散、杏苏散、参苏饮等；降肺气者，可用半夏厚朴汤、桂枝加厚朴杏子汤、葶苈大枣泻肺汤等。

扶正气。肺胀病最主要的原因是正气虚弱，邪气残留，正邪交结而不解；而祛邪气者，正气之功用也，只有旺盛充足的正气，方能祛邪以外出，更能修复病邪对身体产生的各种伤害，故扶正气在肺胀病的治疗过程中起着重要的作用。从肺胀病的发病过程可知，脾虚起着重要的过渡作用，先有脾虚而后他脏易虚，故扶正者，主要在于补益脾气，而补脾气者，首当推参苓白术散，该方不仅可补脾助正气，更能益肺气、祛痰浊、利肺气；若肝肾不足者，可合用肾气丸、地黄饮子、四物汤等；若心血心气不足者，可合用炙甘草汤、甘麦大枣汤、酸枣仁汤、归脾汤等。

急性加重期的治疗，重点在于祛邪而理肺气，然祛邪者，当分清何邪为病，何邪为重，病邪偏表还是偏里，是偏寒还是兼热，依据其不同之证而处以相应治法。

三、缓解期的治疗

脾土者后天之本，居中央而灌四旁，故脾虚则诸脏皆弱，并且在肺胀病发展过程中，因子盗母气，肺病及脾，脾病而后肾、心、肝方病，故脾虚处于关隘之地。在肺胀病缓解期，邪气得以祛除，内无邪气之扰，此时的主要矛盾为正气不足，治疗的重点当扶正气，以补脾益肺为主法。补脾肺者，主以参苓白术散，该方的使用可贯穿于肺胀病的始终，亦可调以香砂六君子汤；肝肾不足者，可合用肾气丸；心虚明显者，可合用炙甘草汤、归脾汤、桂甘龙牡汤、生脉饮、甘麦大枣汤以补营卫、益气血、和阴阳而养心安神；易外感而发病者，可合用黄芪桂枝五物汤、玉屏风散以益气固表；痰饮水湿较重者，可合用半夏厚朴汤、苓桂术甘汤、真武汤、五苓散以温阳化饮、健脾利湿；血瘀明显者，可合用桂枝茯苓丸、桃红四物汤、血府逐瘀汤等。

第四节　治疗的注意事项

一、节生活，当远寒而就温

诸病皆因不良生活习惯而发，故欲治病者，首先当节生活，并注意以下几点：（1）虚邪贼风，避之有时。《素问·上古天真论》言："虚邪贼风，避之有时，恬淡虚无，真气从之，精神内守，病安从来？"张仲景亦言："夫人禀五常，因风气而生长，风气虽能生万物，亦能害万物，如水能浮舟，亦能覆舟……客气邪风，中人多死。"故知，百病之生，皆因调摄失常，外邪侵袭而致。而风者百病之长，故言"贼风，避之有时"，《黄帝内经》将避风放在养生首位，可见对它的重视和强调。而张仲景更言"风气……能害万物"，说明不适宜的气候因素可伤人而致病。而在肺胀病的发病过程中，外邪的侵袭更是处于首要位置，故防御外邪的侵袭，在整个肺胀病期间显得尤为重要。（2）饮食适宜。《素问·咳论》言："其寒饮食入胃，从肺脉上至于肺则肺寒。"《灵枢·邪气脏腑病形》曰："形寒寒饮则伤肺，以其两寒相盛，中外皆伤。"肺主皮毛，不仅外邪易从外而袭，寒邪亦易从内而上乘。肺脉起于胃上口，饮食下入，必先入胃，若食之寒凉，必然寒气内盛，并可沿肺脉上归于肺而促使疾病的爆发。寒邪不仅伤肺，亦更伤脾也。肺胀病本为脾气虚弱，治疗更以健脾益气为主，故远离寒凉生冷、滋脾碍胃之品，对本病的治疗和恢复有着重要的作用。

二、宜补气，慎攻血而伤正

肺胀病后期，病及于心，血行不畅，则可见舌质紫暗、舌下脉络增粗等血瘀不畅之症，临床易被断为瘀血之证而重用活血、破血之品治疗之，此乃误也！须知肺脏病者，肺脾之气虚弱，气行血方行，气虚推动乏力，血行迟滞，严重时可血行不畅，留而为瘀，又可进一步阻碍气行，气郁更甚。本有痰浊蕴肺，又有血瘀之症，痰瘀互结，气机更加郁滞。当此之时，若见瘀化瘀，轻则凉血化瘀，甚则破血逐瘀。用药虽久，疗效甚微，甚至出现吐血、便血等危症。正治之法，应健脾益肺，开郁行血。健脾则生痰无源，益肺则气行有序，如此肺气不郁，心脉自通，痰瘀自化。

三、宜温化，慎寒凉而伤阳

慢阻肺急性加重期或可见发热、痰黄、血常规提示白细胞数目升高等，易误认为肺热内盛而重用苦寒清热之品，如此只能更伤中阳，不仅不能解热，反而促使变证丛生，更重其疾，恶其病。此时的热象乃因外有风寒阻遏营卫，内有痰浊阻遏气血，卫郁化热，热迫于肺而见诸热之象。治疗当以"火郁发之"，外邪一散，营卫调和，气机通畅，痰浊自化，气血自调，阳气周流不止，自无郁热可生，亦无热象可言。《素问·经脉别论》曰："饮入于胃，游溢精气，上输于脾，脾气散精，上归于肺，通调水道，下输膀胱，水津四布，五经并行。"肺胀病中后期，肺、脾、肾三脏阳气亏损，水湿运化无力，水湿停留而成痰饮，痰饮犯于相应脏腑则现心悸、咳逆、水肿、恶心不食等症，进而诱发种种危象。"治痰饮者，当以温药和之"，此时切不可妄用寒凉之品。

第五节 常用方剂

一、参苓白术散

参苓白术散起源于宋代，出自《太平惠民和剂局方》，是健脾祛湿及体现"培土生金"治法的常用方剂。参苓白术散的立法及组方结构对后世中虚泄泻证候的治疗影响很大，如北宋钱乙所制"七味散"即是师法本方而成，本方以四君子汤补脾，藿香、木香化湿、和胃止呕、行气畅中，再以升清之葛根易上浮之桔梗，从而专于补脾止泻，用治小儿脾虚久泻之证。明代龚信《古今医鉴》所载参苓白术散，较本方多一味陈皮，适用于脾胃气虚兼有湿气阻滞者。清代缪希雍以本方加和胃化湿清热之品而创立"资生丸"，治妊娠脾胃虚衰泄泻，该方制法亦循参苓白术散之思路。清代汪昂所著《医方集解》载本方，名"茯苓白术散"，且增补陈皮一味，变为《小儿药证直诀》主治脾胃气虚兼气滞证的异功散的加味方。

（一）原方解析

明代吴昆《医方考》卷四言："脾胃虚弱，不思饮食者，此方主之。脾胃者，土也。土为万物之母，诸脏腑百骸受气于脾胃而后能强。若脾胃一亏，则众体皆无以受气，日见羸弱矣。故治杂证者，宜以脾胃为主。然脾胃喜甘而恶苦，喜香而恶秽，喜燥而恶湿，喜利而恶滞。是方也，人参、扁豆、甘草，味之甘者也；白术、茯苓、山药、莲肉、薏苡仁，甘而微燥者也；砂仁辛香而燥，可以开胃醒脾；桔梗甘而微苦，甘则性缓，故为诸药之舟楫，苦则喜降，则能通天气于地道矣。"

清代汪昂《医方集解》言："治脾胃虚弱，饮食不消，或吐或泻。（土为万物之母，脾土受伤，则失其健运之职，故饮食不消，兼寒则呕吐，兼湿则濡泄也，饮食既少，众脏无以禀气，则虚羸日甚，诸病丛生矣）人参、白术（土炒）、茯苓、甘草（炙）、山药（炒）、扁豆（炒）、薏仁（炒）、莲肉（炒去心）、陈皮、砂仁、桔梗，为末，每三钱，枣汤或米饮调服。此足太阴、阳明药也。治脾胃者，补其虚，除其湿，行其滞，调其气而已，人参、白术、茯苓、甘草、山药、薏仁、扁豆、莲肉，皆补脾之药也。然茯苓、山药、薏仁理脾而兼能渗湿，砂仁、陈皮调气行滞之品也，然合参、术、苓、草，暖胃而又能补中（陈皮、砂仁，入补药则补）；桔梗苦甘入肺，能载诸药上浮，又能通天气于地道（肺和则天气下降），使气得升降而益和，且以保肺防燥，药之上僭也。"

清代冯兆张《冯氏锦囊秘录》言："脾胃属土，土为万物之母。东垣曰：'脾胃虚则百病生，调理中州，其首务也。'脾悦甘，故用人参、甘草、薏仁；土喜燥，故用白术、茯苓；脾喜香，故用砂仁；心生脾，故用莲肉益心；土恶水，故用山药治肾；桔梗入肺，能升能降。所以通天气于地道，而无否塞之忧也。"

清代徐大椿《医略六书·杂病证治》言："脾胃两虚，不能健运胜湿，而输纳无权，故食少体倦，吐泻不止焉。人参扶元补胃，白术燥湿健脾，山药补脾益阴，莲肉清心醒脾，扁豆健脾和胃气，米仁健脾渗湿热，炙草缓中，桔梗清肺，茯苓渗湿以和脾胃也。为散，米饮煎服，使湿化气调，则脾胃壮盛而体强食进，何吐泻之不止哉？此健脾强胃之剂，为土虚不能胜湿吐泻之方。"

清代费伯雄《医方论》言："此健脾和胃之正药也。惟扁豆性劣宜减去，尝见疟愈之后服扁豆者，无不复发，此可知也。"

民国医家谢观《中国医学大辞典》言："此方不寒不热，性味和平，调理病后痢后尤宣。常服调脾悦色，顺正去邪，功难尽述。"

民国医家盛心如《实用方剂学》言："参苓白术散本治饮食不消、泄泻等症。所加诸药，无非健脾开胃，利湿行滞，而其重要关键在于桔梗一味。盖桔梗开通肺气，肺气开通，则气之上下升降无阻。脾宜升而胃宜降，饮食不消、泄泻等症，无非升降不和，是以陈修园谓桔梗乃通利三焦之品，张洁古谓能载诸药上浮，此说吾无取焉。"

（二）方药解析

通过几十年的临床研究，笔者认为脾胃者后天之本，气血生化之源，故脾胃健则气血足，五脏强，正气充。故用本方者，无病则可益气血以强脏腑，病中又能助正气以祛邪气，病后还能修复邪气造成的诸多损伤；脾胃居于中焦，故脾胃健则上可养于心肺，下可滋于肝肾，五脏之虚，无不能益者也。

本方由人参、茯苓、白术、甘草、山药、莲子仁、薏苡仁、砂仁、扁豆、桔梗共10味中药组成。

其中人参益元气，补五脏，并可随脾药而补之于脾，随心药而补之于心，肺肝肾亦然也，人参之补，无所不到也。然观现在药材市场人参价格，较前明显增高，并且还在持续的上升中，不仅仅是人参价格，其他中药材也均在不断的升值中，这就使得整副药更为价高；更因现在的人参以人工栽培为主，年限和环境因素往往达不到一定的要求，使得其药效也大大降低。所以在临床治疗疾病时，往往需要大剂量使用，如此更加加重病人的经济负担，故非久病大虚或病重之人必用不可，否则可以党参代替之。党参者，专补脾胃之气，又可生津益阴，具有阴阳双补之妙。

白术、茯苓者，健脾又除湿，仲景桂枝去桂加茯苓白术汤、苓桂术甘汤、真武汤、五苓散等方均用之以健脾利水。其中，白术能升而茯苓能降，升降相协而健脾运脾、祛湿利水，治标又固本；又可健脾、运脾、燥脾、和脾，为脾家百病良药，实为不可多得的最佳搭配。然在临床上，若脾虚甚者，可使白术用量等于或者大于茯苓；若水湿之邪重于脾虚之证，则可使茯苓用量大于白术。茯苓虽可补脾气，但更偏向于渗湿利水，且性下趋，与脾之升发相冲，故脾虚之时，若水湿重而用量较大时，恐有碍于脾之升发，可加用助脾升发之品，如桂枝、葛根、苏叶、羌活、防风等。

人参、茯苓、白术者，共同入脾而补之运之，升之降之，直指病本。脾之运化，脾之统血，脾之升发，均为脾气的作用；而参、苓、术者，专入脾而培补之，待脾气充足，则其运化、统血、升清功能自能正常运转，脾虚诸疾亦自能恢复正常。而甘草者，色黄味甘，脾家专药，最能补益脾气；人参可补五脏气，而得甘草后，则以专补脾气为主。此四药者，共同组成四君子，故知参苓白术散者，亦为四君子之类方。

山药者，可健脾胃，生津液，益肺气，固肾精，故《神农本草经》言其可"补中，益气力，长肌肉"，《本草纲目》言其可"益肾气，健脾胃"。莲肉者，可补脾、益肾、养心，亦可止泻、固精、安神、止带。此二者合用，不仅可直补五脏，更能通过补养脾胃，加强脾胃的运化功能，促进气血的生成来补益五脏。观此二者，均性温而和缓，又为药食同源之品，故对于平素脾胃虚弱或慢性病患者及身体虚弱者，有良好作用，同他药搭配，可长期服用，如乾隆八珍糕、《方脉正宗》之健脾益胃散等。就补脾之功而言，山药强于莲子，因本方本在补脾，故临床使用时，可使山药用量大于莲子。

薏苡仁者，既可补脾而又渗湿，又为药食同源之品。该药微寒凉而性缓和，补益渗利之性均不突出，故《本草述》言："除湿而不如二术助燥，清热而不如芩连辈损阴，益气而不如参术辈犹滋湿热。"《本草新编》亦言："薏苡仁最善利水，不至损耗真阴之气，凡湿盛在下身者，最宜用之……凡遇水湿之症，用薏苡仁一二两为君，而佐之健脾去湿之味，未有不速于奏效者也，倘薄其气味之平和而轻用之，无益也。"故知其性重在利水湿而非在补益脾胃。因该药性缓和，临床可大剂量使用，一般用量在20g左右，若水湿重者，可用至30g或以上。然薏苡仁毕竟性偏寒凉，若因脾阳虚而湿盛腹泻或他症患者，不建议使用薏苡仁以健脾利湿。在此方中，薏苡仁同茯苓共同组成健脾利水渗湿之药对，用来加强茯苓渗利之效，若水湿过重患者，还可加用泽泻，三药合用以祛除水湿之邪。观薏苡仁、茯苓、泽泻三者，薏苡仁可除全身内外之水湿，茯苓可除胸肺以下部位之水湿，泽泻则专注于泻利下焦及膀胱部位水湿，三药配合，可祛表里内外大多部位的水湿之邪。此三药性均渗利，而水湿本性下趋，故三者配合，因势利导，可祛水湿从下而出。唯泽泻者，在临床使用之时当中病即止，因该药能泻肾，可使"肾气虚"而目昏目涩，即其有湿则泻湿，无湿则泻肾精也，故《本草经疏》言："病人无湿无饮而阴虚，及肾气乏绝，阳衰精自流出，肾气不固精滑，目痛，虚寒作泄等候，法咸忌之。"泽泻与山药、莲子相配合，泻肾而又补肾，补泻相合，故有一定的扶元固本之功。

砂仁者，可化湿，可行气，可开胃，可温中，可安胎。其味芳香，其性善行，能升能降亦能温。砂仁重在化中焦湿浊之蕴滞，更可行中焦阻滞之气机。其温，能散中焦寒湿；其升，能助脾阳之升发；其降，可达下焦而安胎；其燥，能制诸药之滋腻。脾胃虚弱，湿浊必生，蕴滞中焦，上下不通。故可见痞满不舒等各种病变。观本方，其以四君子加山药、莲子以补脾之虚，然补而不运，是为呆补，呆补不仅不能达到满意的补益效果，甚者可因补而蕴滞之性使中焦气机更为阻滞不通，故砂仁者，以其芳香之性，用化湿行气之能，调和中焦，以助诸补药之运化，实为本方不可缺少之药。临床用量一般在10—15g，因其燥性明显，故胃阴不足者，当少量用陈皮等他药代替之。因砂仁价高，临床用时可减其量，合用陈皮、豆蔻、草果、藿香、苍术、厚朴等药。

扁豆者，可健脾、化湿、止泻、解暑。扁豆，亦为药食同源之品，且属补气之品，有较好的健脾益气作用，更能化中焦湿浊、通利三焦而止泻。该药止泻之功，更为大焉，特别是对脾虚之泻，故《本草蒙筌》言："佐参苓白术散中，止泻立效。"扁豆"专治中宫之病"，可使"土强湿去，正气自旺"。但扁豆为仁类药物，含油脂较多，故若用量过重，则不仅起不到健脾化湿止泻之效，反而会壅滞中焦之气，伤及脾气，故《药性解》言："此剂最为泥膈……若单食多食，极能壅气伤脾。"故临床使用扁豆，当防其壅滞中气。若补脾者，其功不如参、术；若化湿者，其功不如砂仁；唯止泻之功较他药突出，故若无脾虚之泻者，可不用之，见泻者，用10—15g即可。若解暑者，乃解除阴暑兼湿之证也。

桔梗者，主宣肺，能排痰。宣者升也，肺居上焦，肺气的正常宣发，则有利于脾气的正常升运，只有下源之肺能够正常地宣降，方有利于上源之脾的不断传输，故肺利则脾健。桔梗可排痰，痰者，津液不归正化之产物，而痰浊储藏于肺，则不利于脾向肺对津液的输送，下源堵塞上源不利，故桔梗可祛痰外出，又能助脾之运化水液，此乃"治水者，重在疏导"之意。桔梗者，升散之药，与脾气之升同气相类，能协脾气而上达而升脾也，故张元素言："诸药有此一味,不能下沉也。"此桔梗之三意也,不可不察。然用桔梗治疗中焦病变者,始于张仲景,其在《伤寒论》中,以桔梗、贝母、巴豆治寒实结胸之证,虽言结胸,因病位在胃脘,实乃结胃。桔梗本可走中焦而治也,非独肺药。临床使用,其用量可按病人痰浊多少而定,痰少者,可用 15g 左右,若多者,可用至 30g。桔梗性缓和,故在我国东北地区常被腌制为咸菜,在朝鲜更被用来制作泡菜,而当地民谣《桔梗谣》所描写的就是此药。

综上可知,是方以四君子加味而成,它以补脾为核心,又可滋养于心、调养于肺、固养于肾,还可通利三焦、行气化湿、利水止泻。对脾胃虚弱造成的肺病、心病、肾病、湿滞、气壅、痰甚等病均有良好的治疗效果,实为临床不可多得的治虚必用之方。

二、半夏厚朴汤

半夏厚朴汤出自张仲景《金匮要略·妇人杂病脉证并治》："妇人咽中如有炙脔,半夏厚朴汤主之。"

(一)原文解析

"妇人"者,女子也,何以言妇人而不言男子,因妇人以血为本;血者,源于脾而藏于肝。若妇人肝失藏血之能,必然伴见肝气及脾运的失常,肝气不调则气滞,脾运不畅则痰生,痰气搏结于胃,变见于咽,故可觉如物梗阻之感。故言"妇人"者,实乃指女子易肝脾失调,痰气内生也,然观之于临床,男子也时用之,不能拘泥于文字也。

观《金匮要略》与"咽"相关的条文共有 18 处之多,有"误食之干人咽喉""咽喉不利""咽喉痛""上冲咽喉""喉咽塞噎""气从小腹上冲胸咽""咽中如有炙脔""咽燥欲饮水""下咽即愈""蚀于下部则咽干""咽干口燥""咽干不渴""咽燥不渴""咽燥而渴"等，总括起来有"咽喉""喉咽""胸咽""咽中""咽"之不同称呼。用现代医学理论分析，"咽喉"可包括鼻咽、口咽、喉咽三部。"喉咽""咽"偏向于口咽与喉咽；"胸咽"者当包括口咽、喉咽及气管部；"咽中"当为口咽至剑突部位，在人体前正中线上。然梅核气者，更好发于口咽、喉咽，亦可见于胸骨后方及剑突端。

脔者，肉块也，"炙脔"者，烤熟的肉块，指如烤熟的肉块梗阻于咽中，吞之不下，吐之不出，现多以咽部异物感解释。咽喉异物感除咽中有梗阻感外，还可以从更广泛的角度来理解，如咽痛、咽痒、咽干、咽中有黏痰、咽中淋巴滤泡增生、胸骨后的不适感，剑突下的痞痛感，甚者嗳气等。

综上可知，梅核气的形成与肝脾不和、痰气搏结相关，梅核气的好发多发部位为咽喉部，然亦可见于胸骨后及剑突端，表现症状多种多样。

(二) 方药分析

原方为"半夏一升，厚朴三两，茯苓四两，生姜五两，干苏叶二两。上五味，以水七升，煮取四升，分服四服，日三夜一服"。

按柯雪帆、仝小林等教授的研究结果，仲景方中的一两大约为现代的15.625g，故半夏厚朴方的原方用量为半夏六两、生姜五两、茯苓四两、厚朴三两、苏叶二两。

而半夏、生姜、茯苓者，实为仲景之小半夏汤加茯苓，其治支饮停聚于膈而下波及于胃、上犯于心及清窍而见"呕吐，心下痞，膈间有水，眩悸者"，或痰饮停胃而见"先渴后呕"者，故知小半夏汤加茯苓者，专治胃膈之饮邪停聚而引起的呕、吐、痞、眩、悸、渴等证。

半夏能化痰、涤饮、散结、和胃，专除脾胃不和所生之痰饮之邪，无论何因引起的痰饮停聚，或因胃脘之停痰宿饮引起的各种病症，均可加用适量半夏而治之。然半夏毕竟为有毒之品，使用时需注意，临床可以法半夏为主，一般用量为10—15g即可。

生姜者，可解表、散饮、健胃。仲景用生姜，主要为此三法也：一者取其辛温发散之性而祛邪散寒，如桂枝汤及其类方、防己黄芪汤、桂枝芍药知母汤、厚朴生姜半夏甘草人参汤、黄芪桂枝五物汤、当归生姜羊肉汤等；二者取其辛散温化之性以治疗各种痰饮水湿之病，如真武汤、茯苓甘草汤、茯苓泽泻汤、柴胡汤类方、泻心汤类方等；三者取其辛温之性以健胃和中，如建中汤类方等。半夏、生姜均可止呕。半夏能化痰和胃而止呕，其和胃止呕之功，乃是通过涤除胃脘之痰饮扰动，而使胃气自和也，胃气和则呕自止，邪气除则胃自安。孙思邈言："生姜，呕家之圣药，呕为气逆不散，故用生姜以散之。"《本草拾遗》亦言："调中，去冷，除痰，开胃。"而独不言止呕者，实乃生姜主要通过温散胃中寒饮而止呕吐，邪去胃自和，呕自止也。故知半夏、生姜止呕者，主要针对痰饮停聚于胃脘，致使胃气不和而上逆之呕吐，并通过温化、涤除胃脘之痰饮而止呕吐。且生姜能制半夏之毒，半夏能增生姜之效，两者合用，相辅相成，其功大焉！

茯苓者，利水渗湿，其性下趋。三者合用，半夏、生姜辛散，茯苓淡渗，升中有降，降中有升，调畅气机，消除痰饮，邪消而气和，脾胃自健旺。三者配合，不仅仅只消除胃脘之痰饮，凡痰饮内盛，波及三焦者，均可化裁而用之。

厚朴者，主降气，可降肺与大肠之气，故而能止咳平喘，消腹胀；其性温燥，故能燥除中焦之寒湿，散除中焦之冷气。厚朴味苦、辛而性温，或言厚朴苦中兼辛，故其先降气后升气。然观诸家之用，均取其降气之功而无见用其升气者，当知厚朴之功，重在降之，故桂枝加厚朴杏子汤、厚朴麻黄汤等以降肺气，承气汤类方、厚朴生姜半夏甘草人参汤、栀子厚朴汤等以降腑气，平胃散、正气散等则以其燥降中焦之气。故知厚朴者，重在导气下行，其可导胸中之气下降，亦可引中焦之气下降，更可泻腑气以下行，并且在降泻的过程中可燥除及温散寒湿之邪。

苏叶者，辛散之品，不仅可理中焦之气，亦能驱中焦之寒外出，故能够辛散中焦寒气之郁结，故《日华子本草》言其可"开胃下食，并一切冷气"，《本草纲目》言"其味辛，入气分；其色紫，入血分"，《药鉴》言其"气味俱薄，无毒，升也，阳也"。故知苏叶者，可调理中焦，升达气机，祛风寒之邪外出。厚朴、苏叶合用，重在升降气机，调和中焦，兼能祛除寒湿之邪。

此五药合用，以半夏、生姜、茯苓化痰，然观这三者用量，重以半夏、生姜之辛而升之，又可引茯苓上达病所，升降并用，以消除咽中之痰结；厚朴、苏叶合用，重用厚朴以降气，轻用苏叶以散气，升降协同，以解除咽中之气结。故五药合用，痰结得消，气结得解，咽中不适自然而解。观全方之用，重在辛散而轻于降之，重在治痰而轻于调气，重在消有形而轻于解无形。这暗示我们，在临床上，治疗痰、气之为病，当注意其发病病位及痰与气的轻重，若痰阻于上者，可散而化之；气结于高者，当导而下之。

本方名为半夏厚朴汤者，亦在强调重用半夏以辛散化痰，又以厚朴苦降气机，化痰又调气，则病易愈。而梅核气的发生，与肝脾不和有着密切的关系，然观本方，重在调脾胃而无有治肝之品，何以然也？木能疏土；土者，亦能疏木也，故《素问·五常政大论》曰："土疏泄，苍气达。"苍气者，肝气也。肝气疏泄正常，则能调畅中气，有利于中焦气机的正常升降；而中焦之气的正常升降，亦能助肝气疏泄也，故不治肝而肝自愈。

然半夏厚朴汤者，重在调畅脾胃而治痰与气，故若脾胃病变，或升降失常，或痰湿壅滞，或寒凝气滞者，或虚或实，或寒或热，均可用之，然当按痰湿与结气的侧重而调理药用剂量。若痰甚者，可加用桔梗、焦三仙等化痰消食之品；若湿重者，可加用苍术、泽泻等除湿利水之品；若气滞者，可加用陈皮、香附等行气之品；若不升者，可加用葛根、升麻等升发之品；若不降者，可加用枳壳、大腹皮等通降之品；若兼热者，可加用连、芩等清热之品；若兼寒者，可加用干姜、桂枝等温阳之品；若脾虚者，可合四君子；若血虚者，可合四物汤；若调肝者，可合逍遥散；若益阴者，可合增液汤；若通便者，可合承气汤。加减变化，当依于证，由乎心，不变者，唯调脾胃焉！

《千金方》记载，该方主治"胸满，心下坚，咽中帖帖，如有炙肉，吐之不出，吞之不下"。病位主在胃脘，故言"心下坚"，坚者硬也，观大陷胸汤者，因热邪内陷与水结于胃，故见心下"硬"或"石硬"或"硬满而痛，手不可近"之症。言邪结之甚，故治之以急，用甘遂之猛以泻水，重用大黄芒硝以下热，水、热得泻而邪气自解，气机自通，故病自愈，如若不然，恐出入废而神机灭！小陷胸汤者，乃热与痰相结于胃，然结而不甚，故见"按之痛，脉浮滑"之症。滑者有热有痰，浮者，邪气尚未与痰结实也，气尚通也；结而不甚，故按之方痛，不按不痛，故之以缓。然半夏厚朴汤者，虽痰阻气滞于胃脘，然阻而不重，故不见痛症，而影响部位较高，故见"胸满""咽中帖帖"之上焦病变，观之方药，则知其证偏寒，为寒痰阻滞、气机不通之证。

三、参苏饮

参苏饮出自《太平惠民和剂局方》卷二《治伤寒》，原文言："治感冒发热头疼，或因痰饮凝结，兼以为热，并宜服之。若因感冒发热，亦如服养胃汤法，以被盖卧，连进数服，微汗即愈。面有余热，更宜徐徐服之，自然平治。因痰饮发热，但连日频进此药，以热退为期，不可预止。虽有前胡、干葛，但能解肌耳。既有枳壳、橘红辈，自能宽中快膈，不致伤脾，兼大治中脘痞满，呕逆恶心，开胃进食，无以逾此。毋以性凉为疑，一切发热皆能取效，不必拘其所因也。小儿、室女亦宜服之。木香（半两），紫苏叶、干葛（洗）、半夏（汤洗七次，姜汁制，炒）、前胡（去苗）、人参、茯苓（去皮），各三分。枳壳（去瓤，麸炒）、桔梗（去芦）、甘草（炙）、陈皮（去白），各半两。上㕮咀。每服四钱，水一盏半，姜七片，枣一个，煎六分，去滓，微热服，不拘时候。《易简方》不用木香，只十味。"

（一）原方解析

（1）"治感冒发热头疼，或因痰饮凝结，兼以为热，并宜服之。"此言参苏饮之所治。

首先，治风寒感冒而夹热。原文仅言"治感冒发热头疼"，而未具体言所治证型及治法，看似略而实则详矣！观其方即知。苏叶、生姜、干葛、前胡者，辛而或温或凉，以辛散祛邪以外出也。苏叶、生姜、干葛、前胡，四者相配，散寒、清热、祛邪、导风寒之邪以外出，更清达热于外，主在祛邪气而散郁热。言"治感冒发热"也，知发热当为其主要症状，故有"面有余热，更宜徐徐服之"及"或有余热，则以参苏饮款款调之"（人参养胃汤）之训。半夏、茯苓、前胡、桔梗、枳壳、陈皮、木香者行气而化痰，人参、炙甘草、大枣者益气而扶助正气。诸药合用，既能益气扶正以解表，又可行气化痰以除湿，表里兼治，治里为主。此本为感受风寒之邪，何以反以治里为主而治表次之？只因其人平素正气虚弱，气虚不能行津运湿，致使痰湿内生，里气不和；此时若感受风寒之邪，可形成表里相逼，而以里气失和为主的感冒之疾，故治疗以调里为主而解表次之，待里气和，正气充，正盛祛邪，表邪自解。

其次，治痰饮凝结而发热。《证治准绳》引《易简方》之参苏饮言"痰饮凝积发以为热"。此无外邪，为里气失和而发热，而里气失和之因，乃津液停滞，阻滞气机，气郁化热，热熬津液，化而为痰，虽言痰饮，实则言痰也。热因气郁，痰因气滞，故知痰、热之因，均源于气，故气顺则痰消，气畅则热散，治之大要，在于调气。故主以桔梗、枳壳、陈皮、木香、苏叶、前胡之辛、苦以升降而畅达气机。观其所治，在中、上二焦，中焦者治脾，上焦者治肺，脾者生痰之源，肺者储痰之器，脾肺气机调畅，津液运转正常，自无痰浊生成；气顺既可防止痰浊生成，又可祛除生成之痰结，然痰毕竟为有形之物，不能速散，唯当化之散之，故以半夏、茯苓、生姜、桔梗、前胡化痰、散结，待有形得消，则气自畅行；痰、热之生，在于气滞，气滞之因，则在其虚，气虚之因，又源于脾，故以人参、炙草、大枣、葛根以健脾升脾，待脾旺气壮则气自畅，气机自调，热气易散，结痰易消，且可行气消痰而不伤正，扶正而又不碍邪气之祛。本病之治，重在调理中焦，而兼以治肺，不可不察。

（2）"若因感冒发热，亦如服养胃汤法，以被盖卧，连进数服，微汗即愈。"此论服药取汗之法。养胃汤者，即人参养胃汤，为《局方》中参苏饮前一方，服法为"先用厚被盖睡，连进此药数服，以薄粥汤之类佐之，令四肢微汗漐漐然。俟汗干，则徐徐去被，谨避外风，自然解散"。观方中发汗之法，实乃宗《伤寒论》第12条之桂枝汤发汗法也。

首先，助卫发汗。"以被盖卧""厚被盖睡"者，即桂枝汤之"温覆"也，盖厚被而卧者，助卫发汗也，汗者，乃阳气推动津液从毛孔外泄而形成。卫气者，阳气也，有发散之性，穿厚衣戴厚帽者，减少卫气之发散；气因动而耗，故卧床者，可减少其损耗。故盖厚被而卧床，可减少卫气之耗之散，使之多留于体内，以充养阳气，待阳气旺盛，卫气可在药物的引导下迫使汗出；而诸邪者，可并汗而解，此汗法之内涵也。这是在强调卫阳之气在汗法中的重要性。

其次，按病情轻重而给药。"连进数服""连进此药数服"者，即桂枝汤之"若不汗出，乃服至二三剂"也。参苏饮者，后人言其主治气虚感冒。气虚之人，本平素正气不足，而又因邪气来犯，正气更伤，故治疗之时，当急以祛邪。病轻者，或可一剂汗出而愈；病重者，当"小促其间"，"周时观之"，可连续多次服药，待汗出而病愈。此种服药发汗之法，仅见于古代医书，现极少有人言之。笔者实不提倡如此发汗，若实在必要，当坚守于患者之旁，指导其服用，不可在无医生把关的情况下让患者私自服药。汗法乃为祛邪而设，不专为发汗而设，若汗出过度，严重者可造成阴阳大伤，甚者阴脱阳绝之重危之证。

再次，药后以粥扶正气、滋汗源。"以薄粥汤之类佐之"者，即桂枝汤之"服已须臾，啜热稀粥一升余，以助药力"也。粥者，食物也，可化气血，生津液，扶正气。汗为津液所化，而稀粥者，可滋汗源，防止汗出伤津耗血。汗法容易伤及正气，而气血虚弱之人，在使用汗法之时，须时常顾及正气，而正气之源，为食物也,稀粥者,为易消化、易吸收之品,最能养胃助脾。此稀粥者,当为"热"稀粥,以热能助发汗也,夏天之时,饮热水后,旋即汗出,即此意也。

最后,遍身微汗为佳。"微汗即愈""令四肢微汗漐漐然"者,即桂枝汤之"遍身漐漐微似有汗者益佳,不可令如水流漓,病必不除"也。仲景发汗,最强调发汗的程度,既不能大汗出,也不能汗太少,更不能仅有局部汗出。汗出过度,或伤阴或损阳;汗出太少或局部汗出,则透邪不畅,病邪未去而又可促使变证生成。汗出当以全身汗出,并可使之持续两小时左右为佳,即桂枝汤之"一时许"。微汗者,即摸及皮肤潮湿即可,绝不可使汗出如洗,笔者曾见一年轻患者自发汗过度而大伤其气,精神倦怠,语声低微难续。

(3)"面有余热,更宜徐徐服之,自然平治。因痰饮发热,但连日频进此药,以热退为期,不可预止。""微热服,不拘时候。"此强调参苏饮可退外感及痰饮所发之热。观热之生成,有气滞,有阴虚。气者,可因邪盛而滞,亦可因气虚而郁,气虚而气郁发热者,补中益气汤也,邪实而阻滞气机者,此即是也,一为外邪,一为痰饮。参苏饮者,调气而化痰散邪,邪祛气顺,热从何起!如何服之?"徐徐服之""频进""不拘时",均在强调连续服药,使药力持续保持最高峰值,以迅速顺气祛邪退热。治之以速,则提示其人虽然正气虚弱,但不为重。

(4)"虽有前胡、干葛,但能解肌耳。既有枳壳、橘红辈,自能宽中快膈,不致伤脾,兼大治中脘痞满,呕逆恶心,开胃进食,无以逾此。"此言参苏饮之功效:可解肌、可宽中、可快膈。

首先,解肌者,张仲景之术语,见于《伤寒论》第16条之"桂枝本为解肌",此言本方发散之力不峻,较为缓和也,故知可用于卫郁较轻者。若卫气闭郁较重，则不甚适合，若为需要，则可加用发散之品，以加强其开郁达邪之力。

其次，宽中者，即"大治中脘痞满，呕逆恶心，开胃进食"也，"大治"即在强调本方所治，重在调理中焦，可通过调中焦而理上焦、宣肌表。

再次，膈者，为胸膈并称，此处亦可按胸膈解释，故知本方可治胸膈之疾。这三种病变，可相兼，亦可单独发生。若仅为感冒发热者，则通过益气扶正、行气化痰以调气和里，里气即和，表邪易祛；若为痰气蕴滞于胸膈，而见胸闷、咳喘者，则以本方益气化痰，调畅气机；若为中焦失和，气机痞塞，则以本方健脾胃，化痰饮，调升降。病变部位虽有在表、在上焦、在中焦之不同，然其病之机，总为正气不足、气机不畅、痰饮凝结所致。病机即同，故治也无异，俱用参苏饮一方以治之，此守其病机而不为诸症所迷，尽显中医辨证论治之精神。

（5）"毋以性凉为疑，一切发热皆能取效，不必拘其所因也。小儿、室女亦宜服之。"此讲参苏饮特点、所治范围及适宜人群。

首先，本方为平和之剂。本方虽有干葛、前胡之凉，然亦有苏叶、生姜及诸药之温，凉而不寒，温而不热，温凉并用，理其中焦，调其脾肺，周转气机，寒之热之，补之行之，消之散之，实为中、上二焦之良方。然本方扶正之力微，祛邪之力亦弱，虽补虽祛，但不为过，故言"不致伤脾"也。

其次，本方可治一切发热之病。虽言"一切发热"，但当属气郁所化之热，不可妄治阴虚发热也。气郁之机，或因邪气阻滞而气机不畅，或因脾气虚弱而气不自行，故有虚实之别。本方所治，为虚实夹杂，而以偏实为主，重在调气祛邪。虽有人参，但量较少，扶正尚可，不能大补。若气虚较重，当可加重人参用量，并可加黄芪、白术之类以补之；若气虚更甚，邪实之象不明显，而因气虚而发热者，可用补中益气汤以补而调之。但当注意柴胡、升麻，二者以升气、畅气机为主，不可过量，用5—10g即可。但阴虚发热者，治之以生津养阴即可。

本方适宜人群。小儿稚阴稚阳，生发之机旺盛，正气充足；室女未婚未胎未产，气血圆满，身体强健，此强调正气旺盛之人，亦可用本方以治之，不可因见人参之补而不用之，岂不知"邪之所凑，其气必虚""至虚之处，便是容邪之所"。病之生成，必因正气不足，而病之所终，亦因正气祛之，故在疾病的发生发展过程中，正气占据着主导地位。

综上，观原文所论，虽有外感风寒与内伤痰饮之不同，然病机却相同，故均用本方以治之，特别是本方对气滞所致之发热有着良好的治疗效果，虚实之证均为所宜，然不可治大实大虚之证，以其补之不足，祛邪无力故也。然于痰气之疾，实为良方，其所治，偏于调脾肺而治中、上二焦，在下者不甚适宜。观本方所治，均在调气理痰，痰因气生，气因痰滞，始为痰气，终致变证迭起，不知"百病皆因痰作祟""怪病多痰"！

（二）方药解析

参苏饮其方，有《证治准绳》引《易简方》之参苏饮、《四库全书·局方》之参苏饮、刘景源校注《局方》之参苏饮，出处不同，剂量也有所差异。此处则参考中国中医药出版社第十版本科教材《方剂学》所用组成及剂量，其剂量与刘景源校注《局方》之参苏饮相同，唯药物排序有所差异，故最终参考仍以刘景源校注《局方》之参苏饮为准。其方为"木香（半两），紫苏叶、干葛（洗）、半夏（汤洗七次，姜汁制，炒）、前胡（去苗）、人参、茯苓（去皮），各三分。枳壳（去瓤，麸炒）、桔梗（去芦）、甘草

（炙）、陈皮（去白），各半两。上㕮咀。每服四钱，水一盏半，姜七片，枣一个，煎六分，去滓，微热服，不拘时候。《易简方》不用木香，只十味。"依据本方所治，可将方药分为四类：

（1）辛散者，苏叶、干葛、生姜、前胡也。此四药者，既可解表，又可调里。若为风寒之邪所袭，而见卫气闭郁者，则以其辛而开之散之，可开卫气之闭，而宣达邪气于外。若为痰气相阻之疾，则以其辛宣通之性，助气运行，解除气结，畅行气机；而生姜、前胡又可化痰；苏叶、干葛者，风药之属，风性升生，可升阳气、调津液，防止痰饮生成。

（2）调气者，桔梗、枳壳、陈皮、木香也。此四者，可调畅中、上二焦之气。无论外邪侵袭，还是痰饮内阻，均会影响人体内外气机的升降出入。若外邪侵袭者，则影响表气的出入，若为痰饮阻滞，则影响里气的升降。无论初始是表气的不畅还是里气的失调，最终均会影响周身气机的运转。而中焦者，气机升降之枢纽；肺气者，可调节周身气机的运行；肝气者，可疏泄气机、调畅气行，故治气者，理脾、调肺、疏肝而已。桔梗者，宣肺气；枳壳者，降肺、胃、肝、肠之气；陈皮者，升降脾胃之气；木香者，降而调肺、脾、肝、肠之气。桔梗、枳壳者，升降相依，调畅气机，又可化痰，为痰气郁滞之常用药对，特别是对于胸中痰气相结所致者有良效。

木香者，其气芳香浓烈，行气之性突出，对三焦气滞有良效，故《本草备要》言其为"三焦气分之药"，可"泄肺气，疏肝气，和脾气"。《杂病广要》引《朱氏》亦言："大抵气滞则痰滞，气行则痰行，故三生饮佐之以木香，无有不效。人之气道贵乎顺，顺则津液流通，决无痰饮之患。一失其宜，则气道闭塞，停饮聚于膈上，结而成痰。"临床所用，有广木香与青木香之别，此方中当以广木香为佳，以青木香性寒，可伤脾胃也，故《唐本草》言："不可多服，吐利不止。"《本经逢原》言："肺寒咳嗽，寒痰作喘，胃虚畏食人勿服。"本方最先见于宋代王硕《易简方》，成书于庆元丙辰年（1196），后曾于淳祐年（1241—1252）补入《局方》，故其方后注"《易简方》不用木香，只十味"。临床所用，可将木香视为加减用药，若非气滞甚者，可不用之，以免更耗气。

若痰饮滞甚而见痰嗽喘满者，可增加桔梗用量，甚者可用至30g；若气滞甚而见胸满、脘痞者，可增加其他三味药之量，或加用其他行气之品；气不升者，增加桔梗、陈皮之量，气不降者，加重枳壳、木香之量。

（3）化痰者，半夏、茯苓、生姜、前胡也。半夏、茯苓、生姜者，小半夏汤加茯苓也，重在化胃脘之痰。半夏辛温可燥化中焦所生之痰饮，茯苓健脾而利三焦停聚之水湿，生姜健胃而宣散三焦水气，三者相配，以消除三焦停聚之痰湿水饮。虽茯苓渗利，其性下趋，然半夏、生姜毕竟辛散，可行散上达，故治疗范围仍当以中、上二焦病变为佳。前胡、桔梗者，可消胸肺之痰。前胡可降逆气、祛肺痰，桔梗可宣肺气、祛脓痰，两者相配，宣降相因，祛肺痰，理肺气，共同畅达胸中气机。故知，其之所治，主在痰浊；其之所调，主在脾肺；其之所达，主在中、上二焦。

（4）扶正者，人参、炙甘草、大枣也。人参大补元气，若气虚甚者，当可用之。此方中可以党参代之，合炙草、大枣共同扶助正气。三药虽补，但量不甚大，故知其虚不甚也；若气虚重者，当增加药量或合并其他补气之品以治之。

四、小青龙汤

小青龙汤在《伤寒论》《金匮要略》中均有论述：

《伤寒论》第 40 条："伤寒表不解，心下有水气，干呕发热而咳，或渴，或利，或噎，或小便不利，少腹满，或喘者，小青龙汤主之。"

《伤寒论》第 41 条："伤寒，心下有水气，咳而微喘，发热不渴。服汤已，渴者，此寒去欲解也，小青龙汤主之。"

《金匮要略·痰饮咳嗽病脉证并治》："病溢饮者，当发其汗，大青龙汤主之，小青龙汤亦主之。""咳逆倚息不得卧，小青龙汤主之。"

《金匮要略·妇人杂病脉证并治》："妇人吐涎沫，医反下之，心下即痞，当先治其吐涎沫，小青龙汤主之。涎沫止，乃治痞，泻心汤主之。"

小青龙汤：麻黄（去节）、芍药、细辛、干姜、甘草（炙）、桂枝（去皮）各三两，五味子（半升）、半夏（洗，半升）。上八味，以水一斗，先煮麻黄减二升，去上沫，内诸药。煮取三升，去滓，温服一升。若渴，去半夏，加瓜蒌根三两；若微利，去麻黄，加荛花，如一鸡子，熬令赤色；若噎者，去麻黄，加附子一枚，炮；若小便不利、少腹满者，去麻黄，加茯苓四两；若喘，去麻黄，加杏仁半升，去皮尖。且荛花不治利，麻黄主喘，今此语反之，疑非仲景意。臣亿等谨按，小青龙汤，大要治水，又按《本草》，荛花下十二水，若水去，利则止也。又按，《千金》，形肿者应内麻黄，乃内杏仁者，以麻黄发其阳故也。以此证之，岂非仲景意也。

（一）原方解析

论外寒里饮之治疗：《伤寒论》第 40 条其病机为风寒外束而里饮内伏。（1）其为太阳伤寒之兼证，既为太阳伤寒，则必然有发热恶寒之症。从太阳伤寒之定义条文第 3 条可知，太阳伤寒必见"恶寒"之症，故言"必恶寒"，故古人言"有一份恶寒，便有一份表证"，而发热者则言"或以发热，或未发热"，故知太阳伤寒可有发热，亦可无发热，而第40条者，则见发热也。故知"表不解"者，实言风寒外束而见恶寒、发热之症也。（2）"心下有水气"者，言其水饮内伏。心下者，胃脘也；水气者，水饮也。故知其为水饮停伏于中焦。津液者，阴液也，其之化生、输布、排泄，无不依赖阳气推动。水饮入胃，经胃之"游溢"、脾之"散精"，方可上归于肺，水饮从脾到肺的过程，无不依赖脾阳之温化与推动。现饮停胃脘者，则知脾阳之弱也。（3）小青龙汤主症当为"干呕、发热而咳"。"干呕"者，言其寒饮内伏，胃气失和而上逆；"发热"者，言其风寒外束，正邪相争；"咳"者，言其"外内合邪"而扰肺。故《素问·咳论》言："皮毛者，肺之合也，皮毛先受邪气，邪气以从其合也。其寒饮食入胃，从肺脉上至于肺，则肺寒，肺寒则外内合邪，因而客之，则为肺咳。"（4）故知小青龙汤证者，实为虚实夹杂也，实者为风寒与停饮，虚者为脾阳已弱。其病机为风寒外束而迫肺，寒饮内伏而上扰，"外内合邪"而咳作也。（5）小青龙汤主症一般认为是"干呕、发热、咳喘"三症，然若结合其重点治疗方向及五个或然证，笔者认为其主症重点在"干呕、咳喘"，要注意的是这两症并不需要同时出现才能使用小青龙汤治疗，其主症若见其一，只要判断是寒饮内停所致者，均可以使用小青龙汤化裁治疗。若结合五个或然证，则其变化更多，如干呕、口渴属寒饮内停者可以去麻黄治疗，若兼热者，亦可再加天花粉，咳喘、口渴属寒饮内停者亦然；若干呕、利而不爽属寒饮内停者，可去麻黄加芫花等逐湿通利之品，若咳喘、利而不爽者亦然；此为举例，余法皆如此也。总之，小青龙汤之重点在于温化寒饮，且其温化之性，可遍达三焦，故可治三焦之寒饮停滞者，虽治三焦，但仍偏于治疗中、上二焦为主，故欲治下焦者，可加用附片等温补下焦之品，以加强温补下焦之力。

论寒饮得化之征兆：《伤寒论》第41条言服用小青龙汤之后的预后转归。（1）"伤寒"者，指太阳伤寒也，言风寒外束也；"心下有水气"者，寒饮内伏也，与上条之"伤寒表不解，心下有水气"同义。"咳有微喘、发热"者，小青龙汤之主症，上条言"咳"，此处言"喘"，为对其症的补充，故知小青龙汤之主症为"干呕、咳喘、发热"。其最主要者，为"咳喘"，"干呕""发热"，依据临床见症，可有亦可无也。（2）40条之"渴"，乃水饮内伏，津液不化，不能上养所致。此处"不渴"者，言虽然水饮内伏，但部分津液仍能上输而滋养于口，故不渴也。而服用小青龙汤后反见渴者，乃药后津液得阳以温化、输布，致使津液一时不能正常输布上承故见渴也，这亦是服用小青龙汤后寒饮得化，病欲解之征兆。

论溢饮之治疗："病溢饮者，当发其汗，大青龙汤主之，小青龙汤亦主之。""溢饮"者，乃"饮水流行，归于四肢，当汗出而不汗出，身体疼痛"之病也。溢者，器满、盈也，溢饮乃水泛肌肤四肢之病，可见身体疼痛、沉重、无汗，甚则肢体水肿，或可伴见咳喘。溢饮的形成，张仲景认为主要与脾肺功能的失调密切相关，特别是外寒紧束，毛孔闭郁，津不外透，兼内见邪热壅滞或寒饮内停，外内相合，津液宣布失常而郁于四肢肌表。偏于郁热内生者，则治之以大青龙汤；偏于寒饮内伏者，则治之以小青龙汤。又见《素问·脉要精微论》之言："肝脉软而散，色泽者，当病溢饮。溢饮者，渴暴多饮而易入肌皮、肠胃之外也。"此言溢饮之形成，则与肝脾功能失调相关。软、散之脉，皆正气不足所致，故"肝脉软而散"者，实则言肝气之虚也，肝虚而不能正常疏泄气机，气不行津则津停，暴饮伤脾而津液失布，肝不疏，脾不运，津液外溢，故成溢饮也，可以逍遥散加减化裁治之。

论支饮之治疗："咳逆倚息不得卧，小青龙汤主之。"何谓支饮？张仲景言："咳逆倚息，短气不得卧，其形如肿，谓之支饮。"支饮者，水停胸膈也，主要症状为咳嗽短气，喘息不得平卧，胸闷脘胀，痰多清稀，面部或四肢浮肿等症。支饮虽言饮停胸膈，然却与肺密切相关，故其症最主要者，为呼吸困难（咳喘短气）和水肿，而最具特点者，乃倚息不得卧之症，为饮水犯肺所致。有虚实之别，虚者治之以小青龙汤温肺化饮；实者则以葶苈大枣泻肺汤攻除饮邪。

论饮阻气滞之治疗："妇人吐涎沫，医反下之，心下即痞，当先治其吐涎沫，小青龙汤主之。涎沫止，乃治痞，泻心汤主之。""吐涎沫"者，指呕吐涎水清沫也，为水饮内停心下所致。水饮内停者，必因阳气不足不能正常温化所致；阳本不足，又再以寒药下之，更伤脾阳，阳伤饮阻，中焦之气升降更为不利，气痞塞而不行，故见心下痞。当以温阳化饮法治之，待阳复饮化，中气升降当可恢复，若药后仍见中气痞塞不通者，则以半夏泻心汤等辛开苦降，帮助恢复中气。

（二）方药解析

小青龙汤主要由以下几个方面组成。解表散寒：麻黄、细辛、桂枝、干姜；温化水饮：桂枝、干姜、细辛；收敛缓和：五味子、白芍、炙甘草；化痰利水：半夏、白芍；温阳益气：桂枝、干姜、细辛、炙甘草。

解表与温化：第 40 条虽言"伤寒表不解，心下有水气"，但依其方组成及方后五个或然证的加减可知，仲景作小青龙汤，重点是对水饮内停的治疗。观小青龙汤整体，发散之力较弱，温化里饮之力较强，故欲以小青龙汤解表散邪，必当予以适当调整，或减少五味子的用量，或加入其他发散邪气之品，临床使用，可两法并用。就祛除表邪而言，因麻黄可发散卫气，耗散阳气，故笔者临床之时，常以广藿香、苍术、羌活、防风、白芷等代替之，以该药不仅能外散风寒湿之邪，更能调节脏腑，辅助温化之品治疗三焦之水湿浊气，以加强其力也。

温化与酸敛：小青龙汤重点在温里化饮，故其方之主药当为桂枝、干姜、细辛、五味子、半夏。以桂枝温养五脏，干姜温补脾肺，细辛温补肺脾肾，此三品乃辛味浓烈而易走易散之品，欲让其辛温之性留滞体内以缓缓发挥温化水饮之效，必当配合以收敛缓和之品，以留其辛通温化之性于体内，炙甘草虽有甘缓之性，但已显不足，故加五味子、白芍之酸敛之品以加强收涩诸药发散之性。阳气得缓，又配以半夏，方可超长发挥温化之功，而其中更以干姜、细辛、五味子为必不可少之品。

温行三焦：《医宗金鉴》言："太阳受邪，若无水气，病自在经；若有水气，病必犯府。病府，则膀胱之气化不行，三焦之水气失道……小青龙汤外发太阳之表实，内散三焦之寒饮……"故知小青龙汤方，可温行三焦。桂枝、干姜、细辛之力，可布达三焦，温通三焦之津，温化三焦之饮。桂枝者，能畅行三焦，补养五脏之阳，温化一身之水，表里内外而无所不到；干姜者，中焦土药也，功专入脾，温脾而养肺，土能生金者也，配以半夏，标本并治，不仅可温化中、上二焦之寒痰水饮，更可温补脾肺，以治水饮生成之根；细辛者，辛温发散之品，外而肌表关节、内而脏腑三焦，无所不到也，然其辛散之性峻烈，虽可温补，更可耗气、动血、伤阴、升阳，故配以白芍养肝敛阴以防其升阳动血，配五味子补肾固精以防其伤阴，配炙甘草以健脾益气以防其耗散正气。小青龙之功主在细辛，若不能正确理解及使用细辛，即使用之，亦不为小青龙汤也。故小青龙汤者，实乃温补三焦之阳、温化三焦之饮、通畅三焦津液之妙方。

五、五苓散

在《伤寒论》中关于五苓散的条文共8条（其条文不再赘述）。其中71条（条文号码皆为宋本顺序，下同）末段与73条表述了五苓散的脉证；74条是谈表证不解兼有里证，水入则吐的水逆证；386条则是谈霍乱兼有表证；141条与156条是谈太阳误治产生变证后可根据情况运用五苓散；73条与344条分别论述了五苓散证与茯苓甘草汤证及阳明证的鉴别。《金匮要略》记载五苓散主要用于治疗癫眩病。

历代医家则运用五苓散治疗各种疾病。《千金方》用以治疗时行热病，狂言烦躁不安；《伤寒百问经络图》用以治疗瘴气、温疟、黄疸；《宣明论方》用以治疗瘟疫、瘴疟烦渴；《外科经验方》用以治疗下部湿热疮毒，小便赤少；《医方集解》用以通治诸湿腹满，水饮水肿，呕逆泄泻，寒水射肺，或喘或咳等疾病。由此可见五苓散在后世得到了广泛的应用。除此之外，后世医家还对其进行了化裁，使五苓散应用范围进一步扩大。《宋氏女科》将原方桂枝改为肉桂，并加阿胶，用以治妊娠转胞，小便不通者；《丹溪心法》中用胃苓汤治伤湿食滞，胃脘胀痛泄泻，小便短少；《温病条辨》中治脾家寒湿，用五苓散去桂加厚朴、秦皮等方法治疗，皆源于此方。如今，该方还用于治疗慢性肾炎、肝硬化水肿、急性肠炎、尿潴留、脑积水、头痛、眩晕、结石等多种疾病。

（一）原方解析

五苓散病机主要分为两类，一类是仲景论述的比较清楚的水蓄膀胱的观点；第二类是以张隐庵为代表的津液不得输布的观点。张隐庵认为"大汗出而渴者，乃津液之不能上输""盖发汗而渴，津液竭于胃，必借脾气之转输，而后能四布也"。该论述说明了渴与小便不利的原因是脾不能转输津液，因此用五苓散就在于"取其四散之意，多饮暖水汗出者，助水津之四布也"。张隐庵的以上之言也说明本证病机是水津不能四布，而非水蓄膀胱。张令韶及陈修园亦继承张氏观点，尤其是陈修园提出五苓散证的病机是"脾不转输而水津不能布散也"，认为五苓散有"降而能升"的功效，具有转输布散之功，又有下行而渗泄之力，其观点很有特色。他还指出："近注以太阳为表为标，膀胱为里为本，此证名为犯本，又名为表里传，反多歧节，与本论之旨不同。"

李克绍在理解前人论述的同时，结合张隐庵、张令韶、陈修园等医家关于五苓散证病机的观点，融合了柯韵泊的思想，提出五苓散证病机是三焦不利。例如他在书中谈到蓄水证时指出："因为太阳中风是阳气被引而外浮，肌腠不密而汗出，如不及时治疗，人体津液不断向上向外，三焦水道只外应皮毛而作汗，其下输膀胱的功能就会逐渐迟滞，治当使三焦气化得行，水道通畅。"同时他还指出："有的医家把本证说成是太阳之邪，循经入腑，以致水与热俱结在膀胱，这是想当然耳。"李老阐述极具说服力，也为正确理解五苓散证病机提供了清晰思路和理论依据。故五苓散的病机实为三焦气化不利，水液停蓄三焦。五苓散是"三焦蓄水"的统治之方，非仅为"下焦膀胱蓄水"而设，上、中、下三焦蓄水，均可治疗。

（二）方药解析

章楠在《医门棒喝·伤寒论本旨》中论五苓散时曰："盖是方无论用桂、用枝，皆为宣化三焦之法，即非太阳之主方，何也？

以三焦司一身表里升降之气，内自脾胃，外达肌肤，必由三焦转输，故三焦气和，则内外通利，二便自调。然其升降之机，又在脾之健运。故此方用术健脾，以桂通阳，阳气运化，水道流行，乃以二苓、泽泻导入膀胱而泄。所以经言：'三焦者，水道出焉，属膀胱，而膀胱为三焦之下游也。'又曰：'气化则能出焉。谓三焦之气宣化，而膀胱之水方能出也。'仲景又用此方治疗霍乱。霍乱，脾胃病也，因三焦气阻不得升降，而致吐利交作，则其非太阳主方，理可见矣。若治霍乱，当用肉桂为宜。"唐笠山在《吴医汇讲》中论五苓散时曰："此治小便不利之主方，乃治三焦水道而非太阳药也。"可见该方的功效原是"三焦共治"。就其方药来说，桂枝辛温，宣通阳气，蒸化"三焦"行水气；桂枝与茯苓通心气、肃肺气，疗"上焦蓄水证"；与白术配伍，运脾气、振胃气而疗"中焦蓄水证"；与泽泻、猪苓配伍，助膀胱气化以疗"下焦蓄水证"；诸药相合，畅"三焦气机"，利"三焦水道"。

明代李梴《医学入门·脏腑条分》转引《五脏穿凿论》云："肺与膀胱相通，肺病宜清利膀胱水，后用分清利浊，膀胱病宜清肺气为主，兼用吐法。"最早记载了肺与膀胱相通的脏腑别通理论，拓展了脏与腑之间的关系，丰富了藏象学说的内容。

五苓散不仅有利水的作用，而且还参与水液代谢的全过程，有调节水和电解质的作用。现在临床上使用的利尿剂，在控制肺水肿的同时，或多或少都会对人体产生不良的影响，比如水、电解质紊乱，肾功能损害等。而五苓散显著的利尿作用在临床上得到了有效的证明，且利水的同时，不伴有体内电解质的丢失。

桂枝：辛甘而温，气薄升浮。温经通脉，发汗解肌，能利肺气。《得配本草》言："（桂枝）得茯苓，御水气之上犯以保心。"《神农本草经百种录》言："盖其用之道有六，曰和营，曰通阳，曰利水，曰下气，曰行瘀，曰补中。"脾胃为后天之本，气血生化之源。桂枝能温通血脉，生发阳气，以振奋脾胃功能，如温补脾虚的大建中汤、黄芪建中汤，皆配桂枝行营通脉，恢复中阳。

猪苓：《神农本草经》言："味甘，平。主治……利水道。"《本草纲目》言："猪苓淡渗，气升而又能降，故能开腠理，利小便，与茯苓同功。"《本草蒙筌》言："味甘、苦、淡，气平。降也，阳也。无毒。作块类猪粪，故此名猪苓。经入膀胱与肾。通淋消肿满，除湿利小便。盖苦泄滞，甘助阳，淡利窍故尔。《衍义》又云：行水之功居多，大能燥亡津液。倘无湿证，勿轻用之。若久煎尝，损肾昏目。"

泽泻：《神农本草经》言："味甘，寒。主治……消水。"《名医别录》言："味咸，无毒。……逐膀胱三焦停水。扁鹊云：多服病人眼。"《本草发挥》言："其用有四：入肾经一，去旧水养新水二，利小便三，消水肿四也。"

第六节 临床典型案例

一、阳虚水泛

患者，男，67岁，职业：退休，籍贯：绵阳，初诊：2018—1—13。

主诉：反复咳嗽咯痰 10^+ 年，加重 1^+ 周。

现病史：患者于10年前因肺病而出现咳嗽咯痰，至今迁延不愈，一周前咳嗽咯痰突然加重。现症见：咳嗽咯痰，痰多色白，易咯出，胸闷，心累气紧，动则尤甚，手足发凉，畏寒，下肢轻度浮肿，按之凹陷，夜间可平卧，神倦乏力，嘴唇紫绀，舌苔白而滑腻，脉沉滑少力。追问病史，患者自诉多次于我院急诊科病房住院治疗。

辅助检查（2018—1—13）：血象、电解质、心肌酶谱、肌钙蛋白Ⅰ、肌钙蛋白Ｔ提示正常，BNP：870pg/mL。

既往我院住院诊断：1.慢性肺源性心脏病急性发作期；2.心力衰竭；3.心功能Ⅲ级。

诊断：

中医诊断：肺胀病——阳虚水泛证。

西医诊断：1.慢性肺源性心脏病缓解期；2.心力衰竭；3.心功能Ⅲ级。

治法：温通心阳，利除水湿。

方剂：六君子汤、瓜蒌薤白半夏汤、桂枝汤、五苓散加减。

药物：党参30g　白术30g　茯苓30g　陈皮15g
　　　砂仁15g　广木香15g　全瓜蒌20g　法半夏15g
　　　薤白15g　桂枝20g　赤芍15g　炙甘草30g
　　　猪苓20g　泽泻15g

3剂，水煎服，2日1剂，每日3次，一次100毫升。

复诊：2018—1—28

现在症：诉咳嗽咯痰明显减轻，心累、水肿有所减缓，但不甚明显。

处方：上方加淫羊藿20g、人参10g、生姜15g（自加）。

6剂，水煎服，2日1剂，每日3次，一次100毫升。

随访：该患者每半月于笔者处就诊一次，坚持约半年后，患者咳嗽、咯痰、心累气紧症状明显缓解，自觉精神状态明显改善。

按：阳虚水泛者，乃阳气不足，不能正常温化、推动津液以运行布达，致使津液内停外聚，或见身体浮肿，或见肢体沉重而痛等症。阳虚水泛者，本为真武汤所对之证，此乃仲景《伤寒论》重在强调肾阳之作用，而略于讨论心阳之温化推动。心肾本均为少阴，其提纲证更是从心肾两方面进行论述，故言"脉微细，但欲寐"。无论心阴阳两虚还是肾阴阳不足，均可见"脉微细，但欲寐"也，以心肾阴阳相交，水火既济故也。患者久咳不愈，肺病及心，气病及血，见其痰白易咯、手足发凉、畏寒、胸闷心累气紧，动则尤甚，神倦乏力，下肢轻度浮肿，按之凹陷，嘴唇紫绀、舌苔白而滑腻，脉沉滑者，一派心阳不振，温养无力，温化失常，致使神、津、血失常之象。病在心者调其脾，病在肺者和其胃，脾强胃盛，运化正常，心肺自得以养。故治之以六君子汤、桂枝汤调补脾胃而益心肺。正气充足，邪气方祛，又以瓜蒌薤白半夏汤、五苓散通阳调津。邪祛不扰，脏腑之气方能恢复正常，其方更暗含桂枝甘草汤，以温心阳，益心气也。复诊见诸症有所好转，知药已对证，然心累、水肿虽减但不甚明显，故当加强温化之，以淫羊藿补肾阳，除水湿，加生姜以加强宣散水湿之力，实乃真武汤之附子、生姜也。若用附子，其效更佳，然附子、半夏、瓜蒌者为十八反药物，故不当用之。然根据他人临床使用，三者合用，确有加强温化痰湿之力，甚至常常起到他药达不到的奇效，然毕竟安全第一，故不建议临床随便使用。淫羊藿合人参以温阳益气，气足阳旺，心肺自得其养，津液自得其运。

二、脾肾阳虚，痰湿阻滞

患者，女，77岁，职业：退休，籍贯：成都，初诊：2018—3—14。

主诉：反复咳嗽咯痰伴心累气紧5$^+$年，加重半月。

现病史：形体消瘦，咳嗽咯痰，痰多色白，泡沫痰，易咯出，心累气紧，动则尤甚，神疲乏力，食入即满，腹胀，食后尤甚，大便稀溏，手足自觉冰冷，畏寒，足背轻度浮肿，按之可凹陷，夜间可平卧，舌苔白腻，脉沉细。查体：心率93次/分，双肺未闻及干湿啰音、P2＞A2、剑突下心音增强、足背水肿。

既往史：2016—07于外院（四川省人民医院）诊断为：1.慢性肺源性心脏病；2.心力衰竭；3.心功能Ⅱ级。

辅助检查（2018—3—14）：血象、电解质、心肌酶谱、肌钙蛋白I、肌钙蛋白T正常，BNP：560pg/mL。

诊断：

中医诊断：肺胀病—脾肾阳虚，痰湿阻滞证。

西医诊断：1.慢性肺源性心脏病；2.心力衰竭；3.心功能Ⅱ级。

治法：温补脾肾，化痰除湿。

方剂：参苓白术散、瓜蒌薤白半夏汤、黄芪桂枝五物汤加减。

药物：党参30g 茯苓30g 麸炒白术30g 陈皮15g
山药20g 莲子15g 薏苡仁30g 砂仁15g
全瓜蒌20g 法半夏15g 薤白15g 黄芪30g
桂枝20g 赤芍15g 炙甘草20g 炒麦芽15g
焦山楂15g 淫羊藿20g 人参10g

复诊：2018—3—22

现在症：药后咳嗽咳痰、腹满明显减轻，余症变化不甚明显。

处方：守上方不变。

随访：由于该患者经济困难，故告之患者挂号一次，可做两次门诊使用，因患者坚信中医中药的疗效，自行坚持治疗约九个月后，患者咳嗽、咯痰、纳食、心累、气紧、大便稀溏等症状明显改善，体重较前约增加1.5公斤。

按：病久不愈，若再防治失当，必然致使病位扩散，波及四旁，肺病久不愈，可侮火，可及子，可盗母气，故终见肺、心、脾、肾俱病也，此患者即是。诸脏俱病，何以治之？只需调先、后天也，脾强则气血生化有源，气血充足，自能长养不足之处，肾养则阴阳充足，自能游溢布散全身而养之，正气既旺，邪气自怯。故以参苓白术散、黄芪桂枝五物汤、桂枝甘草汤、淫羊藿、人参补心脾肾以扶正，又以瓜蒌薤白半夏汤、苓桂术甘汤祛除痰湿之蕴滞，麦芽、山楂健胃消食除胀。复诊见药已对证，故守方不变。桂枝之药，本有奇效，于小青龙汤以温补肺阳，于苓桂术甘汤以温补脾阳，于桂枝甘草汤以温补心阳，于当归四逆汤以温补肝阳，于五苓散以助肾阳以化气，其通行全身，运达诸经，无所不到。其发散祛邪之性弱极，而温补、温通、温化之性最佳。

第七节　肺心病的相关问题

一、何为肺心病

肺心病是慢性肺源性心脏病的简称，是慢性阻塞性肺疾病的常见并发症。《慢性肺源性心脏病中医诊疗指南（2014 版）》指出：肺源性心脏病心力衰竭临床以喘息气促、咳嗽、咯痰、胸部胀满、憋闷如塞，或唇甲紫绀、心悸、浮肿等为主要表现，严重者可出现昏迷、痉厥、出血、喘脱等危重证候。慢性肺心病属于中医学"肺胀""喘病""水肿"等范畴，笔者认为肺心病主要归属于"肺胀"范畴。

二、对"聚于胃,关于肺"的解释

《素问·咳论》言:"五脏六腑皆令人咳,非独肺也。"咳本为肺气失常所致,为肺之本病,然人体者,五脏六腑,浑然一体,不可分割。如心阳不通,寒凝胸中,肺气不利之胸痹之咳;如脾虚失运,痰饮内生,上犯于肺之里饮之咳;如木火刑金之咳;如肾虚不纳之咳,等等,相关者皆数之不尽。故陈修园《医学三字经》言:"诸气上逆于肺,则呛而咳,是咳嗽不止于肺,而亦不离于肺也。"

咳虽与五脏六腑关系密切,然最相关者,却是肺与胃,故经文又言"聚于胃,关于肺",实乃指肺病的发生、发展、变化、治疗,皆与中焦之胃有着密切的关系。此虽言胃,然脾胃者,后天之本,运化之源,两者同源一体,胃不离脾,脾不离胃,不可分割,故"聚于胃"者,实乃"聚于脾胃"也。

肺与脾胃的关系主要表现在以下四个方面:

(1)经络的联系:肺脉"起于中焦,下络大肠,还循胃口",肺脉者,起于中焦胃脘,下行而络大肠,又折返上达贲门,过横膈肌而入肺脏。经脉者,行气血而络脏腑,中焦不和,胃气失常,必然导致肺脉不畅而肺脏亦病,如《症因脉治·咳嗽总论》言:"食积咳嗽之症:每至五更嗽发,嗽至清晨;或吐痰味甜,胸前饱闷,此积痰咳嗽之。"又言:"食积咳嗽之因:食滞中焦,不能运化,成痰成饮,每至五更,痰火上升,则咳嗽之。"此乃胃气不能正常腐熟,致使饮食停聚中焦,食化为痰,津转为饮,痰饮内停,在清晨阳气升发之时,阳气迫痰饮随肺脉上行至肺,肺气不和,故见咳嗽。此乃胃虚不能正常腐熟,饮食停滞使然。

肺与大肠相表里。表里两脏,在生理方面相互联系,在病理方面相互影响。大肠经起于食指末端桡侧的商阳穴，循臂过大椎入缺盆，络肺，过横膈而入大肠。肺者"相傅之官"，主气；大肠者"传导之官"，变化水谷，传导糟粕。大肠之顺利通降，有利于肺气正常肃降；若大肠通降失常，亦可引起肺气失肃，如《伤寒论》242条："病人小便不利，大便乍难乍易，时有微热，喘冒不能卧者，有燥屎也，宜大承气汤。"此为热结旁流之证也，燥屎内结，耗伤津液，故小便不利；不足之津欲济病祛邪，故趋肠道而反见大便时难时易；微热者，津伤热伏而不透发也；浊热上攻则冒；燥屎阻结，腑气不通，大肠不利，热浊上攻致使肺气不利而见喘也。而治疗之时，则以大承气汤泄热攻积通肠，腑气清则肺气亦肃。亦可通过调畅大肠之气以和肺气，其他如麻子仁丸、桂枝加厚朴杏子汤，其用杏仁、厚朴者，即在调和肺肠之气也。

（2）正气的生成：肺主气，脾胃为五脏六腑之海、为后天之本。肺者气之本，肺通过呼吸，吸入天之清气，结合脾胃传输而来的水谷精微，在肺气的推动下，于肺中生成宗气，并将其灌注而储藏于膻中，宗气为人体外在活动提供能量基础，故《读医随笔·气血精神论》言："宗气者，动气也。凡呼吸言语声音，以及肢体运动、筋力强弱者，宗气之功用也……宗气不到则痿痹而不用。"

脾胃者后天之本，母体先天之时，胎儿依赖母亲气血的供养，待出生后，饮食能提供充足的能量以长养其身体，其主要体现在脾胃的受纳运化方面，胃有所纳，脾方有所运，脾胃纳运正常，水谷精微生成充足。其不仅可布散全身以长养脏腑经络、四肢百骸，更能下达于肾以滋养先天，又能入心肺化生气血。故知脾胃的正常纳运，可为人体提供充足的水谷精微，其是人体生命活动最基本的能量来源。故《素问·平人气象论》言："人以水谷为本，故人绝水谷则死。"

肺者生气，脾者益气，两者配合，共同形成后天之本。肺为人体提供天之清气，能促使宗气的生成，宗气又可化生为营卫二气，或行脉外，或行脉内，而运达全身。脾胃为人体提供水谷精微，肺之呼吸有定数，故正常的呼吸，只能形成一定的天之清气，而气不足者，首补其脾胃，促使脾胃功能的加强，方能生成更多的水谷精微，而脾者肺之母也，脾既健旺，肺气亦强，脾肺既强，生气充足，故而正气充足，身强体健。

（3）痰饮的产生：脾为生痰之源，肺为储痰之器。朱震亨《活法机要·咳嗽证》言："咳谓无痰而有声，肺气伤而不清也。嗽谓无声而有痰，脾湿动而为痰也。咳嗽是有痰而有声，盖因伤于肺气而咳，动于脾湿因咳而为嗽也。"痰饮之生成，来源于脾胃，或为胃不健运，食滞而成；或为脾不健运，津化而成，痰饮即生，必然上犯；或从胃循经而上归于肺；或从脾升而上传于肺，肺体空虚，最易储痰。反之，肺气宣降失常，不能正常布散津液，津液停滞，聚而成痰成饮，痰饮停肺，致使肺气更为不利；同时子病及母，使胃气失和，脾气失运，而脾胃失和，又更进一步促使痰饮的生成，从而形成恶性循环。故《症因脉治》治脾肺之咳者，主以四君子汤或六君子汤，经方者，可用小青龙汤去麻黄加茯苓或苓甘五味姜辛汤以治之。

（4）气之升与降：肺者主气，不仅主宗气的生成，更主一身之气的升降出入，人体诸脏诸腑之气，皆随着肺之呼而向上向外运动，随着肺之吸而向下向内运动，故李时珍《濒湖脉学》言"气如橐龠"，橐龠者，风箱之属也，推拉按压之间，气随之而出入也。心位上焦，在上者易降，心火随吸而下布于肾，使肾水不寒；肝肾在下，在下者易升，肝主升发，肝气随呼而上升外达，肾水随呼而上济于心而使心火不亢。脾胃者，中焦也，为气机升降之枢纽，胃气主降，诸气欲降必随胃气之降而降，诸气欲升必随脾气之升而升。肺主气之升降出入，脾胃为气升降之关键，肺气欲降，必先胃气通畅下行，肺气欲升，必先脾气升发有力，金土协调，方能周转全身气机，气顺则血调，疴疾何起？仲景之"喘家作"，以厚朴、杏子降肺气，实取此大义也。

综上可知，肺与脾胃间关系密切，故治疗诸多肺病，当总不离调理肺脾胃三脏。

三、肺心病形成原因

肺心病的形成根本原因在于本虚标实，本虚指脾胃虚弱，标实为痰湿蕴肺。

（1）脾胃虚弱为发病之本。脾胃虚弱，首伤及肺，久则波及心、肝、肾，最终导致诸多脏腑功能失调，生机逐渐衰弱，而使肺胀之病逐渐加重。

首先，脾胃虚弱，伤及肺脏。脾胃为气血化生之源，脾胃健运，则气血充旺，自能上养于肺。因脾肺两脏在五行属相生关系，若脾胃虚弱，母不生子，伤及肺气，致使肺气虚弱；脾胃虚弱，气血化生乏源，不能正常上养于肺，必然又使肺虚加重，故明代孙一奎《医旨绪余》言："脾胃一虚，肺气先绝。"肺气虚弱，则易感邪气，如《素问·评热病论》言："邪之所凑，其气必虚。"《灵枢·口问》亦言："故邪之所在，皆为不足。"《灵枢·百病始生》也言："此必因虚邪之风，与其身形，两虚相得，乃客其形。"脾胃虚弱则水液运化无力，致使水湿内停，日久则积水成饮，饮聚成痰，痰随气升，上输于肺，痰阻气道，使肺气滞塞不利，则可见咳嗽、喘促、短气等症；正如《诸病源候论·上气鸣息候》

所云:"肺主于气,邪乘于肺,则肺胀,胀则肺管不利,不利则气道涩,故上气而喘逆,鸣息不通。"故反复感邪及有形之邪的阻滞,又可形成恶性循环,影响及加重肺气虚弱和脾胃虚弱。

其次,脾胃虚弱,伤及心脏。脾胃为气血生化之源,脾胃虚弱。其一,气血生化乏源,气虚则宗气生成不足,宗气不足,则灌注心脉助心行血功能失常,心血运行不畅而易形成瘀血阻心;血虚则心血不足,心失所养,心神不安,从而出现心悸、怔忡等症。其二,水液运化失常,痰湿停滞,侵淫脉道而脉道不利,心血运行失常,致使痰、瘀相互影响,形成恶性循环,最终形成痰瘀阻心脉之症。其三,心为火脏,脾胃属土,脾胃久虚,子盗母气,而使心气不足。故脾胃虚弱,波及于心,最终可使心脏生理功能失常,表现出心悸、怔忡、胸痛等症状。

再次,脾胃虚弱,伤及肾脏。脾胃为后天之本,脾胃虚弱,气血生化不足,不能供养先天,肾失所养,致使肾之精气不足。肾精不足,则元气生成受障碍,不能正常激发诸脏腑功能而使其功能低迷,人体机能迅速衰退;肾气不足,则其主水液功能减退,水液不能正常排泄而停聚于体内,若脾胃运化水液无能,则会加速水湿的生成,从而形成恶性循环。故脾胃虚弱,波及于肾,可见脏腑功能低下,身体总机能虚弱而易为邪气侵,或可见水肿等症。

最后,脾胃虚弱,伤及肝脏。脾胃虚弱,气血生化乏源,肝无血所藏,肝失所养,体不调用,肝之疏泄功能失常,不能疏泄气机,则气机不畅;气之推动功能异常,导致津液运行失常,停滞而为痰为饮。而脾为燥土,喜燥恶湿,故痰饮的出现可加重脾胃虚弱;脾胃为气机升降之枢纽,脾胃虚弱,中焦运化失常,气机升降失职,土不疏木,亦可影响肝主疏泄之能。故肝脾相互影响,从而出现胁痛、黄疸等症。

综上可知,脾胃虚弱,可影响其他四脏,最终加重人体气血津液生成及运行负担,亦可导致痰饮瘀血等病理产物的生成及使其他脏腑的功能更为虚弱,使之不能正常抗御外邪,而易为邪气侵袭,内外合邪,从而导致肺胀之病逐渐加重。

(2)痰湿为发病之关键。脾主运化水湿,脾胃虚弱,运化必然失常,引起体内水液代谢失常,最终导致痰湿水饮的产生,故言脾者生痰之源。肺者,通过宣发肃降将脾传输来的津液布散于上下内外以濡养于机体脏腑,肺病者,必然引起肺气之宣发肃降失常,可使脾传输而来的津液壅滞于肺,得寒成饮,遇热化痰,弥散为湿,泛溢为水。肺心病以咳、痰、喘、肿为主症,咳者肺气升降失常使然,因痰湿壅滞而肺气不利所致;痰者水液运化失常所致,随肺气之宣发而排出体外;喘者,肺心病后期多见,气虚是喘的主要原因,而在急性期则往往以痰湿阻滞或者外邪侵袭而引起;肿者,水液外泛肌肤而成,故肺胀患者,轻则以咳痰为主,重症或急性期可伴见水肿之症,说明肺胀者,素有痰饮内伏为患。正如《御纂医宗金鉴·杂病心法要诀》卷四十一"痰饮总括"中说:"阴盛为饮阳盛痰,稠浊是热沫清寒,燥少黏连咯不易,湿多易出风掉眩,隔满呕吐为伏饮,支饮喘咳肿卧难,饮流四肢身痛溢,嗽引胁痛谓之悬,痰饮素盛今暴瘦,漉漉声水走肠间,饮留肺胸喘短渴,在心下悸背心寒。"肺心病患者往往有上述痰饮的相关症状或有相似的内在病因。

四、痰湿阻肺型肺心病治以参苓白术散合五苓散

肺心病发作、发展的主要原因是痰湿阻肺,可将此型称之为痰湿阻肺型肺心病,主以参苓白术散合五苓散治疗,其临床诊疗

标准如下：

主症：喘促，动则喘甚，咳嗽，痰黏稠，痰白，胸闷，胃脘痞满，纳呆，食少，舌苔白腻，脉滑。

次症：咯痰不爽，气短，痰多，痰清稀，乏力，腹胀，便溏，舌苔薄，脉弦。

诊断：具备①②2项，加③④⑤中2项。

①喘促或胸闷气短，甚者不能平卧，动则加重，或咳嗽；

②痰多、色白或清稀或黏稠；

③纳呆或食少；

④胃脘痞满或腹胀；

⑤舌苔白腻，脉滑或弦滑。

治法：补脾胃，益肺气，利水渗湿。

处方：参苓白术散合五苓散加减。

药物：生晒参 20g　炒白术 30g　扁豆 15g　陈皮 15g
　　　莲子 15g　　炙甘草 10g　山药 20g　砂仁 15g
　　　薏苡仁 20g　桔梗 20g　　大枣 15g　泽泻 30g
　　　猪苓 30g　　茯苓 30g　　桂枝 15g

第二章 情志病

第一节 什么是情志病

情志者，七情五志也。七情者，喜、怒、忧、思、悲、恐、惊也；五志者，喜、怒、悲、思、恐也。情者，外界事物所引起的心理状态也；志者，志向也，为五志本身所藏。故七情者，为外物所扰而心有所动，若反应太过则表现为病理状态；五志者，脏之所藏，生理状态。故情志者，概括了人所有的生理和病理的精神状态。而一般所言的情志或情志病，则专指病理状态而言。七情与五志之间的关系，朱丹溪的阐述最为明确，其在《丹溪心法》中言："五志之火，因七情而生。"故知七情实为病理因素。又有六欲者，其名首见于《吕氏春秋·贵生》："所谓全生者，六欲皆得其宜者。"东汉高诱作注为："生、死、耳、目、口、鼻也。"其泛指人的生理需求或欲望。故情欲者，则指人本身的心理状态和生理需求。

情志病是指因七情影响而导致脏腑阴阳气血失调的一种疾病。其病因乃七情；病机乃脏腑阴阳气血失调，五志妄动而不安。情志病主要包括两大类：一类为因情致病者，包括因情志刺激而发生的精神疾病，如癫、狂、痫、郁等病，及因情志刺激而诱发的内伤杂病，如失眠、头痛、胸痹、心痛、眩晕、中风等；一类为内伤杂病而伴见情志异常者，如月经病、肝胆病、恶性肿瘤、失眠等，此类疾病往往伴随着疾病的恶化和情志异常而相应加重。

情志病之名最早见于明张介宾《类经》卷十五《疾病类》之"情志九气"。然情志病之源，却出现得比《黄帝内经》更早，如《礼记·礼运》之七情说："喜、怒、哀、惧、爱、恶、欲，七者弗学而能。"甚者更早的百科全书《山海经》记载了内、外、五官、预防等科的50多种疾病，而其中一些疾病，正属于情志病范畴，如《中山经》中的眛、眯等。而《黄帝内经》则对情志病做了较为详细的论述，如《素问·阴阳应象大论》《素问·举痛论》《灵枢·口问》等诸多篇章，均涉及情志病相关内容。后世如张仲景、孙思邈、刘完素、朱丹溪、张从正、张景岳、叶天士、吴鞠通、林佩琴等对情志病的研究做出了重大贡献。

古代主要使用祝由术对情志病进行治疗。祝由一词最早见于《素问·移精变气论》："黄帝问曰：余闻古之治病，惟其移精变气，可祝由而已。今世治病，毒药治其内，针石治其外，或愈或不愈，何也？"何为祝由？《说文解字》言祝者"祭主赞词者"，清代段玉裁注释为"以人口交神也"，即恭恭敬敬给神、给自然万物、给人、给病讲解说道的意思；由者，因也，即原因也。故祝由者，即查明患病之因，通过咒、法术、心理干预等方法，化解病人疾病的一种方法。而对于为何上古之人治病主要使用祝由之术，岐伯做了回答："往古人居禽兽之间，动作以避寒，阴居以避暑，内无眷暮之累，外无伸官之形，此恬淡之世，邪不能深入也……故可移精祝由而已。当今之世不然，忧患缘其内，苦形伤其外，又失四时之从，逆寒暑之宜。贼风数至，虚邪朝夕，内至五脏骨髓，外伤空窍肌肤，所以小病必甚，大病必死。故祝由不能已也。"故知古人者，因处"恬淡之世"而"恬淡虚无，真气从之，精神内守"，故病轻而浅也，祝由即可愈。今世之人，既不"法于阴阳"，亦不"和于术数"，饮食无节，起居无常，妄以作劳，故病深而重，非药石不能治也。

第二节　情志病的病因、病机、病位

一、病因

外因主要包括社会因素、环境因素等。

社会因素是人们生活中的政治、经济、文化等因素的集合。生而为人，在日常的生活中，绝不能脱离社会而单独存在，社会对个人的影响，时时刻刻地存在于他的周围，如生活环境是稳定还是动荡不安，经济情况是富裕还是贫穷，信仰情况等。中医讲动静结合，安定的生活方能促使身心的平和，和则气顺血畅，诸疾难生；若颠沛流离、动荡不安，甚至战争不断，劳身扰神，气血失和，病何不从，故古人言大兵之后必有大疫。

环境因素主要包括自然环境、工作环境、家庭环境等。人在出生的那一刻开始，已然受到外界环境的影响，六气和则百病不生，六气变则疾病从之，故《黄帝内经》言："夫百病之生也，皆生于风寒暑湿燥火，以之化之变也。"外邪伤人，发病最速，传变最快，变证最多，若不及时治而祛之，其邪必然留滞为病。现代人生活保养意识薄弱，冬季薄衣而夏季贪凉，肌表顾护不利，外邪最易侵犯，若不能得到正确治疗，往往邪气留滞，内传于里，久则病变百生。此皆为外感所引，待日久而成虚损之病，愈之已难矣。唯时时调之，扶正祛邪，调和气血，以免病进而不治。工作是为了让生活更加美好，亦是实现自我价值的过程，特别是职位的不如意、成就感的缺失等，往往导致心理的失衡，若长期郁闷不解，疾病必然如影随之。家和万事兴，和睦的家庭不仅是幸福的基地，亦是护理自我创伤的最佳港湾，情志病的发生，很大一部分为其家庭关系处理不当使然。

　　内因主要包括体质因素和心理因素等。

　　体质因素主要指慢性疾病、恶性肿瘤、身体的不健全等。病久留而不去者，必因其脏腑虚弱，气血失和，正不胜邪，邪恋不去使然；又时常为外邪所扰，或生活失节，其气更为失和，故常见慢性病突然转为急性者，此其所因也。慢性病患者，因气血本为虚弱，脏腑之气本为失和，故其五志时常妄动不安，如慢性肝病患者、慢性胃病患者，发病时常夹有一定的情志因素，并可因为病情的复发加重而使情志更为失常。残疾人因不健全的身体因素，所以时常有孤独、自卑、焦虑、抑郁、悲观等不良情志，特别是后天致残者，大部分会产生强烈的焦虑、抑郁和挫折感，若不及时干预，其异常情志持续不解，最终可导致脏腑气机失常，五志妄动而为情志病。

　　心理因素主要与人格缺陷最为相关。人格的形成是一个长期而且连续的过程，主要与个人的生活环境和成长经历密切相关。在此过程中，因一些不良经历的影响，使个体产生相应的七情，若其持久不解，长期积累，最终可对个人的人格产生影响，从而形成人格的缺陷，若严重者，甚或形成人格障碍。人格缺陷是介于人格正常与人格障碍之间的一种亚健康状态，其在正常人身上亦有所体现，如焦虑、自卑、抑郁、悲观、依赖、自负、多疑、敏感、怯懦、冷漠、孤僻、自我、冲动等不良的心理因素；而人格障碍则是一种病态。人格缺陷对情志病的产生起着重要的决定作用，如悲观之人遇事易悲观消极、心灰意冷，可使人肺气受损而出现气短声低、倦怠乏力、精神萎靡不振等"悲则气消"之象；而冲动之人则多暴躁易怒，肝火大动而出现头痛头晕、面红目赤等肝火上冲之症；人格正常之人，对外界不良刺激因素的心理承受能力往往比较强，即使出现情志的异常波动，也能快速地进行自我调理而使情绪迅速平复，极少会对身体产生不良影响。

二、病机

正常的情志是对外界客观事物的内在心理反应，或喜，或恶，或怒，或悲等，其发病形式主要包括两种：一者，遭受突然的、剧烈的或缓慢的、持久的七情刺激，致使心神失常，气机逆乱，最终导致气血失和、脏腑失调、五志妄动而为情志病；若严重者可使心无所主、神无所归，而出现严重的精神障碍。二者，脏腑本为虚弱，气血原本不调，平素五志不坚而易妄动，若又遇七情、六淫、痰饮水湿、瘀血等邪所扰，则可使脏腑之气更为逆乱，五志妄动而情志异常，可使不良情绪相应地突然剧变或持续异常。《素问·举痛论》言："百病生于气也，怒则气上，喜则气缓，悲则气消，恐则气下，寒则气收，炅则气泄，惊则气乱，劳则气耗，思则气结。""怒则气逆，甚则呕血及飧泄，故气上矣。"张景岳注言："怒，肝志也。怒动于肝，则气逆而上，气逼血升，故甚则呕血。肝木乘脾，故为飧泄。肝为阴中之阳，气发于下，故气上矣。"故知情志为病，必先气乱，而后血亦失调，气血逆乱，最终导致脏腑失司，五志妄动。

三、病位

情志病的发生,主要与心、肝、脾三脏密切相关。

(1)情志之生,始于心而他脏应之。情志者,神之变也,心者,藏神,故诸情志之生,皆因心神之变,故《灵枢·本神》言:"任物者,谓之心。"而心者,五脏六腑之大主,统魂魄而赅志意,外物刺激,情志随生,心神动而生喜乐,则心应之,心应之则心气弛缓,故见精神涣散或失常、失眠、心悸等症,故言"喜则气缓";动而生悲忧,则肺应之,肺应之则肺气耗伤,故见声低懒言、气短乏力、精神萎靡等症,故言"悲则气消";动而生思,则脾应之,脾应之则脾气郁结,上下不通,故见胸闷脘痞、食减纳呆、大便溏泄等症,故言"思则气结";动而生怒,则肝应之,肝应之则肝气上逆,故见头晕头痛、失眠、面红目赤、呕血等症,故言"怒则气上";动而生惊恐,则肾应之,肾应之则肾气下陷,故见二便失禁、滑泄遗精等症,故言"恐则气下"。此因情而伤及五脏,其必先始于心而方应于他脏,故《灵枢·邪气脏腑病形篇》言:"忧愁恐惧则伤心。"《灵枢·口问篇》言:"悲哀忧愁则心动,心动则五脏六腑皆摇。"《医宗金鉴》言:"心静则神藏。若为七情所伤,则心不得静,而神躁扰不宁也。故喜悲伤欲哭,是神不能主情也。"

故知七情之生,乃心神之变也,而后方应于他脏,故高士宗言"七情通于五脏"。若恬淡虚无,心无所欲,神安智和,五脏通畅,又何惧外物之扰?故张景岳《类经·疾病类》言:"情志之伤,虽五脏各有所属,然求其所由,则无不从心而发……心为五脏六腑之大主,而总统魂魄,兼赅志意。故忧动于心则肺应,思动于心则脾应,怒动于心则肝应,恐动于心则肾应,此所以五志惟心所使也。设能善养此心而居处安静，无为惧惧，无为欣欣，婉然从物而不争，与时变化而无我，则志意和，精神定，悔怒不起，魂魄不散，五脏俱安，邪亦安从奈我哉？"

（2）情志之伤，始于肝而他脏应之。肝之疏泄，可调畅全身气机的升降出入，而情志的活动，乃是脏腑气机活动的一种外在体现，故肝之正常疏泄，对情志的正常发生有着重要的调节作用。《素问·灵兰秘典论》言"肝主谋虑"，即指人的情志活动，除由心神所主宰之外，亦与"肝主谋虑"密切相关，肝主谋虑即肝能辅佐心神参与调节思维、情绪等精神活动。只有肝气疏泄正常，人体气机方能正常运转，气机调畅，脏腑和谐，气和志达，方能身心舒畅愉悦，理智清晰，思维敏捷；但若不良情绪刺激，使心神不安，神无所主，脏腑气机逆乱，影响及肝，疏泄失常，致使气机更为逆乱，气逆于脏，而显现相应情志。故情志刺激可致肝失疏泄，而肝失疏泄又可致情志异常加重，彼此循环，最终可产生"气消""气缓""气上""气下""气乱""气结"等诸多气机逆乱之变，故《柳州医话》言："七情之病，必由肝起。"

肝不藏血。肝者藏血，血是心神活动的物质基础，而情志者，心神之变也，故知血亦是情志活动的物质基础。血足则肝有所藏，神有所养，肝有所藏则肝气调畅，神得其养则肝魂安宁。若肝血不足，则魂失其养，不能随神而往来，魂不守舍，轻则见多梦、虚烦不得眠，重则精神狂乱。

肝不升发。肝木者，通于春气而旺于春时。肝气主升，肝气得升方能疏泄正常，故欲得疏泄，必先升发正常。而情志病者，因情而生，因气机逆乱而成，气逆于内，升发失常，疏泄失司，气血紊乱，脏腑失调。若肝血不足，或肝失疏泄，均不能助肝气以升发之，肝气不升则郁滞不畅，若再因情志刺激，则易爆发情志之病，故知春天之时，情志病好爆发也。

（3）情志之愈，始于脾而他脏应之。脾旺血充则心神健旺。心者主血，血生成于心，而反哺于心，心血充足，方能滋养于心神，故血足则神旺，血少则神衰。血之运行，依赖于心气之推动，心气旺盛，方能运血于脏腑经络、四肢百骸以濡养之；若心气不足，行血无力，诸脏失养，诸志不安，故而易生情志失常。脾者，气血生化之源，故脾旺则水谷精微充盛，上奉于心化赤为血则血足，充养于心则气旺，血足气旺，神志得养，自然神清志达，安和无恙。

脾旺血充则肝能疏泄。《东医宝鉴》言："七情伤人，惟怒为甚，盖怒则木克脾土，脾伤则四脏俱伤矣。"木之与土，彼此相克又彼此相依。木之正常疏泄，能调畅土气，助脾升运，若疏泄太过，又可伤及脾土而使其运化失常。脾能养肝，脾旺气血生化有源，则肝气肝血旺盛，肝得养则柔，气得充则和，体用调和，疏泄正常。若脾虚失运，水湿内生，壅滞中焦，枢纽失调，升降不得，土壅而木病，则肝易失疏泄调畅之能。故欲使肝柔气和，疏泄调畅，必当养于脾，气血生化，充养于肝，木方能和，木和则诸脏之气调，诸经之血畅，气血旺盛，运行畅通，自能恚怒不起，情志安和。

脾旺血充则诸脏调和。情志之病，起于诸脏气血之失和，而失和之因，乃其脏气血本弱，不能耐受外来情志之冲击，击之则气血逆乱，扰及于志，故生悲怒惊恐。七情者，邪气也，气血者，正气也，邪气袭人，必因正气不足，方才凑之，不知"正虚之所，便是容邪之处"，故脾旺气血化生充足，方能长养于诸脏，诸脏强健，五志安和，不为邪扰；若脾虚气血生化不足，诸脏失养，若遇七情刺激，气血定然逆乱，五志必然失和。若欲治之，必先益其气，补其血，正气充足，脏腑强健，再定其逆乱，方能反之于平。中焦脾胃为人体气机升降之枢纽，诸脏气逆乱，必然枢纽失和，升而不升，降而不降，反易加重脏气之逆，促使五志之动之乱。

故知正常的情志活动，是五脏功能正常的外在表现，是以五脏气血为物质基础，故《素问·阴阳应象大论》曰："人有五脏化五气，以生喜怒悲忧恐。"《灵枢·平人绝谷》曰："五脏安定，血脉和利，精神乃居。"而气血之生成，则在于脾，故脾旺则气血充，脏腑功能强。人所能承受的不良情志刺激程度也会相应较高，而其造成的脏腑损伤也会相应减轻，在后期恢复也会相应较快，故知旺盛的气血，在情志病的整个发生、发展、预后过程中起着重要的决定作用。

综上可知，情志病的产生，虽有七情之不同，然其发生、发展、预后的整个阶段，皆与心、肝、脾三脏密切相关，故知其病位，主要在此三脏也。

第三节　情志病的治疗

一、治则治法

由前可知，情志病的产生，主要是因七情刺激，导致气血逆乱，脏腑失和，五志妄动使然，故治疗当以舒畅气机，调和气血，安神定志为主要治法，若严重者，当辅之以专业的心理治疗。

二、中医治疗

因情志病的发生、发展、预后主要与心、肝、脾相关，故对情志病的治疗，也主要从此三脏着手。

(一) 治脾

脾者，土也，脾胃者，中焦也，脾胃为气血生化之源，中焦为气机升降之枢，皆与情志病的发生有着密切的关系，故治脾者，健脾胃，调升降也。

健脾胃。脾对情志病的发生有着重要的决定作用，脾旺则气血足，心得养则神安，肝得养则气调，五脏得养，自能安和。故气血充足，心得之则神旺而自能任物，肝得之则气调而自能疏泄，他脏得之，脏腑得养，正气旺盛，七情之邪自难扰其气、动其志。故张景岳言："脾为土脏，灌溉四旁，是以五脏中皆有脾气……能治脾胃而使食进胃强，即所以安五脏也。"反之，在情志病过程中，若脏腑气血旺盛，自能拨乱反正，使妄动之气血易归于平和。故知脾胃健，则诸脏得养，不为七情所扰；而在情志病过程中，则易平复逆乱之气，而使脏腑复归于平和。

调升降。升降者，脏腑之气的运动形式，诸脏腑功能皆是在其气的正常升降中完成，故脏腑安和，升降方能协调，相应地，升降协调，脏腑亦可得安和。心肺居上，在上者易降，肝肾居下，在下者易升，脾胃居于中焦，为气机升降之枢纽，诸气之升降，皆以中焦为必然要道。胃降而脾升，诸气皆随脾气之升而升，亦随胃气之降而降，中焦升降有序，诸脏气机自能运行协调。情志刺激，脏气逆乱，升降失常，病及中焦，枢纽失和，升降不得，诸气壅滞不通，反使脏气逆乱更甚，病情加重。中焦之气不得升降，则诸液易壅滞而不通，痰湿水饮之邪随之而生，痰湿壅滞，饮食积滞，中焦气机阻滞更甚，从而使痰郁、湿郁、气郁等随之而生，故戴思恭《推求师意·郁病》言："郁病多在中焦。"郁者，气结而不散也。而《素问·五常政大论》言："土疏泄，苍气达。"

即中焦气机的正常升降，可助肝气以调畅。

故知，补脾胃以益气血，调枢纽以畅气机，在情志病的治疗过程中，有着重要的意义。

（二）治肝

肝在情志病的发生过程中起着重要的作用，肝和则五脏之气调畅，升降有序，即使感受七情之邪刺激，亦难以扰乱其气之运行，气不乱而五志方能安和。若肝疏泄之能失职，不能正常调畅诸脏之气的运行，在感受情志刺激时，更容易扰乱其气，促使五志之妄动。故在情志病过程中，条畅的肝气可助脏腑之气恢复到正常的升降状态，气调血和，五志安宁，七情自平。

（1）调肝气。疏泄之词虽始于《黄帝内经》，然将其与肝联系起来的实乃张锡纯，其在《医学衷中参西录》中言："一壮年男子，因屡经恼怒之余，腹中常常作疼……诊其脉左关微弱，知系怒久伤肝，肝虚不能疏泄也。遂用净萸肉二两，佐以当归、丹参、柏子仁各数钱，连服数剂，腹疼遂愈。后凡遇此等证，投以此方皆效。"又言："大麦芽，能入脾胃，消化一切饮食积聚……虽为脾胃之药，而实善舒肝气。夫肝主疏泄，为肾行气，为其力能舒肝，善助肝木疏泄以行肾气，故又善于催生。至妇人乳汁为血所化，因其善于消化，微兼破血之性，故又善回乳。入丸散剂可炒用，入汤剂皆宜生用。"至此，方才确定"主疏泄"为肝之生理功能。

"肝主疏泄"即指肝可疏通、条达、宣泄全身气机，使周身气机通而不滞，散而不郁；升得之以升，降得之以降，五脏之升降，六腑之出入，必得其调方能正常运行；血得之则血和，无妄行、出血之兆，亦无迟滞、留瘀之弊。故知人体全身气血阴阳的正常运行与肝之疏泄功能的正常发挥息息相关，故周学海云："凡脏腑十二经之气化，皆必藉肝胆之气以鼓舞之，始得调畅而不病。"又言："医者善于调肝，乃善治百病。"而调肝气之大要，主要有疏、升、平三法。

疏肝。疏者，疏通、畅达也，肝气以疏通、畅达为要，其病理则为不疏通、不畅达，此种状态，以"郁"名之，故疏肝之法，谓之"解郁"，而"木郁达之"则是治疗肝失疏泄的基本方法。疏肝之法，有直接与间接两种，直接法指用入肝药疏畅肝气的方法，如枳壳、青皮、香附、郁金、川楝子、佛手、香橼、玫瑰花、旋覆花等，其以行气之品为主，观其性又有辛、苦之不同，辛者升散，苦者降泄，若肝气升发失常者治之以辛升，升发过度者兼之以苦降，反之亦然，此选疏肝之品之要诀，不可不知。间接疏肝者，乃通过调理他脏而助肝疏泄也，如调理中焦之升降便能疏畅肝气，半夏厚朴汤即是此法。

升肝。肝属春木，以升为健，此其本性也，治当顺从之。虽言胆主升发，然胆者六腑也，六腑之性，"以通为用，以降为顺"，故知胆性，本为降也，言胆主升发者，实乃"阳主阴从"之意也，阳主阴从者，言阴阳之中，阳气起主导作用，至于肝胆之本性，乃肝升而胆降也。升肝之品，多为辛升之品，首推柴胡，次有桂枝、薄荷、羌活、防风、苏叶、菊花、桑叶、细辛等品，其多以解表药为主，临床选用，当注意寒热之别。升肝亦为疏肝之要法，以升为疏也。

平肝（清肝）。肝欲升发，必得肝血以濡之，肝阴以济之，阴平阳秘，气血调和，肝气方能正常升发。平者，使之平也，其适用于肝气升发太过而上冲者，常以肝肾阴虚，阴不治阳，肝阳上冲、或肝郁化火，火热上冲而引起。火炎气热，气吹火旺，火气相搏，冲逆于上，故见头目胀痛、失眠多梦、急躁易怒、口苦、颜面潮红、眩晕、耳鸣、遇烦劳郁怒而加重等症，治疗以清肝、平肝为主，平肝重在镇其上逆之气，清肝主在清其上炎之火，常用药物有石决明、天麻、牡蛎、珍珠母、代赭石、刺蒺藜、菊花、桑叶、夏枯草、龙胆草、丹皮、栀子、黄芩等，以平肝熄风药和清热泻火药为主。故知平肝者主在降逆肝气也，清肝者主在清泄肝热。然肝热又有气分、血分之别，临证使用当加以鉴别，菊花、桑叶、夏枯草、龙胆草、黄芩者，重在清气分之热；丹皮、生地、赤芍、白芍、白头翁、大黄、栀子者，则重在清血分之热。

（2）养肝血。肝者，体阴用阳。体阴者，肝主藏血，血为阴，位居下焦，亦为阴；用阳者，肝主疏泄，其气主升主动，若为病变则肝阳宜亢宜逆，故为阳。肝者，为刚脏，肝阳易妄动，由此决定了肝阴易虚、肝阳易动的特点。肝肾者，同源也，言肝不离肾，治肝当顾肾，肝肾调，肝阴方和。肝阴者，血之类也，益肝阴者，养肝血也，养血之法，主要有补、活两法。

补血。补血者，补气血，益其量也，本为治疗血虚之法，只因肝主藏血，有血得藏则肝气和而无病，无血可藏则气血失和而为病，故补血之法，为治肝之要法之一。补肝血者，又有益气补血、补血生血、填精补血之别。益气补血者，补其化源也，从脾而治，气充血自旺，参、术、芪之类也；补血生血者，以入肝补血之品，直补其血也，如当归、白芍、生地、枣皮、枣仁、枸杞、制首乌之类也；填精补血者，从肾而治也，常用于血虚重者，如熟地黄、桑葚子、菟丝子等；若血虚更甚者，则治之以血肉有情之品补其血，填其精，如阿胶、龟板胶、鹿角胶、紫河车之类。

活血。人体生理功能，乃气血活动之表象，气血之性，贵在循环不止，方能生生不息，故气血之性，贵在运动不止。血之性，最易瘀滞，或因气滞而不行，或因邪阻而不畅，抑或因血虚而血瘀，故补肝血者，当兼以活之，不可呆补。活血者，有行气活血、活血化瘀、活血通经、补血活血之不同。行气活血者，主治气滞而见血瘀者，此类药常兼有一定的行血之能，如香附、郁金、延胡索、金铃子、枳壳等，其虽无气滞，亦可用之，以助肝疏泄也；活血化瘀者，用于血液运行迟滞而见瘀者，此类药活血化瘀之性比较强，如川芎、丹参、赤芍、桃仁、红花、苏木、刘寄奴等；血瘀成枯者，非动物走窜之品不可除，如水蛭、虻虫、地鳖虫、蛴螬等，此类药物非瘀血重证不可用；补血活血者，因血虚而脉管失润，血流不畅所致，治之以白芍、生地、当归之补而兼行之品。活血本为养血，临证使用当注意用量，特别是活血化瘀类及破血通经类，不可过用，亦不可久用，过则反伤其血。

综上可知，肝之病变，在气在血，在气则为肝气紊乱，在血则肝血不藏，故治肝者，唯调肝气、养肝血而已，肝气调畅，疏泄正常，肝血方能正常得藏，肝血得藏，肝体得养，肝用方能正常疏泄。但疏、养二法，又细分诸多小法，临床使用，当结合具体病证而择用之。

（3）治心。情志之动始于心而后他脏应之，或因他脏志乱而病及于心。若心气足，心神旺，则心强而志自健，自能不为七情之邪所扰动；而五志者，皆归心神所司，故五志为病，亦当从心论治，故张介宾在《类经·脏象类》中言："神藏于心，而凡情志之属，惟心所统，是为吾身之全神也。"治心之法，不外养心、安神、通心脉也。

养心。养心者，补益心之气血阴阳也。心亦为水火之脏，心之阴阳相合，神有所藏，心有所主，方能行使其功能；心主血而藏神，心气足则血方得生，神方得养；血者，神智活动的物质基础，故血足则神旺。养心之法，实为调理心之气血也，气足阳自盛，血足阴自坚，气血充足，心神自旺而清明。故《金匮要略》言："魂魄不安者，血气少也。血气少者属于心，心气虚者……精神离散，魂魄妄行。"《难经》言："损其心者，调其营卫。"营卫者，气血也。营卫主言其运动状态，气血主言其量之足与不足，《医宗金鉴》云："营即血中之精粹者也，卫即气中剽悍者也，以其定位之体而言则曰气血，以其流行之用而言则曰营卫。"气血者，来源于脾，为水谷精微所生所化，故欲补其气血，当益其化源，从脾而治，补其气也，气足血自生，若血虚重者，可从肝肾而治。甘麦大枣汤、参麦饮、归脾汤、炙甘草汤、酸枣仁汤等即为此法。

安神。安神者，使神安宁。志妄动，神不安，故当安之使其复归于宁静，心静神方清，自能主司脏腑之气的升降出入，脏腑调和，功能正常，正气旺盛，邪气自祛，故古人之养生，皆以"恬淡虚无，真气从之，精神内守，病安从来"为主要修行之法。神不安者，志不和，志不和者，七情妄动，气血不顺，脏腑气机逆乱，其病必生。故安神之法于情志病，尤显重要。神欲得养，必依靠心之气血阴阳方能得养，故欲安神，必先养心，心得所养，神方能安宁。心者藏神，一个藏字，最能说明心神之安宁静谧状态，若神妄动，则神浮越而不藏，悸、烦、惊、狂、躁由此而生，故神妄动而浮越者，必当重镇而藏之，法于仲景，以牡蛎、龙骨为主药，甚者加珍珠母、磁石、龙齿等，重镇之法，不仅可安心神，亦可安五志之妄动，平五志之逆乱。唯重镇之法以重镇降逆为主，其可折伤人体气机之升发，故临证使用，当忌过度重镇。镇肝熄风汤之茵陈、麦芽、川楝子正是为防诸重镇之品折伤肝气，而以其助肝气以升生而设。

通心脉。心主脉，脉者，脉管、血脉、经脉也。心之气血调和，方能脉道通利、血行通畅、津液得布，故《灵枢·平人绝谷》言："血脉和利，精神乃居。"《素问·调经论》又言："五脏之道皆出于经隧，以行血气，血气不和，百病乃变化而生。"若七情扰动，心气逆乱，气不行血，经脉不畅，瘀浊生成，壅滞脉道，心脉更为不畅，心神亦为不安。若病久不解，则结滞更甚，而成顽痰固血，邪之内阻，心脉不畅，神自难安。故祛痰浊，化瘀血，畅血行，则心脉自通，心神自安，如丹参、郁金、桃仁、红花、菖蒲、远志、竹茹、瓜蒌等，可择而用之。

(三) 心理治疗

心理治疗，即心理疗法，指通过语言或行为对患者进行引导教育、学习训练，从而影响患者心理活动的一种疾病治疗方法，即古人所谓"心病须用心药医"。其对情志病的治疗，亦起着重要的作用。心理疗法起源于《黄帝内经》，如《素问·宝命全形论》言："一曰治神，二曰知养身，三曰知毒药为真，四曰制砭石大小，五曰知脏腑血气之诊，五法俱立，各有所先。"此言预防与治疗疾病的五重措施，更是把精神治疗放于首位。又如《灵枢·师传》曰："人之情莫不恶死而乐生，告之以其败，语之以其善，导之以其所便，开之以其所苦，虽有无道之人，恶有不听者乎？"此言医者对病人的开导训诫，帮助病人从心理上克服困难。情志之病，容易反复，除了药物治疗外，平素当移情易性、悦志开怀、恬淡静养，此精神调摄之法更为重要，是情志病康复的关键所在。故叶天士言："用药乃片时之效，欲得久安，以怡悦心志为要旨耳。"除了自我调理之外，医生的语言疏导亦为常用之法，此可加强患者对医生的信赖，充分信任医生，如此可遵从医嘱配合治疗，起到药物达不到的治疗效果。

（四）治疗宜忌

（1）宜调脾，忌拥堵。情志之病，皆因诸脏虚弱而得之，而脏腑之虚者，皆因脾胃虚弱，气血生化不足，脏腑失养所致。故欲治情志病，必先扶助脏腑之气，而欲补其脏，自当先健其脾。健脾者，补脾也，然脾之运化，最忌壅滞，故健脾当不忘运脾、升脾、醒脾之法也，补而通之，方能大补。

（2）宜调肝，忌过伐。调肝者，调养肝之血气也，肝血藏泄有度，肝气升降协调，肝之气血旺盛而协和，肝体自得养而和。情志之病，均系于肝，若其邪扰乱肝气，耗动肝血，气血失和，肝魂妄动，神何以安？神魂不安，五志不宁，七情必然妄动。七情侵袭，疏泄失司，肝气郁滞，气病及血，肝血失畅，久则成瘀。故情志之病及肝者，若邪盛，必为气滞、血瘀也，气滞当行之破之镇之，血瘀当化之消之磨之。然情志病及肝者，必因肝之虚也，肝之虚者，血不足，气易弱。故情志病调肝者，在养肝之时，当调畅肝气，疏畅血行。然治气治血者，当适可而止，切勿过伐肝之气血，以免病逆而难调。

（3）宜调心，忌乱神。心者，任物也。心能任物者，乃心之气血阴阳充和，心神精明也。情志之病，外物先扰其神，后方映射于其他脏腑而为病，故若平素神旺而不乱，七情之邪又何以动其神、扰其志矣？及病变以生，五志以乱，神又何安？故知心神之异常贯穿于情志病之始终，而对心神的调养、调摄应贯穿于情志病治疗的始终，只有旺盛的心之气血阴阳，心神方得以养而安。然病变已生，心之气血阴阳必然有所逆乱，故治之者，养心、安神、通心脉也，然养而忌过腻，安而忌过镇，通而忌过行。

第四节 常用方剂

一、逍遥散

逍遥散出自《太平惠民和剂局方》卷九《治妇人诸疾》,其言:"治血虚劳倦,五心烦热,肢体疼痛,头目昏重,心忪颊赤,口燥咽干,发热盗汗,减食嗜卧,及血热相搏,月水不调,脐腹胀痛,寒热如疟。又疗室女血弱阴虚,荣卫不和,痰嗽潮热,肌体羸瘦,渐成骨蒸。"原方:"甘草(微炙赤)半两,当归(去苗,微炒)、茯苓(去皮,白者)、芍药(白)、白术、柴胡(去苗),各一两。上为粗末。每服二钱,水一大盏,烧生姜一块切破,薄荷少许,同煎至七分,去渣热服,不拘时候。"

(一)原方解析

逍遥散所治病症,可将其分为三段进行解释:

(1)"治血虚劳倦,五心烦热,肢体疼痛,头目昏重,心忪颊赤,口燥咽干,发热盗汗,减食嗜卧。"《素问·调经论》言:"有所劳倦,形气衰少,谷气不盛,上焦不行,下脘不通,胃气热,热气熏胸中,故内热。"故知"劳倦"可耗气伤气,使气不足;而"血虚劳倦"者,血虚病人而又过度劳倦,"劳则气耗",不仅伤气,而更伤其血,气血两伤。而脾胃者,后天之本,气血生化之源,阴阳诸气诸液升降之枢纽,故气血两伤,病及化源,脾胃亦伤。中虚失运,则阴阳失和,升降失序,故阴不降则见五心烦热、心忪颊赤、口燥咽干、发热盗汗,阳不升则头目昏重、嗜卧,气血失养则肢体疼痛,中虚不运则减食。其虽为气血两虚,阴阳失序,然更偏向于阴血之失常为主。然观其方,知其主要偏于调脾而补气，次于治肝而养血，再以辛升调气散热。

气血不足，阴阳失序，何以仅以调补气血，而未以滋阴补阳？尤怡之论甚明，其言："欲求阴阳之和者，必于中气，求中气之立者，必以建中。"建中者，小建中汤也，《金匮要略·血痹虚劳病脉证并治》言："虚劳里急，悸，衄，腹中痛，梦失精，四肢酸疼，手足烦热，咽干口燥，小建中汤主。"观此两方之症，极为相似，均有阴不降之"五心烦热"与"手足烦热"、"口燥咽干"与"咽干口燥"、"心忪"与"悸"，及气血不养之"肢体疼痛"与"四肢酸疼"；而阳不升则有所异，逍遥散之阳不升偏于不能上养，而小建中汤则偏于阳不能下温，故见"里急""腹中痛，梦失精"。然两者最主要的区别则在于逍遥散热象比较明显，故见"颊赤"及"发热盗汗"之象，而小建中汤则寒象比较明显，故见"里急""腹中痛，梦失精"。故治疗方面，逍遥散则偏于以柴胡、薄荷调气散热，小建中汤则以桂枝、生姜温补祛寒，而逍遥散之白术、茯苓、甘草、白芍、当归与小建中汤之饴糖、大枣、甘草、芍药者，均在补中气，调气血也，白术、茯苓重在健脾助运调升降，饴糖、大枣主在温中甘缓以止痛。

故知逍遥散与小建中汤甚为相似，均可治疗脾胃虚弱、中气失和、升降失序而产生的各种寒热错杂之病变，治疗要点均在健其脾胃，和其气血，疏其气机，理其寒热，调其阴阳，唯有偏寒偏热之不同，致使治疗也产生了相应的调整。虽言或为阳不升，或为阴不降，然探讨其本质，实乃脾胃气虚，不能转运，气虚不行，郁而化热也。自东垣后，只知气虚发热者，治之以补中益气汤，然观其方，仍以健脾胃，补气血，调气机之法也，以参、术、芪、草及当归以补中气，调气血，又以柴胡、升麻、陈皮调理气机，助气升发，气行热自散。

此三方者，极为相似：在症状方面，均有明显之热象、寒象、虚象，病位均在脾胃，均有升降失序之象；在病机方面，均为脾胃虚弱，中气失和，升降失序；在治疗方面，均以补脾胃，和气血，疏气机，理寒热，调阴阳为主。然其三者，亦有区别，小建中汤偏于虚寒，逍遥散偏于发热，补中益气汤偏于气虚，故建中以桂枝、生姜温补散寒，逍遥以柴胡、薄荷升散热邪，补中则重用补气之品以益气。逍遥、补中者，实乃祖法于建中也。

然对逍遥散所主证候的病机，后世医家多认为是肝郁血虚脾虚。肝主疏泄，肝气郁滞，气郁化火，故见诸热之症；脾气不足，气血虚弱，故见不充不升之症。然，观其原文之论，并未提及肝之病变，曰肝郁血虚脾虚者，乃从其方药推测而出。其原文言"血虚"，而方中以柴胡、薄荷疏肝，以当归、白芍养肝，主从肝论治，故曰其方可入肝疏肝养肝；原文言"劳倦"，故知与脾相关，而炙草、白术、茯苓、姜者可入脾健脾。故曰逍遥散主从肝脾论治，其方可治肝郁血虚脾虚。若从此而解，则狭其义，窄其用也。

（2）"及血热相搏，月水不调，脐腹胀痛，寒热如疟。""血热相搏"者，血热搏结也。仲景有热结膀胱之太阳蓄血之证，为表邪不解入里化热，与血相结于下焦少腹部位，以少腹急结或硬满及神智的变化为主症；热入血室之证者，乃邪热乘经水"适来""适断"之时，内陷于血室，与血相搏结而见"胸胁下满""谵语""如疟状"。而此处血热搏结而见"月水不调"者，说明热邪内入，与血搏结部位亦偏于下焦。此证者，亦为邪热入里及血，血行失常，故而经水不调，其量可多可少；"脐腹胀痛"者，邪热内入，热壅气滞，气机不畅，腹气不通也；"寒热如疟"者，往来寒热也，邪热内入，气血不和也。邪气何以内传？气血弱也。故其病之所生，乃气血虚弱，热邪内陷下焦，病及气血，欲与血结。何以知欲与血结？以未见神智改变及少腹异常也，若与血结，则必见热扰心神之"如狂""发狂""谵语"及瘀血停滞之少腹硬满之症。

治疗者，以柴胡、薄荷调畅气机，辛散邪热，导邪外出，邪热得祛，气血自安。然探其病内传之因，当以气血本为不足，邪热内陷下焦，故祛邪之时，应兼以扶正，正盛方能祛邪外出。故以炙草、生术、茯苓、烧生姜健脾益气，以归、芍补血行血。待气血足，正气充，方能邪气祛，病得愈。此证者，虽言"血热相搏"，然为血热搏结初期或为热邪仅影响及血分，为病变尚轻浅，又正气较为虚弱，故兼以扶正。

（3）"又疗室女血弱阴虚，荣卫不和，痰嗽潮热，肌体羸瘦，渐成骨蒸。"室女者，即现代未婚女子，宋齐仲甫《女科百问》第十三问言："室女经候，当行不行者，何也？答曰：室女者，乃未出闺门之女也，不以妍丑，至十四五岁，容貌皆红嫩者。谓之质朴未散，庄子云，绰约如处子者是也，当此之际，经脉来时，俗呼为红脉，或因惊恐，或冷气击搏，所以当行而不行也。"少女未婚，未经胎产，本应气血充足。然此女者，却见"血弱""阴虚"及气虚失养之"肌体羸瘦"之象，故知其身体平素较为虚弱，气血不足，而又以血弱阴虚阳旺为主。若再见"荣卫不和，痰嗽潮热"之症，乃虚体感受六淫，故见恶寒发热等"荣卫不和"之症；若邪气入里从热而化，热邪蕴蒸于里，影响及肺，炼津耗液，则可见"痰嗽潮热"之症；若热邪久留而不去，不断损耗肺津，久则肺阴虚弱，进而可见"骨蒸""潮热"，将成肺痿之病。此即言平素血弱阴虚之人，若外感六淫之邪，邪气侵袭，易从阳化热，热邪传肺，耗伤肺阴，欲成肺痿之病。此病变部位主要在上焦之肺，一则说明"血弱阴虚"不重，故邪气内侵，主要停留于上焦，继而伤及中焦、下焦之阴；二则说明若邪热久留不去，不断灼伤肺阴，最终可使肺阴大伤而形成"骨蒸"之症。在治疗方面，血弱阴虚，均需脾胃化生之水谷以充养，而脾胃强旺，更能培养肺土，故用诸培土养血之品以补血养阴，柴胡、薄荷以祛热邪外出，更以炙甘草、烧生姜取甘草干姜汤之意以温补肺阳，防其寒凉更虚其肺。此处何以不用党参以益气生津养阴而仍用白术、茯苓？因此证的形成，是在原有阴血不足的基础上而感受热邪，且尚未形成骨蒸潮热之象，说明其证虽虚但不甚重，且邪气未祛，故仍以白术、茯苓补其气、调其津、除其痰，而不加强其补益之力，以防敛邪。此急以治标也，待邪气祛，方可专以补益扶正。或言其证为血弱阴虚，热自内生，上炎于肺，煎熬肺津，肺气失和，升降失常，不主皮毛者，亦可也。

此证本为欲成虚热肺痿之病，然何以用炙甘草、烧生姜温补肺阳，按虚寒肺痿以治之？此甚得仲景之意！《金匮要略》以甘草干姜汤治疗虚寒肺痿，以麦门冬汤治疗虚热肺痿，此治者，乃肺痿已成也，而逍遥散者，却治热邪盛而欲成虚热肺痿者。邪气内传，何以及肺？乃因其人平素本正气不足，更以肺气虚较为明显，故邪气入里化热可及于肺，留而不去，煎熬肺津，欲成肺痿。此时者，以邪热内盛为主，而阴液损伤不明显，故急以祛邪热，兼以益正气，扶肺气。以柴胡、薄荷祛热外出，以炙甘草、烧生姜温补肺阳，祛邪不伤正也。

观以上三证，均言"血虚""血热""血弱"，观其方，明其治，重在治气而轻于治血，何以然之？血不足者，本也，其他症见者，标也，故病发之时，治标为先，次以治本，待邪祛之后，再重点养血以治本。

此三证者，其病因或为"劳倦"而耗气伤血，或为血热初结下焦，或为感受六淫而邪气入里化热；病变部位有上、中、下三焦之别，又有气分、血分、阴分之别；病变性质均为里证、热证、虚证，均以热邪壅滞为突出表现；治疗均以益气调血、辛凉散热为主法，治疗脏腑以肝、脾为主。

此三证病因、病机、病位、调理脏腑均不同，何以均用同一方以治疗？又何以后世多言其治肝郁血虚脾弱之证？观其症之形成，均是在血不足的基础上而形成的病变，其病变均有热邪蕴滞，气机不畅的表现。血之生产，乃水谷之气所化，故益气以健脾，可促进水谷之气的产生，水谷之气盛，不仅可化血，亦可滋气，故以烧生姜、炙甘草、生术、茯苓补脾气者，促使气血的生成，其中烧生姜（即煨姜）、炙甘草乃取甘草干姜汤之意，以温补中阳助运化，脾之运化，乃靠脾阳之推动故也，亦有防止柴胡、薄荷散伤中阳之虑。肝者，可调节全身气机的升降，故调肝，即可畅通周身气机，转三焦之邪以外出；肝藏血，主疏泄，故治肝者，当从其功以治，故以当归、白芍调肝血，更以柴胡、薄荷疏肝气、调气机，更合烧生姜之辛苦，寒温并用，寒重于热，以其辛以调畅气机，更可祛热邪以外出。气畅方能逍遥，故逍遥散者，核心在于以柴胡、薄荷、烧生姜调气机、祛邪气。然其人本正气不足，气血虚弱，故在益气血、扶正气的基础上，兼以祛除邪气，此标本缓急之治也，乃急则治标之法，待邪祛气调，再图徐徐以治本。

（二）方药解析

"甘草（微炙赤）半两，当归（去苗，微炒）、茯苓（去皮，白者）、芍药（白）、白术、柴胡（去苗），各一两。上为粗末。每服二钱，水一大盏，烧生姜一块切破，薄荷少许，同煎至七分，去渣热服，不拘时候。"

宋代一两与仲景之一两大有区别。《太平惠民和剂局方·用药指南》言："其方中凡言分者,即二钱半为一分也。凡言两者,即四分为一两也。凡言斤者,即十六两为一斤也。凡煮汤,云用水一盏者,约合一升也。一中盏者,约五合也。一小盏者,约三合也。"宋庞安时《伤寒总病论》认为："古之三两,准今之一两,古之三升,今之一升。"宋朱肱《类证活人书》认为："古之三两即今之一两也……古之三升即今之一升也。""古之"者,仲景时代也,按《伤寒论》一两约为15.625g(上海中医药大学柯雪帆教授研究成果)来算,宋代一两唯十钱,约46.9g,则一钱约为4.69g,而程磐基研究认为一钱为3.9—4g,结合此结论可知宋代一钱为3.9—4.69g,二钱者7.8—9.38g,方后言"烧生姜一块,薄荷少许"者,因生姜、薄荷为生活在常用之品,故不入方也,仅在煎煮时加入少许即可,少许者,实难估量,若将其放入原方,用量当同他药等量,也当为一两,按此比例,在煎煮时,用1.4—1.7g即可。就升而言,宋代一升约为汉代三升,600毫升左右,而一大盏,约为一升。故逍遥散的煎煮是以600毫升左右的水煎煮9g左右的药粉,再分别加1.5g左右的烧生姜及薄荷。由人民卫生出版社出版的第一版中医药学高级丛书《方剂学》言："应用逍遥散时,方中柴胡、薄荷剂量一般较轻,常用量宜掌握在4.5—6g之间。"由中国中医药出版社出版的第十版全国高等中医药院校规划教材《方剂学》中言："每服二钱(6g)……加生姜3片、薄荷6g。"此两书中,前者要求柴胡、薄荷轻用,而后者则生姜、薄荷重用,观其他相关课本或书籍,逍遥散中生姜、薄荷用量亦未确定,多按原方以"少量"言之。按笔者经验,逍遥散若治疗肝郁血虚之证,柴胡、薄荷用量宜少不宜多,可在5g左右;若治气血不足,邪热壅滞者,当加大其用量,可在15g左右,故柴胡、薄荷当按气滞之轻重而调节其使用剂量。

二、甘麦大枣汤

甘麦大枣汤出自《金匮要略·妇人杂病脉证并治》，其言："妇人脏躁，喜悲伤欲哭，象如神灵所作，数欠伸，甘麦大枣汤主之。""甘麦大枣汤方：甘草三两，小麦一升，大枣十枚；上三味，以水六升，煮取三升，分温三服。亦补脾气。"

（一）原文解析

"躁"者，从足，喿声。《说文》作"趮"，疾也。《释名》："躁，燥也，物燥乃动而飞扬也。"《中华大字典》："燥，干也，焦也。故知躁即燥也，因干而急也。"脏腑之功能，均是在气血津液的滋养、推出下方能正常进行，就气血津液而言，气者属阳，血、津液者属阴，阴不足，方为干为燥，故知"躁"者，为血或津液不足，不能濡养，有躁动不安之象。"躁"不仅言其病机，亦明其症状。对于脏躁病的病位，历代医家所言不一，有在心、在肝肺、在心肾、在子脏之不同，而笔者认为，"脏"者，当为心肺两脏，神藏于心，悲出于肺，神不安，魄妄动，故见"悲伤欲哭，象如神灵所作"等精神神智异常症状，故将脏躁归属于情志病，众家其言一致。故知"脏躁"者，乃是一种因津血不足、心肺失养导致的神智异常的情志病。其病之标在心肺，而病之本在脾胃。正因脾胃不足，不能生成充足的水谷之气，而至津血不足，不能上养于心肺，致使神魄不安，情志失常，表现出无原因的悲伤欲哭，或烦躁、失眠、抑郁、心悸、精神恍惚、不自主地发笑等症状，《本神》之"心气虚则悲"、《调经论》之"神有余则笑不休，神不足则悲"等均其意也。"欠"者，张口哈气，"伸"举臂伸腰，均表现为向上向外，为神欲舒展之象，为阳；而"悲伤欲哭"者，情绪低落，神情抑郁，为神不舒展、不振奋之象，属阴，故"欠伸"者，乃阳引阴，欲让神舒展、振奋也，正如人在困倦之时，往往会通过"打哈欠""伸懒腰"来暂时地振奋精神一致。而"数"者，说明即使多次"欠""伸"而神仍然不能舒展、不能振奋。故知脏躁病患者其精神表现往往以情绪的低落、抑郁为主，但也偶见烦躁、失眠、忽笑等亢奋性的表现。观历代医家所治，多以养心安神、滋阴补血为主法，故知脏躁病病位虽然涉及心肺，然更与心之失常相关。

百合病亦为心肺之病，其以心肺阴虚内热引起饮食、行为的失常和心神不安之"欲卧不能卧""欲行不能行""欲饮食复不能食""饮食或有美时，或有不用闻食臭时""得药则剧吐利""如寒无寒，如热无热，口苦，小便赤""脉微数""常默默""如有神灵"等为主症，《本神》言"肺藏气，气舍魄""并精而出入者谓之魄"，魄主要指人身固有的感觉、运动及本能的行为，故百合病主要是因为肺魄不安而所致之病。其病变部位主要在肺，故治疗均以百合清肺热为主，故名之为"百合病"，正如桂枝汤本名小阳旦汤，麻黄汤本名小青龙汤，而称其为桂枝汤、麻黄汤者，正因为张仲景认为桂枝、麻黄是其方第一主药，最能体现太阳中风和太阳伤寒在病因、病机、治法方面的区别，故以桂枝、麻黄名之，此乃仲景命名之特点。而脏躁病更偏向于心，故重用小麦益心气、生津液、除心热，又以可通心脉补心气之炙甘草、可益气补血之大枣以助其力，邪热除，心气足，神自控。

（二）方药解析

"甘麦大枣汤方：甘草三两，小麦一升，大枣十枚；上三味，以水六升，煮取三升，分温三服。亦补脾气。"

仝小林认为1升小麦约为130g，按1两约15.625g来算，当为八两左右。柯雪帆认为12枚大枣约为30g，仝小林认为30枚大枣约为120g，故一枚大枣在2.5—4g，10枚则为25—40g，即二两左右。故其原方用量约为炙甘草三两，小麦约八两，大枣约二两。此量是否恰当，可推而断之。原方共用药十三两，以六升水煎之，若剂量偏离仲景时代标准剂量太远，则会出现药多水少或水多药少的情况，而观桂枝汤，其原方用药亦为十三两，以七升水煎取三升，两者相比，出入不大，故可知其量基本正确。

甘草者，有炙甘草与生甘草之别，其药性相反，功用相异，此方中仅言甘草，为生甘草抑或炙甘草？观《伤寒论》之苓桂术甘汤，其用为炙甘草，而《金匮要略》苓桂术甘汤则用甘草，然苓桂术甘汤本为温阳健脾利水之剂，故知当为炙甘草更为恰当。《金匮要略》用甘草，有直言甘草者，又有标注"炙"者，常常与《伤寒论》中相同之方有所差异，然具体用生还是炙，当按具体情况而定。而此方之甘草，主在补脾养心气，故当为炙甘草为恰。炙甘草其功大焉：（1）广谱扶正之品。仲景善用炙甘草，《伤寒论》112方中，有68方使用了炙甘草，何以如此？《神农本草经》言其："主治五脏六腑寒热邪气，坚筋骨，长肌肉，倍力。"故知炙甘草可调五脏、扶正气、驱邪气，其扶正而不敛邪，故仲景将其作为一个基本的扶正之品，广泛应用于疾病的治疗中，如即使正盛邪实之麻黄汤证中，亦用一两炙甘草以扶助正气，其正体现了"邪之所凑，其气必虚""邪之所在，皆为不足"之训。（2）可益心气、通心脉、安心神。《日华子本草》谓其"安魂定魄，补五劳七伤，一切虚损，惊悸，烦闷，健忘，通九窍，利百脉"。炙甘草为治疗心病之要药，观仲景心阳虚之桂枝甘草汤等三方、心之气血阴阳均不足之炙甘草汤及本方，均以炙甘草补心气、通心脉、安心神，可见炙甘草于心之病变，有着特殊的补益通养作用。

小麦者，为禾本科植物小麦的成熟果实，由人民卫生出版社出版的第一版中医药学高级丛书《方剂学》将其归入养心安神类，言其味甘性平，可养心安神，治疗神志不宁，失眠等症。《名医别录》言其甘而微寒，可"除热，止燥渴咽干，利小便，养肝气，止漏血唾血"，《本草再新》言其"养心，益肾，和血，健脾"，故可知小麦之功，能养五脏、生津液、除热气、止心烦、安神智、敛汗液、利小便、止出血。又有浮小麦者，为禾本科植物小麦的干瘪轻浮未成熟颖果，由人民卫生出版社出版的第一版中医药学高级丛书《中药学》言其"甘，凉。入心经。专敛虚汗，不论自汗、盗汗均可应用"，《本草纲目》言其"益气除热，止自汗、盗汗，骨蒸虚热，妇人劳热"，由此可知，浮小麦其功偏于除热、止汗，而小麦则偏于补养、除热、生津、安神。《本草汇言》言："浮小麦系小麦之皮，枯浮无肉。"《本草备要》言："面粉甘温。补虚养气，助五脏，厚肠胃……汗为心液，麦为心谷，浮者无肉，故能凉心。麦麸同功。"故知小麦之功，主在麦心，而浮小麦之功，全在麦皮。小麦乃五谷之一，在商周时期已有种植，作为古代识字本和常识教材的《急就篇》言："麦饭、豆羹皆野人农夫之食耳。""麦饭"即将整粒或者用杵臼捣碎后的小麦蒸煮食用。由以上可知，甘麦大枣汤中小麦当为现在所言之小麦，而非浮小麦。然笔者临床所用，均以浮小麦代替之，何以可代？因麦心重在温而养心益气，麦皮重在凉而除热安神，而本方之用，重在除热安神，故用浮小麦最恰，若正虚之时，以其补之，实有所不及，故若欲补者，常合他方以治之。

大枣，又名红枣，为药食同源之品，最能补脾，故在古代有"脾果"之称，而现代研究证明大枣维生素含量非常高，故亦有"天然维生素丸"之美誉。经考古证明，枣距今已有八千多年种植历史。《神农本草经》言其："味甘，平。主治心腹邪气，安中，养脾，助十二经，平胃气，补九窍，补少气少津液，身中不足，大惊，四肢重，和百药，久服轻身长年。"大枣之功，全在其补，可补脾、养心、润肺，可益气、生津、补血，其味虽甘美，然极易助湿、生痰、损脾，故《本草撮要》言"食枣闭气"，《本草害利》言"凡风痰、痰热及齿痛，俱非所宜。小儿疳病亦禁。生者尤为不利"，孙思邈更言"多食（生枣）……动脏腑，损脾元，助湿热"。故知枣虽甘美而补益，然亦有所禁。枣有南北之分，《本草从新》言"北产肥润坚实者佳"，陶弘景言"南枣大恶、不堪啖"，苏颂亦言"江南出者坚燥少脂、不可入药"，故知入药者，以北枣为佳。

脏躁者，病在心，而何以以麦、草、枣而大补其脾？《难经》言："损其心者，调其营卫。"营属阴，可养心阴，卫属阳，可养心阳，故营卫充则心自强，神自旺。而营卫者，来源于中焦，化生于水谷，水谷之生，必借脾气以运化，故脾健运，则营卫充，心神旺，神自调。

第五节　临床典型案例

一、肝脾失和，神失所养

廖某，男，34岁，职业：会计，籍贯：德阳，初诊：2010—3—11。

主诉：反复抑郁伴焦虑7$^+$年。

现病史：7年前因工作压力较大，后逐渐出现情绪焦虑，并见纳差失眠，用脑稍久即出现头昏头胀，注意力不集中，畏惧与人相处，遇事易恐惧怯退，对周围事物失去兴趣。现见：常自觉周身有蚁行感，右腹股沟、右胸胁及左足大拇指处麻木胀痛不适，易呃逆，大便时干时稀，舌质暗红，苔白腻，脉弦细乏力。

诊断：郁证—肝脾失和，神失所养。

治则：调和肝脾，养心安神。

方剂：参苓白术散合逍遥散、甘麦大枣汤加减。

药物：党参30g　茯苓15g　炒白术30g　陈皮15g
　　　砂仁10g　桂枝10g　桔梗15g　　山药15g
　　　大枣10g　生甘草5g　黄芪20g　　当归15g
　　　生白芍15g　柴胡15g　郁金15g　浮小麦20g

6剂，水煎服，日1剂，每日3次，一次50毫升。

复诊：2010—3—28。

现在症：服药后情绪稍有好转，睡眠、饮食明显改善，舌脉如前。

处方：守上方不变，继续服之。

按：此患者动于心，应于脾，而伤于肝也。患者本为会计，因工作压力大，致使因劳而耗伤脾之气，心气失充，神失所养，故见神不安而焦虑、失眠；脾气不足，运化失常，故见纳差；脾伤经气不畅，故见左足大拇指处麻木胀痛不适。用脑者，思也，思发于脾，赖脾气以支撑，故脾气足则方能正常思谋远虑，现见患者思即头晕而胀、精神涣散、神志淡漠、遇事亦恐，乃脾气虚弱，神不得养而失常也。心脾已伤，脏腑失调，气机不畅，日久不愈，必然及肝，肝气失疏，故见周身蚁行感、右腹股沟及右胸胁处麻木胀痛，此土不疏木，由土及木而传也。肝脾失调，气机不和，胃气上逆故易呃，腑气不畅故大便时干时稀。舌暗红、脉弦者气血不畅也，细而乏力者气血虚也。故知其病机为肝脾不和，神失所养，治之以参苓白术散合逍遥散、甘麦大枣汤加减调和肝脾，养心安神。以参苓白术散者健脾益气，补气血生化之源，气血足则心方得充，神方得养，土方疏木，三脏得充，功能自强，气机自利；参苓白术散者，补之有余，而调之不足，故又以逍遥散益气补血，养肝补心调脾，畅气机，疏心神，更以郁金易薄荷，以加强调达肝之气血之力，朱震亨曰："郁金无香而性轻扬……古人用治郁遏不能升者，恐命名因此也。"又以甘麦大枣汤养心除热，以缓心神之急，安心神之燥。诸药合用，三脏得养，气机得调，气血充而运行流畅，神自得养而安。

二、脾虚肝郁，神失所养

李某某，女，48岁，职业：自营，籍贯：成都，初诊：2018—2—14。

主诉：失眠半年余。

现病史：患者平时工作压力较大，生活不规律，半年前突现失眠，以不易入睡、睡后易醒为特点，伴见头晕，神疲乏力，偶有白昼、夜间汗出，情绪急躁易怒，时时闷闷不乐，多食或饮食生冷则易出现腹胀，大便干稀不调，小便正常，舌淡红，苔薄白，脉弦细乏力。

辨证：失眠—脾虚肝郁，神失所养。

治法：健脾疏肝，养心安神。

方剂：逍遥散合参苓白术散、甘麦大枣汤加减。

药物：当归10g　赤芍15g　竹叶柴胡15g　茯苓15g
　　　麸炒白术20g　党参30g　陈皮15g　山药20g
　　　莲子15g　薏苡仁20g　桔梗15g　大枣10g
　　　生甘草5g　桂枝10g　浮小麦20g　郁金15g
　　　粉葛20g

6剂，水煎服，日1剂，每日3次，一次50毫升。

复诊：2018—3—12。

现在症：失眠好转，余症略有改善。

处方：守上方不变，继续服之。

随访，患者持续服用中药三月余，诸症得愈。

按：此因病致郁也。患者因工作压力大，饮食、睡眠无规律，日久天长，最终耗伤心血、损伤脾气，气血两伤，气机逆乱，诸症随现。心血伤而神失所藏，故见入睡困难、睡而易醒；损伤脾胃，运化失常，气血不充，故见头晕、神疲乏力、易腹胀；病及于肝，肝失疏泄，气机不畅，调节失司，故见偶有汗出、情志异常，此偶有汗出与上例周身蚁行感者，均为肝失疏泄，营卫不利使然，营卫不和者，气血不利也，肝藏血，主疏泄，故肝和则气血利而营卫自和；弦为肝脉，弦主气结，故弦者，肝气疏失常也，细者血虚，乏力者气虚。故知其病机为脾虚肝郁，神失所养，治之以逍遥散合参苓白术散、甘麦大枣汤健脾疏肝，养心安神。

此方与上方大同小异，此方用葛根者，主在升举脾气，加强脾的运化之能，又能助气达表，合浮小麦以发挥固表作用。

三、气郁化火，魂失所养

赵某某，女，61岁，职业：农民，籍贯：郫县，初诊：2016—3—12。

主诉：失眠 6^+ 年。

现病史：六年前，因与家人激烈吵架后出现失眠，持续至今，症见入睡困难，睡后易醒，稍有烦心之事则辗转反侧，难以入睡。现见：失眠，头胀痛，时有头晕，口苦，咽部梗阻感，吞咽无障碍，偶咳黄痰，胃痛，胃中嘈杂不堪，腹胀，多食则甚，大便干燥，舌质暗，苔薄白腻，右脉弦细数，左脉弱，关部弦。

既往史：因"室性心动过速"于外院行射频消融术。

辨证：失眠—气郁化火，魂失所养证。

治法：疏郁解热，安魂助眠。

方剂：参苓白术散合逍遥散、酸枣仁汤加减。

药物：党参 30g　　茯苓 15g　　麸炒白术 20g　陈皮 15g
　　　山药 20g　　莲子 15g　　砂仁 10g　　　大枣 10g
　　　生甘草 5g　　竹叶柴胡 15g　隔山撬 20g　　桔梗 15g
　　　炒酸枣仁 20g　盐知母 10g　　酒川芎 10g　　生白芍 20g
　　　郁金 15g

6 剂，水煎服，日 1 剂，每日 3 次，一次 50 毫升。

复诊：2016—3—25。

现在症：服药后睡眠明显改善，舌脉如前。

处方：守上方不变，继续服之。

按：《黄帝内经》言："怒则气上。"怒属于肝，肝气不和则善怒、易怒，又肝藏魂，肝之气血和，肝魂得养而安，若情绪妄动，怒发于外，肝气失和，肝魂自然不安，魂不安而妄动，故见失眠也，此疾病之始也。然病已六年，病时较长，病情或已生变，观现在所见之症，知其已然生变。头胀痛、头晕、口苦、咳黄痰、胃痛、胃中嘈杂不堪者，乃肝气不疏，久则郁而化火，郁火或上冲于上、或上逆犯肺、或横逆犯胃，故见诸症；肝病最易传脾，脾伤运化失常，故见腹胀、大便干燥，脾不行津，津得火而称痰，痰气相结于咽，故见梅核气之状；舌暗者，气不行血也，苔薄白腻者，脾不运湿也；右脉候气，弦数者，气郁化火也，细者，正气虚弱也，左脉候血，左脉弱者，血不足也，左关弦者，肝气不疏也，左关弦弱者，肝血不足，肝气不疏也，六脉细弱者，正气虚也。综上可知，其病机为气郁化火、痰气互结、正气虚弱，故治之则以参苓白术散合逍遥散、酸枣仁汤疏郁解热，安神助眠。以柴胡、郁金以疏肝解郁，疏散郁火，以桔梗清肺祛痰，以知母清热和胃，四者合用，调气解郁而清火，直指病本，又以参苓白术散合酸枣仁汤以益气补虚，养血安魂。观其症见实多虚少，其治却补之为主而祛邪次之，何以为然？以其脉细弱甚于弦数故也，症有真假，然脉则无假也。

第三章 肝脾病

第一节 肝脾的生理特点

一、肝的生理特点

(一) 肝主疏泄

(1) 疏泄的源流。"疏"者，疏导、开通也，即去掉阻塞使之通畅，《说文解字》将其释为"通"；"泄"者，尽量发出情绪、情欲等，如同代谢废物一样排出体外。故知疏泄者，乃疏通、排泄之意也。《素问·五常政大论》言："发生之纪，是谓启陈，土疏泄，苍气达，阳和布化，阴气乃随，生气淳化，万物以荣。其化生，其气美，其政散，其令条舒。"王冰注曰："生气上发，故土体疏泄；木之专政，故苍气上达。"张景岳注曰："木气动，生气达，故土体疏泄而通也。苍气，木气也。""启"者，发也；"陈"者，旧也，故知"启陈"，即"发陈"也，与《素问·四气调神大论》"春三月，此谓发陈。天地俱生，万物以荣"之"发陈"同义。故知"启陈""发陈"者，皆在描述春三月天地之间阴阳之气、木土之气的变化。而人者，应之于天，故《脾胃论》言："胆者，少阳春生之气，春气升则万化安。故胆气春生则余脏从之。"木者，肝胆也，人体本以五脏为主，六腑为辅，胆为六腑，其气主降，又何以言"春升"？以阴阳之间，阳主阴从，腑为阳，脏为阴，故虽言"胆气"，实指"肝气"也。故周学海言："凡脏腑十二经之气化，皆必藉肝胆之气以鼓舞之，始得调畅而不病。"又言："医者善于调肝，乃善治百病。"

"土疏泄，苍气达"者，谓在春之时，生发之气来源于木，而仅有升发之气，若无土之受盛与长养，万物又何以凭空而生，繁荣而张？故知物之生长，必须木土配合，方能"万物以荣"。

"土疏泄，苍气达"者，乃指"木气"本性"上发"，"土体"本性"疏泄"，应之于大自然，则见"天地俱生，万物以荣"。故知诸植物破土而出，便谓之"土疏泄"，故知此处"土疏泄"，实乃指土之承载、长养之能也。而物能生长之因，乃"苍气达"也。物之生长，不仅需要土之滋养，更耐木之生发之气以推动。

只有"苍气达"，方能"土疏泄"；只有"阳和布化"，方能"阴气乃随"；只有"生气淳化"，方能"万物以荣"。故知只有春天木气升发，方能万物欣欣向荣。而木气欲升发，诸物欲生长，必得土体以承载，土气以滋养，方能正常升发，正常生长。人外应于自然，必得木土之气的调和才能正常生存，若木土之气失和，脏腑功能失调，则病做矣。故唐容川言："木之性主于疏泄，食气入胃，全赖肝木之气以疏泄之，而水谷乃化，设肝之清阳不升，则不能疏泄水谷，渗泄中满之证，在所难免。"

故知此处"土疏泄"实乃"土体疏泄"，即大地的承载、长养之能，与后世所言的"肝主疏泄，调达气机"功用完全不同。

然部分学者认为此疏泄乃指肝之生理功能也。如在《格致余论·阳有余阴不足论》中有"主闭藏者肾也,司疏泄者肝也",明确指出了肝主疏泄的生理功能,并提出了"相火论"的理论。张锡纯在《医学衷中参西录》中记载"且因肝热而波及于胆,胆汁因热妄行,随肝气之疏泄而下纯青色之水",该论述说明了胆汁排泄受肝之疏泄的影响。张志聪在《黄帝内经素问集注》中有"肝主疏泄水液,如癃非癃,而小便频数不利者,厥阴之气不化也",说明张氏认为肝之疏泄之气参与了水液的代谢。《辨证录》卷十一《受妊门》记载云:"妇人有怀抱素恶,不能生子,为肝气之郁结也。"说明肝之疏泄对女子的孕育之事有着重要的影响。此外,不同的医家对肝主疏泄仍有不同的认识,直到 20 世纪中期,医者们对肝主疏泄内涵的看法才有了较为统一的认识,并将其相应的生理功能列入中医基础理论的教材当中。

(3)肝主疏泄的内涵。畅达气机。气的正常运行(升、降、出、入)是保证人体五脏六腑、经络百骸功能正常的前提条件。而肝主疏泄气机之生理功能可对气之运动起着重要的调节作用,只有肝气疏泄正常,气机得以畅达,方可保证气之运行得以平衡,从而保证人体脏腑气机的正常运作,百病无从以生。肝之气得疏,则人之气机得以畅通而无滞;肝之气得泄,则人之气可散而无郁,故周学海曾云:"凡脏腑十二经之气化,皆必借肝胆之气以鼓舞之,始得调畅而不病。"肝失疏泄,可表现为太过和不及两种极端。肝气疏泄太过,则可表现为肝气上逆,临床可见如烦躁、头胀头痛、晕厥等症状;肝气疏泄不及,则可表现为肝气郁结之象,即肝之气疏通和散达之力不足,临证可见患者胸胁闷痛、腹部胀痛等不适。肝木还可疏泄心、脾、肺、肾及全身各处之气,只有肝气调畅,疏泄功能正常,周期及脏腑气机方能正常运行。

疏通血行。肝主疏泄气机,气者,阳也,具有推动、温煦作用。血液、津液者，阴也，津血的运行，需借之于气，故中医认为"气为血之帅"，血液的正常运行全赖以气的推动，如《血证论》记载："肝属木，木气冲和通达，不致遏郁，则血脉得畅。"肝气疏泄正常，则血液运行畅通无阻，经络通利，人体五脏六腑之功能正常协调。若肝气疏泄不及，气推动血液循行乏力，血液停滞体内，滞而为瘀，故临证可见胀痛，刺痛，少腹部包块等。若肝气疏泄太过，血随气逆，临证可见面部通红、眩晕甚至厥病等。

调畅情志。情志者，乃为七情和五志的合称，其中，七情乃指"喜、怒、忧、思、悲、恐、惊"，五志乃指"怒、喜、思、悲、恐"，后世医家将其统一称为情志，它指人体对各种事物的精神活动变化的正常反应。人体对情志有一定的调节作用，生理情况下的轻微的情志改变不能致病，只有当超过人体的承受范围时，方可迅速成为一种致病因素。气血为情志的物质基础，肝之疏泄得畅，五脏气血充足，七情方可协调平和；反之，则五脏气血亏虚，七情失其平衡，则百病丛生。情志与心神有着密切关系，然亦离不开肝脏之调畅作用也。言肝调畅情志者，主要与肝主升发、畅达气机和藏血的生理特性相关。肝喜条达而恶抑郁，其志在怒。所谓怒者，乃是指人体遭受外界刺激如被屈辱或其欲望未得以满足等而表现出来的不良情绪体验及其引发的相应的变化。若怒气难平如盛怒、暴怒，超过了个体的承受范围，可迅速转变成致病因素而致病，以致肝阴耗伤，肝阳无制，肝气上升太过，升发无制，以致血随气逆，临床可见呕血、面红目赤、头胀痛如裂、暴厥等症状，故《黄帝内经》记载："怒则气逆，甚则呕血。"若恼怒之气长期不得以泄，可致肝郁，故正如《临证指南医案》记载"恼怒肝郁"，肝郁不舒，失其条达，气机不畅，津血停滞，可形成病理产物，又因肝气郁结，气机升发不畅，疏散无力，肝气不升，肺气不降，脾不升清，人体之气机升降失常，加之肝体阴而用阳，郁结日久耗伤肝阴，肝阴受损，肝阳亦无制，故临证可见头胀痛、烦躁易怒、情志不舒等症。此外，肝调畅情志还与肝藏血有一定的关系。所谓心者，五脏六腑之大主也，亦主神志也。肝者，乃"血府"也，主藏血，血舍魂，血养神，故血为情志的物质基础也。若肝血不足，则血不养神，心主神志之功能亦随之失常，故可表现为烦躁不安、虚热、骨蒸、神无所定等临床症状。因此，结合上述肝木之生理病理特性，临证治疗情志病时，从肝论治是主要治法之一。

促进脾胃的功能。肝可促进脾胃的生理功能发挥，这一过程主要包括调畅气机、对脾胃之气机升降的协调和促进胆汁的排泄和分泌。《黄帝内经》首次提出了五运六气失常引发的肝气郁滞可影响脾胃的生理功能的发挥，该书记载："木郁之发……民病胃脘当心而痛"，该条文从侧面证实了肝主疏泄正常与否对脾胃功能的正常发挥有着重要的影响。人体气机的升降出入正常是脾胃功能得以发挥的关键因素，脾胃者，位居中焦，通上连下，是气机升降出入的交通要道，脾气以升为健，胃气以降为用，一升一降，升降相因，相互为用，阴阳协调，方可保证水谷的消化功能正常。脾主升清是脾对水谷的运化作用的体现之一，脾主运化功能不仅仅表现在对人体从口摄入的食物的受纳腐熟作用，还表现在对人体的水谷精微的上输于肺，充养于心的输布过程。胃以降为用，胃降浊是指对受纳腐熟后的食物输送于小肠的过程，此处的浊乃相对于精微物质而言，由于其运行趋势向下，故称之为降浊。

脾胃之升降功能正常，全赖以肝气升发的正常。肝者，木也，与四季的春季相应，对应东方，春者，万物升发，天地俱生，东者，太阳升起之处，故依据中医学的取类比象法，将肝之特性总结为主升主动。其中，肝主升发为肝之重要特性，多版高等教育类的中医基础学教材均将该特性纳入了肝之生理特点当中。《医贯》记载："脾之用于动，是木气也。"《读医随笔》亦记载："肝者，握气机升降之枢也。世谓脾胃为气机升降之枢，非也。脾者，升降所由之径，肝者，升降发始之根也。"以上论述均阐述了肝在脾胃气机升降过程中所占据的重要地位。盖因肝气升发，方可胃气得降，脾气升清得力，胆汁得泄，故而脾胃升降得协调有序。又因脾胃运化功能赖以脾胃之气的升降，故肝主升发之特性可促进脾胃的功能和胆汁的排泄，最终，中焦运化如常，气血生化充足。若肝之气郁而不畅，则可引发相应的病症。唐宗海在《血证论》中曾记载："木之性主于疏泄，食气入胃，全赖肝木之气以疏泄之，而水谷乃化。"以上均说明了肝之疏泄可在很大程度上影响脾胃运化水谷的功能。若肝气郁结，则脾胃之气不舒，胃失和降，胃之受纳腐熟失司，脾运化失健，水谷运化无能，而这又可以肝郁犯胃为主或以肝郁土壅为要，抑或两者同时相兼为病。若肝郁以犯胃为主，则可表现为肝郁不升，胃气失降，胃之正常功能受之影响，临床可见肝郁犯胃之临床表现如胃脘胀痛、恶心、呕吐、泛酸、纳呆等症状；若肝郁以犯脾为主，则可表现为肝郁土壅之征。

分泌并排泄胆汁。中医学认为肝者，位于腹腔，横膈之下，与西医学所言肝之位置一致。然而两种医学对肝脏的生理功能和病理改变有着不同的认识，但均阐述了肝脏参与了胆汁的分泌过程。肝为五脏之一，主里也。胆为六腑之一，亦为奇恒之腑，主表也。故生理关系上，肝与胆相为表里。在经络联系上，《针灸学》记载："足少阳胆经从头走足，从眼外角开始……足背部的支脉在足大趾甲后与足厥阴肝经相接。"由此可知，两者经络相通，相互络属。由于两者在生理上相互影响，故病理上亦相互影响。中医学认为胆汁乃为肝之精气所化生，胆主决断和藏存胆汁，肝主疏泄之能正常发挥，方可促进胆汁的分泌、储存、正常排泄。反之，胆汁排泄受阻，又能反作用于肝，促使肝气郁结更甚，恶化病情，最终肝胆互为影响，以致肝胆同病。

调节生殖系统。肝主疏泄可对生殖系统起着重要的调节作用，主要体现在以下两方面：调理冲任和调节精室。

言肝主疏泄之调理冲任者，主要体现在肝与女子的生理病理关系。"经、带、胎、产"是女性特殊的生理特性，其中，月经为女性特征之首也，故《妇人良方大全》记载："凡医妇人，先须调经。"月经者，又称之为"月事""月信"等，它的正常全赖以冲任的气血充沛和天癸的充盛。正如《黄帝内经》言："女子七岁……齿更发长；二七而天癸至，任脉通，太冲脉盛，月事以时下，故有子。"张景岳在《景岳全书》卷三十八亦言："然经本阴血，何脏无之，惟脏腑之血皆归冲脉，而冲为五脏六腑之血海，故经言太冲脉盛，则月事以时下，此可见冲脉为月经之本也。"以上均强调了任冲二脉和天癸是月经和孕育胎儿的物质基础。故而中医又有"冲为血海，任主胞宫，两者相资，故能有子"之说。此外，在经络的生理关系上，足厥阴肝经与冲任脉通过经络相连通，说明肝主疏泄是否正常可对冲任脉的功能有重要影响，故而中医有"女子以肝为先天"之理论。因此，尽管五脏六腑功能的正常等均对女子的经、带、胎、产有一定的影响，但肝脏为最重要的脏腑，肝主疏泄正常，月经方可正常运行，若肝失疏泄，则可出现月经失调等一系列临床症状，故在临证治疗时，当以从肝论治为要。

言肝主疏泄之调节精室者，盖因肝的疏泄作用与男子的精液施泄有着重要的关系。《格致余论·阳有余阴不足论》记载："主闭藏者肾也，司疏泄者肝也。"强调了男子精液封藏和施泄正常全赖以肝肾两脏之气机的疏泄和闭藏的协调平衡。肝主疏泄之能正常，则精液施泄畅通有度，肝失疏泄，则精液施泄失常，表现为不排精或精液排泄过度。

（二）肝主藏血

肝主藏血者，主要指肝脏具有调节血量、贮藏血液和防止出血的生理功能。

（1）调节血量。肝者，主藏血也，肝脏可依据人体的各脏腑经络所需的血量进行灵活调节，五脏六腑经络之功能的正常发挥赖以肝向外输送血液，故正如《素问·五脏生成》说："肝受血而能视，足受血而能步，掌受血而能握，指受血而能摄。"肝脏可调节血量全赖以"肝之疏泄气机"和"肝之升发"促进心气推动血液来实现。肝气疏泄正常，人体气机运行通达，气行通畅，方可血液运行无滞。肝者，主升发，肝气升发可促进心气的发动，使心主行血的功能更为顺畅，故正如薛己注释《明医杂著·医论》说："肝气通则心气和，肝气滞则心气乏力。"在正常情况下，人体各脏腑经络分布的血量相对固定，但它可受外界气候、情绪、人体活动量的增减等因素的影响而有所改变。例如，当人体情绪趋向平和和静息状态下，肝脏向外周输出的血量相对减少，故将其藏之于肝，以备平素所需。当情绪激动或人体剧烈运动时，肝脏可通过肝之疏泄作用促进肝贮藏的血液流向外周，以满足机体的需要。正如王冰注《素问·五脏生成》言："肝藏血，心行之，人动则血运诸经，人静则血归于肝脏。"

（2）为经血之源。月经是女子发育成熟和健康的一个重要标志，李时珍所著《本草纲目·妇人月水》记载："女子，阴类也，以血为主，其血上应太阴，下应海潮……"《圣济总录·妇人气血门·血气统论》亦记载："妇人纯阴，以血为本，气为用。在上为乳饮，在下为月事。养之得道，则荣卫流行而不乖。"张景岳亦在《妇人规·经脉类》记载："女人以血为主，血王则经调而子嗣。身体之盛衰，无不肇端于此。故治妇人之病，当以经血先。"由此可知，无论是生理、病理和治疗上，历代医家均强调了"女子以血为本"的基本理论。然，肝者，乃为血海，贮藏着充沛的营血，若肝之血海充盛，月经方可按时而下，若肝之血海不足或亏空，则可出现月经后期、闭经等临床表现。故临证治疗月经病，多从肝脏论治。

（3）滋养肝脏。肝主藏血对肝脏的滋养作用主要体现在涵养肝气和制约肝阳。所谓"涵养肝气"者，盖因肝之气以升发、疏泄为特性，其性为阳；血为有形物质，具有涵养、滋养作用，其性为阴，故而，肝脏贮藏的血液可对肝之升发之气有一定的涵养作用，可使之舒畅条达适当，避免因肝气升发、疏泄太过而出现肝气亢逆现象。盖又因血液可滋润濡养五脏六腑、四肢百骸，肝之华在爪，其充在筋，故肝贮藏的充盛的血液亦可濡养肝脏之形体官窍如爪、筋、目等，促进它们发挥其正常的功能。所谓"制约肝阳"者，盖因肝之体因其藏血而为阴，肝之生理特性为主升发、疏泄，其用为阳，故中医有"肝体阴而用阳"之说，故而，在一定程度上，肝贮藏的阴血可相对制约肝之升发之性。

综上，肝之生理功能主要体现为肝主疏泄和肝主藏血，两者在生理功能上相辅相成，病理上相互影响。肝主疏泄，其性属阳；肝主藏血，其体为阴，只有阴阳之间相互平衡，肝之各项生理功能方可正常发挥，正如《血证论·脏腑病机论》记载："肝属木，木气冲和调达，不致郁遏，则血脉得畅。"盖因肝主疏泄，其实质为疏泄全身之气机，肝主藏血，其实质为血液的调节和贮藏，因此，简而言之，两者的关系即为气与血的关系，肝疏泄得常，全身气机畅达无阻，气行通达，血脉通畅，并可促进人体各脏腑经络、四肢百骸所富余的血液重新归于肝脏贮藏，使肝所藏之血液充盛，以备人体各脏腑形体官窍所需之时，重新迅速地供养之，从而保证了在应急状态下，它们的生理功能得以正常发挥。而肝所藏之血充沛，肝阳方可得以涵养，肝气不致亢逆，全身气机畅达，肝脏促进脾胃升降、胆汁的分泌和排泄等生理功能方可正常发挥。

二、脾的生理特点

（一）脾主运化

脾主运化，是指脾胃对从口摄入的饮食物具有消化吸收的作用，同时还可将其水谷精微（气、精、血、津液）转化输布到全身的全过程。脾主运化包括了脾主运和脾主化两方面，所谓运者，乃指转输、运送之意也；所谓化者，乃指消化、变化、气化、化生也。脾主运主要指饮食物的推送至胃和对脾所化之气、精、血、津液的转输布散过程；脾主化主要指对饮食物的消化、变化为水谷精微气血津液的过程。然而，脾主运和脾主化两者并不相互独立，故常将它们合称为脾主运化，是人体整个饮食物尤其是转化为水谷精微代谢过程的最重要环节，是其成为气血生化之源的根本来源，亦是人出生后得以维持正常生命活动的能量来源。从口摄入的饮食物在胃腑中经过初步的腐熟作用和小肠的受盛化物作用后，还必须依靠脾土之气的运化作用，方可得以进一步地消化，化生为清浊两部分，其中，相对精微的部分，则再经脾气化生为更精微的物质后，通过小肠对其再吸收，进而通过脾之转运将其输布于其他脏腑经络、形体百骸，内则濡养五脏六腑，外则以滋养形体百骸、皮毛筋肉，正如《黄帝内经》记载："脾为孤脏，中央土以灌四旁。"故而，脾主运化之能正常，则人体五脏六腑气血津液得以充沛，正气得以旺盛，正如《黄帝内经》所言"正气存内，邪不可干"，故而脾气健旺之人，不易受邪或即使受邪易将邪气祛除于外，病后易于恢复正常。假使脾气虚弱，气血津液不足，痰湿瘀血内生，百疾丛生也，故元李杲《脾胃论·脾胃盛衰论》记载："百病皆由脾胃衰而生也。"

（二）脾主统血

薛己所著《薛氏医案》记载："心主血，肝藏血，脾能统摄于血。"由此可知，脾具有主司统摄血液的作用。所谓"脾主统血"者，是指脾气不仅具有控制、固摄血液在脉道中正常运行而不溢至脉外的作用，还可通过脾气生血以保证血液的充盛，进而起到防止血液在脉道中运行瘀滞的作用。那么，脾主统血的物质基础是什么呢？我们知道，气的性质为阳，具有推动、温煦、固摄作用，换而言之，脾气亦具有固摄、推动血液的作用，因此，脾主统血的物质基础来源于脾气的充沛。故正如沈明宗所著《金匮要略编注》记载："五脏六腑之血，全赖脾气统摄。"脾气充沛，方可使脾主统血之职能正常，血液循脉道畅通运行且保证不溢出脉外的同时避免血液瘀滞于脉道。而脾主统血功能的正常，亦可促进气机的运行通畅，故可知，脾主统血和脾气健旺互为统一，相互为用。盖因脾气健旺，运化得常，气血生化充足，气充则固摄血液之能正常，血液可循脉道运行并固摄于脉道内。假使脾气亏虚，运化失职，气无以生，气虚而固摄之能减弱或衰退，血液失其气的固摄、控制而逸于脉道之外，形成出血之证候。所谓气能生血，血能载气，脾土化生血液充盛，则血可载脾气，以免脾气运行失常，且血乃精微物质，可濡养脉道，防止脉道干涩，在某种意义上说，亦能防止血液瘀滞和气机阻滞。故正如张介宾言："人之气血，犹源泉也，盛则流畅，少则滞，故气血不虚则不滞，虚则无有不滞者。"

第二节　肝脾的关系

一、肝脾互疏

（一）肝脾同居中焦

有学者认为肝居下焦。肝居下焦之说，实始于吴鞠通之三焦辨证，因温热之邪发展后期，可耗伤肝肾之阴，故而易现动风之证，特别是肾阴耗伤、水不涵木最易发生，故常将肝排在肾之后，言其同居下焦，其重点在强调肝肾之间的密切关系。然大多学者认为肝居于中焦。首先，从解剖部位来看，肝居中焦。杨玄操《难经集注》曰："自膈以上，名曰上焦。""自脐以上，名曰中焦。""自脐以下，名曰下焦。"肝脏位于腹中，右胁之下，与脾相对，故当属于中焦。《素问·金匮真言论》曰："腹为阴，阴中之阴，肾也；腹为阴，阴中之阳，肝也。"王冰注曰："肾为阴脏，位处下焦，以阴居阴，故为阴中之阴也。""肝为阳脏，位处中焦，以阳居阴，故为阳中之阴也。"故王氏直言肝位中焦。其次，从生理病理来看，肝脾同居中焦。张仲景《金匮要略·脏腑经络先后病脉证一》言："见肝之病，知肝传脾，当先实脾。"《血证论·脏腑病机论》言："木之性主于疏泄，食气入胃，全赖肝木之气以疏泄之，而水谷乃化。设肝之清阳不升，则不能疏泄水谷，渗泄中满之症，在所不免。"《知医必辨》言："肝气一动，即乘脾土，作痛作胀，甚至作泻；又或上犯胃土，气逆作呕，两胁胀痛。"又观双手之脉，其关主中焦，而左关为肝胆，亦知肝位中焦也。故知肝属下焦重在说温热病邪的传变，主要适用于三焦辨证。

叶天士言："温邪上受，首先犯肺，逆传心包。"邪在上焦，则顺传足阳明，逆传手厥阴；然若热炽中焦，则顺传足少阴，逆传足厥阴，观黄连阿胶汤即知。其重用黄连以清阳明之炽热，又以鸡子黄、阿胶养肾阴，更用黄芩、白芍清肝泄热、养肝柔筋，防止热邪逆传，而生动风。

（二）肝能疏脾，脾能疏肝

按中医取类比象的方法，肝者，应东方，五行属木也，其性喜条达而恶抑郁，故言木曰曲直。脾者，应中方，五行属土也，其性喜燥而恶湿，因脾土能生万物，故言土爱稼穑也。生理情况下，肝脾两脏相互为用，互相制约。《类证治裁》记载："凡上升之气，自肝而出。"《黄帝素问直解》记载："胆为中正之官，决断所生，胆气生，则脏腑之气皆升。"胆者，乃"肝之余气"所化生，故由此说明肝胆之疏泄畅达，对于全身气机的正常运行有着最重要的作用。因肝主疏泄全身之气机，肝木植于脾土，可促进脾胃运化水谷精微的功能和胆汁的排泄和分泌，促使脾胃之气更为健旺，故中医有"土得木则达"之说。唐宗海所著《血证论》记载："木之性主于疏泄，食气入胃，全赖肝木之气以疏泄之，而水谷乃化。"《医学衷中参西录》亦云："肝脾者，相助为理之脏也……肝木过盛可以克伤脾土……其寄生相火也，可借火以生土。"由此可知，肝木之气可促脾之运化。盖肝木者，体阴而用阳也，肝木之气疏泄适宜，赖以阴血涵养肝木之气，以防止其亢逆太过之势。脾土化生血液充沛，则肝体得以涵养，肝之疏泄得以处于动态平衡。五行生理关系上，肝木克脾土，以免其壅滞太过，即所谓"土虚木疏，木能疏土"。

故病理情况下，肝脾两者相互影响，肝木之气疏泄太过或不及，均可伤及脾土中焦之气，脾胃运化功能失常，此即所谓的"木旺乘土，木不疏土"，故张锡纯曾言："肝脾者，相助为理之脏也。肝木过盛可以克伤脾土，即不能消食……肝木过弱不能疏通脾土，亦不能消食。"《黄帝内经》亦记载五运郁极可发之，医家对"木郁之发"的理论进行阐述时，亦提出了"民病胃脘当心而痛……咽不通，食不下……"的理论，说明肝主疏泄失职，肝郁不舒，脾胃之气可受之影响而表现为相应的症状，如脾不升清，则可出现眩晕、耳鸣等症；若胃气不降，则可出现胃脘胀痛、嗳气腐酸、便秘等症状；若胆汁不舒，则可出现口苦、两胁胀痛等症，即所谓的"木旺乘土"。临证治疗此类疾病时，需甄别以看清疾病的本质，肝郁不舒为病之因，脾胃之能失职为病之征象。然而，脾胃之气亏虚亦可影响肝木之功能，比如，脾土虚弱，脾气不足，运化水湿乏力，水饮停聚，成湿成痰，壅滞气机，肝之气机不舒，从而表现为土壅木郁而出现气滞津血瘀滞和肝胃失和之征象，此即所谓的"脾土侮肝木"也。故临证治疗时可发现，脾胃系列的疾病其总病机不离肝气郁滞、气滞血瘀、木旺乘土、脾虚土壅木郁及肝胃失和。

故知肝脾者，同居中焦，两者在生理上相互为用，在病理上亦相互联系。肝者，主疏泄，能够调畅全身气机的升降出入；脾胃者，又为气机升降之枢纽，诸气之升降，必得依靠脾胃的转输，方能正常升降。若肝气疏泄正常，才能使脾胃之气调畅，脾升胃降，中焦气机转运畅达；反之，只有脾胃之气升降协调，方能有利于肝胆之气的正常疏泄。因此，临证治疗时，需注重两脏的关系，比如，治疗肝病之时，需扶正脾胃之气，以免肝旺克脾，故正如《金匮要略》记载："见肝之病，知肝传脾，当先实脾。"中医亦有"肝病必犯土，是侮其胜也"之说。盖又因脾胃者，可侮其所不胜，看似肝病，其实质亦可为脾病也，如《温病条辨》记载："治肝不效，每以胃药收工。"因此，临证治疗时，切不可偏执一方，当综合分析，时刻以辨证论治、整体观念以及治病必求之于本为指导原则，处方施药。

二、"肝为五脏之贼"

《素问·生气通天论》有言："风者，百病之始也。"乃在强调外感六淫之邪袭人，常常以风邪为先导，诸邪伴随风邪而侵袭人体，邪即袭人，"百病"乃成。又如《素问·至真要大论》言"夫百病之生也，皆生于风寒暑湿燥火，以之化之变也"，亦在强调外感六淫致病之多也，告诫人们，在生活中当"避风如矢"，提前截断疾病发生的可能。风者，代指六淫也。

"肝为五脏之贼"之论，多见于清代及近现代。如清代黄元御《四圣心源·六气解》言："风木者，五脏之贼，百病之长。"其后魏之琇《续名医类案·疡症》更言："肝为万病之贼，殆以生杀之柄不可操之人耳。"李冠仙《知医必辨·论肝气》言："人之五脏，惟肝易动难静。其他脏有病，不过自病……惟肝一病则常延及他脏。"张璐《张氏医通》卷十二亦言："肝藏升发之气，生气旺则五脏环周，生气阻则五脏留著。"近代岳美中亦认为："中医之肝，病理纷繁，临床所见杂病因肝致病者十居六七。"由此故知，诸医家所言"肝为五脏之贼"者，实乃指肝若病，则易影响及他脏，使相关脏腑易病也。

肝病者，无非肝之疏泄失常，或肝血异常，其中肝失疏泄最易病及他处。肝之疏泄，本能调畅五脏六腑、经络肢节、表里内外各处之气的升降出入。只有肝之疏泄正常，人体之气方能正常运行。若肝失疏泄，气机升降异常，出入不通，必然致使人体相应之部位出现病变。正如林琴言："肝木性升散，不受遏郁，郁则经气逆，为嗳，为胀，为呕吐，为暴怒胁痛，为胸满不食，为飧泄，为癫疝，皆肝气横逆也。"在临床，如肝不疏肺，肺气不能正常升降而致的咳喘，便谓之"木击金鸣"，可用小柴胡汤去人参、大枣、生姜，加干姜、五味子治疗；如木旺克土而致的腹中拘急而痛，可用小建中汤治疗，若兼痛泻者，可合用痛泻要方治疗；若木不疏土，腑气不通，大便不畅者，可用大柴胡汤或柴胡加芒硝汤治疗；若木不疏津，津液停聚而小便不通者，可用小柴胡汤去黄芩加茯苓治疗；若木郁化火，火热上扰于心而见心烦者，可用小柴胡汤治疗；若肝血不足，血不养心而见失眠者，可用酸枣仁汤治疗；若肝血不足，子耗母气，导致肾水不足者，可治之以枸菊六味地黄丸。又有肝阳上亢、肝火上炎、肝风内动等等，无不与肝之病变相关。故知"肝为五脏之贼"者，重在强调肝调畅周身气机的功能失常，亦包括一部分肝藏血功能的失常。五脏六腑之间，必然相互联系，彼此影响，而"肝为五脏之贼"者，则着重强调肝与五脏六腑之间的病理关系，犹如李东垣之强调脾也。故在临床临证中，当以辩证的眼光看待"肝为五脏之贼"的问题，绝不可一扣到底，唯肝而论，而过度泄肝、清肝，反致病增。

三、"女子以肝为先天"

"女子以肝为先天"之言首见于《临证指南医案·淋带案》："女科病，多倍于男子，而胎产调经为主要……从左而起，女子以肝为先天也。医人不晓八脉之理，但指其虚，刚如桂、附，柔如地、味，皆非奇经治法。"秦天一总结言："今观叶先生案，奇经八脉，固属扼要，其次最重调肝，因女子以肝为先天。阴性凝结，易于怫郁，郁则气滞血亦滞。木病必妨土，故次重脾胃。"

"女子以肝为先天"，又言"女子以血为本"，"先天"者，"本"也，即根本也，此即指女子与肝藏血之间的关系，特别是经带胎产乳与肝血之间的关系。肝为"血之府库"也，只有储血量充足，调血功能正常，经带胎产乳方能正常行进。

(一) 肝血足则月事准时而下

(1) 在生理方面。月经者，月月如是，准时而下也。其不仅是女子健康的重要标志，亦是女性发育成熟的标志。故李时珍《本草纲目·妇人月水》言："女子，阴类也，以血为主，其血上应太阴，下应海潮。月有盈亏，潮有朝夕，月事一月一行，与之相符，故谓之月信、月水、月经。经者，常也，有常轨也。"此谓月经的基本特点。《血证论》言："月有盈亏，海有潮汐。女子之血，除旧生新，是满则溢，盈必亏之道。女子每月则行经一度，盖所以泄血之余也。"此言女子经血，乃人体"推陈致新"功能在血分的体现。《陈素庵妇科补解·调经总论》言："冲脉之盛，有各经之血一并灌注。冲脉为诸经之血海。诸经之脉盛则灌注血海，而月事使得三旬一下，无过无不及也。"此言月经与冲脉的关系，只有冲脉盛，月经方能正常运行，准时而下。又言："男子以气为主，女子以血为主。男子精血宜闭，一毫不可渗漏；女子经血宜行，一毫不可壅滞。既名月经，自应三旬一下，多则病，少则亦病，先期则病，后期则病，淋沥不止则病，瘀滞不通则病。故治妇人之病，总以调经为第一。"此言月经宜月月通畅，绝不可壅滞，而月经的异常在妇科却最为常见。《圣济总录·妇人气血门》曰："血为荣，气为卫……内之五脏六腑，外之百骸九窍，莫不假此而致养。妇人纯阴，以血为本，以气为用，在上为乳饮，在下为月事。"此言气血是生成月经的基础。

（2）在病理方面。其一，月经先期多与"血热"或"气血"相关。《女科撮要·卷上》言："先期而至者，有因脾经血燥，有因脾经郁滞，有因肝经怒火，有因血分有热，有因劳役动火。"《百灵妇科》言："月经赶前，有因素体阴虚内热，虚热灼伤血海而致月经先期者；有因平素性燥多怒，肝郁化火，或偏嗜辛辣，体内多热，迫血妄行而致月经先期者；有因脾虚下陷，统摄失权，冲任不固而致月经先期者。"

其二，月经后期注意与"血虚""寒凝""气滞""邪阻"相关。《陈素庵妇科补解·调经门·经水后期方论》言："妇人经水后期而至者，血虚也。此由脾胃衰弱，饮食减少，不能生血所致。当补脾胃，以滋生化之源。血生于至阴，至阴者，脾也。"《普济方》卷三百三十二言："阴气乘阳，则胞寒气冷，血不运行，故令乍少而在月后。"《景岳全书·妇人规·血寒经迟》言："阳气不足，则寒从内生，而生化失期。"又言："阴寒由外而入，生冷由内而伤，或致血逆，或为疼痛。"月经后期若不及时治疗，则有可能发展为闭经。

其三，月经先后不定期主要与"肾虚""肝郁"相关。月经先后不定期最早见于《备急千金要方·月经不调》之"妇人月经一月再来或隔月不来"。张景岳言："凡女人血虚者，或迟或早，经多不调。"又言："凡欲急不遂，沉思积郁，心脾气结，致伤冲任之源，而肾气日消，经则或早或迟，重则渐或枯闭。"

其四，崩漏多与"脾肾亏虚""血瘀血热"相关。如《诸病源候论·漏下候》言："妇人经脉调适，则月下以时。若劳伤者，以冲任之气虚损，不能制其经脉，故血非时而下，淋漓不断，谓之漏下也。"同书《崩中候》言："若无伤则脏腑平和而气调，适经下以时。若劳伤过度，则脏腑俱伤，而冲任之气虚，不能约制其经血，故忽然暴下，谓之崩中。"又言："崩而内有瘀血，故时崩时止，淋漓不断，名曰崩中漏下。"《万氏妇人科》言："妇人崩中之病，皆因中气虚，不能收敛其血，加以积热在里，迫血妄行，故令经血暴下而成崩中。崩久不止，遂成漏下。"又言："治有三法，初止血，次清热，后补其虚，未有不痊者也。"

其五，痛经者，经行而痛也。其因主要有"不通则痛"与"不荣则痛"。"不通则痛"者乃"气滞""血瘀""邪滞"所致，"不荣则痛"者主要因"气血亏虚""肝肾不足"。《诸病源候论·月水来腹痛候》言："妇人月水来腹痛者，由劳伤气血，以致体虚，受风冷之气，客于胞络，损冲任之脉，手太阳少阴之经。冲脉、任脉皆起于胞内，为经脉之海也。手太阳小肠经、手少阴心经也，此二经其为表里，主下为月水。其经血虚，受风冷，风冷与血气相击，故令痛也。"《陈素庵妇科补解》言："妇女经欲来而腹痛者，气滞也。法当行气和血。"又言："妇女经正来而腹痛者，血滞也。法当行血和气。"又言："妇女经行后而腹痛者，是气血两虚也。法当大补气血"。《傅青主女科》对痛经的病因病机和治法方药论述较为详尽，认为痛经有肝郁、寒湿、肾虚等不同证类。

其六，绝经期综合征。其主要与肝脾亏虚，气血妄动相关。《傅青主女科》言："妇人有五十外或六七十岁忽然行经者，或下紫血块，或如红血淋，人或谓老妇行经是还少之象，谁知是血崩之渐乎！夫妇人至七七之外，天癸已竭，又不服济阴补阳之药，如何能精满化经，一如少妇？然经不宜行而行者，乃肝不藏、脾不统之故也，非清过泄而动命门之火，即气郁甚而发龙雷之火，二火交发，而血乃奔矣，有似行经而实非经也。此等之症，非大补肝脾之气与血，而血安能骤止？"

(二) 肝血足方能有子

(1) 血足方能正常胎孕。《调经门》言："任脉主胞胎，冲脉主血海，今已通盛，自然孕子，全赖气盛血和，无过不及，故能合而有子。"《女科正宗·保胎》言："盖肝为血之藏，胎为血之始成，以血养血，造化之相合也。"《临证指南医案》言："女子以血为主，血旺则经调而子嗣。"《校注妇人良方》言："妇人以血为基本，苟能谨于调护，则血气宜行，其神自清，月水如期，血凝成孕。"《景岳全书·妇人规·子嗣类》言："凡男女胎孕所由，总在血气。若血气和平壮盛者，无不孕育，育亦无不长。其有不能孕者，无非气血薄弱；育而不长者，无非根本不固。"《妇科玉尺·求嗣》言："婚配之后，必求嗣续固已，而求嗣之术，不越男养精，女养血，两大关键。"

(2) 胎孕之病多与血之失常相关。《济阴纲目·求子门》引朱丹溪之论言："妇人无子者，多有血少不能摄精。"《陈素庵妇科补解》言："然初受孕时，父精母血，一点萌芽，胚胎于此。"又言："胎前见血十不活一，此甚言经血之不可伤也。夫血以养胎，胎藉血长，一有渗漏，胎元必伤。"《傅青主女科·种子·身瘦不孕》言："妇人有瘦怯身躯，久不孕育，一交男子，即卧病终朝，人以为气虚之故，谁知是血虚之故乎！"《圣济总录·妇人门·妇人无子》言："妇人所以无子者，由冲任不足，肾气虚寒故也。"《圣济总录·妊娠门·妊娠数堕胎》言："胚胎之始，赖血气以滋育，若妊娠血气盛强，阴阳之气和，相与流传于一体，唯能顺时数，谨人事，勿动内伤，则生育之道得矣。冲任气虚，将摄失宜，子藏风冷，不能滋养于胎，故每有妊，则数致伤堕也。"

(3) 妊娠期间，妇人常"血感不足，气易偏盛"。妊娠期间，经血停而不行，气血皆下注以滋养新生命的生长发育，故无血再以行经。怀孕之时，不可见血，见血往往为胎血不相安之状，当急治之。

（三）肝血足则乳汁充沛

乳汁乃血气所化，故无论在孕时或乳时，女子常无血以行经，血气下则养胎，上则生乳故也，故有"无气则乳无以化，无血则乳无以生"之言。《傅青主女科·产后气血两虚乳汁不下》言："无血则乳无以生。"《诸病源候论·妇人产后病诸候·产后乳无汁候》言："既产则血水俱下，津液暴竭，经血不足者，故无乳汁也。"《胎产心法》言："产妇冲任血旺，脾胃气壮则乳足。"《女科正宗·热入血室》言："妇人平居，水常养于木，血常藏于肝，无孕则下为经水，有孕则蓄之以养胎，及产则上壅之以为乳，皆此血也。"《妇人大全良方》言："凡乳汁或行或不行者，皆由气血虚弱，经络不调所致。"

总之，对妇科病的论治，当重视对肝血的调节，故《河间六书》言："天癸既行，皆从厥阴论之。"《未刻本叶氏医案》言："妇科杂病，偏于肝者居半。"《妇人大全良方·调经门·产宝方序论》言："大率治病，先论其所主。男子调其气，女子调其血。气血，人之神也，不可不谨调护。然妇人以血为基本，气血宣行，其神自清。所谓血室，不蓄则气和。血凝结，则水火相刑。月水如期，谓之月信。不然血凝成孕，此乃调燮之常。其血不来，则因风热伤于经血，故血不通……子脏冷热，久而劳损，必挟带下，便多淋漓，忽致崩漏。经云：腹中如块，忽聚忽散，其病乃症。血涸不流而抟，腹胀，时作寒热，此乃成瘕。或先后爽期，虽通而或多或寡，究病之源，盖本于此。"然肝者，不仅藏血，更主疏泄，只有肝的疏泄功能正常，肝血才能正常的藏泄，气顺血条，经带胎产乳等功能自然正常，故治肝者，当勿忘调气。

四、"凡十一脏取决于胆"

《素问·六节藏象论》言："帝曰：脏象何如？岐伯曰：心者，生之本，神之变也……肺者，气之本，魄之处也……肾者，主蛰，封藏之本，精之处也……肝者，罢极之本，魂之居也……脾、胃、大肠、小肠、三焦、膀胱者，仓廪之本，营之居也，名曰器，能化糟粕，转味而入出者也，其华在唇四白，其充在肌，其味甘，其色黄，此至阴之类，通于土气。凡十一脏，取决于胆也。"

（一）脏腑的划分标准

多版《中医基础理论》均设《藏象》一篇。"藏（zàng）"者，藏（cáng）也，言隐藏于内，为本质；"象"者，显也，言显露之于外，为现象。五脏藏之于体内胸腹之腔，又何以知其各自生理功能、病理变化？正是通过其显现于外的各自证象来分析判断，如言脾主运化者，指其对饮食水谷的消化、吸收、运输、化生他物的作用，只有脾的功能正常，其运化水谷的作用方显正常，若脾的运化作用失常，则其运化水谷的作用必显异常。其运化理论的产生，除了分析天地万象归纳总结之外，当还包括古人的各种实际操作尝试，如"神农尝百草"等。藏象理论是建立在解剖学的基础上，以整体观为基础，通过分析人体的外在各种征象，来判断人体内部脏腑的生理病理功能，是以表知里，以象知脏的过程。故言藏象是人体内在脏腑机能活动表现于外的征象。

藏象主要分为五脏与六腑，而其划分标准，主要是"藏精气"与"生精气"。"藏精气"者，五脏也，精气储藏于五脏，五脏得养，方能正常行使其各自的生理功能。"藏精气"者，即指五脏有化生和贮藏人体气血、津液、精气等精微物质的功能，只有精微得藏，五脏方能主持人体复杂的生命活动。故《素问·五脏别论》言："五脏者，藏精气而不泻也，故满而不能实。"满，指无形之精气当盈满；实，指有形之水谷当充足。满而不能实，意指五脏贮藏的精气越多越好，只有充足的水谷，方能生成更多的精气，精气充则五脏强，功能旺，身体健，不为病痛所扰。然精气之生成，则来源于六腑对水谷之物的运化消磨。何为"府"，《说文》言："府，文书藏也。"本指储藏文书的地方，在此则指中空之六腑储藏水谷、传导糟粕之地。故《素问·五脏别论》言："六腑，传化物而不藏，故实而不能满也。"此言六腑的基本功能乃"传"与"化"，而"传"输水谷之物的目的，乃是为了精微物质的生成，只有水谷之物持续不断地传输，方能连续不断地生成精微物质，精微充足，五脏方养。而又有奇恒之府者，奇者异也，不同也，恒者常也。奇恒之府，其形多中空，与腑相近，然又藏精气，类似于脏，似脏非脏，似腑非腑，故称之为"奇恒之府"。而五脏、六腑、奇恒之府中，以五脏为重，六腑次之，五脏乃人体生命活动的中心，六腑及奇恒之府者，皆隶属于五脏。

（二）胆的生理功能

胆者，即为六腑，又为奇恒之府，然人体以"藏精气"的五脏与"生精气"六腑为核心，故胆最重要的是行使六腑的功能，即胆资助运化的功能。

（1）胆以藏泄精汁而助运化。胆内藏精汁，其味苦，其色黄绿色，故被称为"中精之腑""清净之腑""中清之腑"，其为肝气所化，《脉经》言："肝之余气，泄于胆，聚而成精。"故《难经正义》言胆汁："感肝木之气化而成，人食后小肠饱满，肠头上逼胆囊，使其汁流入小肠之中，以融化食物，而利传渣滓。若胆汁不足，则精粗不分，粪色白洁而无黄。"精汁有所藏，方能下泄之于小肠，助其"泌别清浊"及"化物"。故知，只有肝气旺盛，方能生成充足的精汁，精汁有所藏，方能有所泄，有所泄，食物方能融化，糟粕利传必当通畅。而胆汁的生成与排泄，均是在肝气的推动下进行，肝气充足，方能生成胆汁，肝气疏泄正常，胆汁方能正常排泄于肝。在病理情况下，若肝胆功能失常，胆汁生成不足，或不能正常排泄于小肠，必然影响到食物的传化，而见厌食、腹胀、腹泻等消化不良症状。反之，若六腑传导失常，食物或糟粕蕴滞于中，必将导致胆汁不能正常泄入小肠而瘀滞于胆，致使肝胆功能的失常。

（2）胆主决断。决断者，情志之事也。《素问·灵兰秘典论》言："胆者，中正之官，决断出焉。""中正"者，不偏不倚也，即指人在产生相关的情志之后，胆的主要作用就是通过对其进行分析，使之不过度偏亢或过度低落，尽量使人之情志保持平和之象。只有肝气充足，疏泄正常，方能胆气充足，从而避免剧烈的精神刺激对身体的伤害，并且情志向正常状态的恢复也较快。故《医参》言"气以胆壮，邪不可干"，而胆气不足之人，则易为不良精神刺激所扰，易形成胆怯易惊、善恐善惧、失眠、多梦等情志之病。若论治者，当肝胆并调，故《类经·脏象类》言："胆附于肝，相为表里，肝气虽强，非胆不断。肝胆相济，勇敢乃成。"

（3）胆助肝以调达全身气机。胆与肝，互为表里。胆之藏泄胆汁的功能正常，则有利于肝气的正常疏泄；而肝气疏泄正常，则有利于胆汁的生成、储藏及排泄。它们彼此调和，互为依靠。胆合于肝，助肝疏泄，内而脏腑，外则肌肤、支节，其气之升降出入、纵横往来，皆赖肝胆之气的调节，故有"凡十一脏取决于胆"之说。

(三)"凡十一/土脏取决于胆"

(1)"凡十一脏取决于胆"。此为常见之说,因《素问·六节藏象论》载,合胆确为十一脏。胆能助肝以调畅全身气机,故"十一脏"确实"取决于胆"。然五脏与六腑,五脏为核心,六腑为配属,肝为主,胆次之,在此何不言"凡十一脏取决于肝"?不是更为恰当,确实如此!言"取决于胆"者,一般认为主要有三个原因。

其一,阳主阴从。朱丹溪创"阳有余阴不足"论,张介宾言:"火,天地之阳气也,天非此火,不能生万物;人非此火,不能有生,故万物之生皆由阳气。"又言:"阳气难得而易失,易损而难复。"人法地,地法天,天法道,道法自然,故人法于自然也,而从古至今,自然万象,无不体现"阳主阴从"之理,如:"阳气者,若天与日,失其所则折寿而不彰,故天运当以日光明。""凡阴阳之要,阳密乃固。"此皆在言自然界中阳气的重要性,若观于人,阳气确实重要,如《伤寒论》之寒从广义言指外感六淫之邪,从狭义特指风寒之邪,然有风有寒,何以不言风而言寒?只因阴寒之邪,最易损伤人体阳气,而观仲景六经传变的内涵,主要是因为阳气受损,邪气深入,故《伤寒论》确实重视人体阳气,可以说有阳气则生,无阳气则死,人之所以存在,正是因为阳气在不断地推动着人体气血津液的生成、运行与转化,从而维持着人体基本生命体征进行。后世郑钦安正是因为认识到了这一点,所以才成为火神派鼻祖。故"阳主阴从"确实正确无误,然若从这个角度解释肝胆的重要性,那就是忘乎中医存在最重要的根本,搞混五脏六腑基本功能属性。

其二,胆气春升。金李东垣《脾胃论》言:"胆者,少阳春生之气,春气生则万化安。故胆气春生,则余脏从之,所以十一脏取决于胆也。"清张志聪《黄帝内经素问集注》言："胆主甲子，为五运六气之首，胆气升则十一脏腑之气皆升。"此两处之言，或从四季阴阳之气的升降出发，或从五运六气的运转变化出发，来说明"胆气春升"，若仅从此而言，确实无误，然仍然忘乎五脏乃人体之根本这个基本要素。虽然人法自然，然人之为人，必然有自己的独特之性，更不可乱用、套用各种传统哲学理论来解释、说明人本身的问题，此正是所谓的过犹不及也。

其三，借胆说肝，即"凡十一脏取决于肝"之意也。笔者认为此说最为恰当。

（2）"凡土脏取决于胆"。有学者认为古代的书籍均为竖排，所以"十一"有可能本为"土"字，若为"土"字，则其变为"凡土脏取决于胆"。观原文："脾、胃、大肠、小肠、三焦、膀胱者，仓廪之本，营之居也，名曰器，能化糟粕，转味而入出者也，其华在唇四白，其充在肌，其味甘，其色黄，此至阴之类，通于土气。凡十一脏，取决于胆也。""脾"字之前的内容主在言五脏，"脾"字之后的内容皆在言六腑，六腑之中，胃为大主，而胃之与胆，相生相克，其生理病理相互联系、相互影响。只有胆和，方能正常排泄胆汁于小肠，小肠化物、受盛功能正常，方能有利于胃之受盛、腐熟、通降之能的正常运转，若胆失和，必然影响及胃，而为"土"不和也，此说主在强调木调土的功能。

第三节　常用方剂

一、小柴胡汤

小柴胡汤者，乃医圣张仲景所创立的千古名方也，它为中医

"和"法的代表方剂。仲景《伤寒论》记载："伤寒五六日中风，往来寒热，胸胁苦满，嘿嘿不欲饮食，心烦喜呕，或胸中烦而不呕，或渴，或腹中痛，或胁下痞硬，或心下悸，小便不利，或不渴，身有微热，或咳者，小柴胡汤主之。"此为首次记载小柴胡汤主治范围为少阳半表半里之症。

（一）原方解析

盖因少阳者，为三阳之枢也，邪犯少阳，邪郁于半表半里之间，于外，可与阳气相争，表现为恶寒之象；于内，可与阴气相争，表现为发热之象，故临证可见往来寒热。又因肝胆经脉相通，少阳胆经起于目锐眦，贯膈循胁，络肝属胆，因此，邪在少阳，少阳相火亦可相兼为病。盖因少阳之气以疏泄为要，邪郁于内，郁而化热，故可见口苦、目眩而胸胁苦满等征象；肝胆郁结，升发失常，胃亦失和降，临证故见嘿嘿不欲饮食、心烦喜呕等症。该书还记载："若胸中烦而不呕者，去半夏人参，加栝蒌实一枚；若渴，去半夏，加人参，合前成四两半，栝蒌根四两；若腹中痛者，去黄芩，加芍药三两；若胁下痞硬，去大枣，加牡蛎四两；若心下悸，小便不利者，去黄芩，加茯苓四两；若不渴，外有微热者，去人参，加桂枝三两，温覆微汗愈；若咳者，去人参、大枣、生姜，加五味子半升、干姜二两。"由此可知，小柴胡汤并非仅限用于半表半里之症也，它可通过加减变化，运用于临床多种疾病当中。

（二）方药解析

小柴胡汤药物组成为柴胡、半夏、人参、甘草、黄芩、生姜、大枣。方中柴胡性味辛凉，善入肝胆经，擅于疏肝解郁，疏散风热。具体而言，其可疏散六经之邪气，疏泄胃肠聚集之气，疏散外感之邪气，疏肝解郁止痛，故正如《神农本草经》记载："柴胡者，主心腹肠胃结气，饮食积聚，寒热邪气，推陈致新。"亦如《本草纲目》记载："治阳气下陷，平肝、胆、三焦、包络相火，及头痛眩晕，目昏赤痛障翳，耳聋鸣，诸疟，及肥气寒热，妇人热入血室，经水不调，小儿痘疹余热，五疳羸热。"《滇南本草》记载："柴胡乃伤寒发汗解表要药，退六经邪热往来，痹痿，除肝家邪热、痨热，行肝经逆结之气，止左胁肝气疼痛。"方中黄芩具有清热燥湿，泻火解毒之功效，正如《神农本草经》记载："黄芩者……主诸热、黄疸、肠澼泻痢，逐水，下血闭，恶疮疽蚀火疡。"方中半夏者，降逆止呕，燥湿化痰，消痞散结，正如《神农本草经》记载："半夏者，主伤寒寒热，心下坚，胸胀咳逆，头眩，咽喉肿痛，肠鸣，下气止汗。"方中生姜健脾益气，疏散风寒之邪气，正如张元素曾言生姜可"益脾胃，散风寒"。方中甘草味甘性平，具有补益脾气之功，《神农本草经》将之列为药中之上品，该书记载："甘草，味甘，平。主五脏六腑寒热邪气，坚筋骨，长肌肉，倍力，金创肿，解毒。"

综上分析，方中柴胡为治少阳之专药，盖其轻清升散，疏肝行气，调和表里，故为君药。臣以黄芩，其性苦寒，善清解少阳之相火也，两药相配，一散一清，一升一降，升降相助，共借少阳之邪气。佐以半夏，以期散结消痞，和胃降逆，助君臣药散邪之用也。再佐以人参、甘草，重在补益脾气，扶正以祛邪，盖因"见肝之病，知肝传脾，当先实脾"之故也，使以生姜、大枣，以期补益胃气，养阴生津，调和营卫之气。全方合用，祛邪亦可扶正，实里亦可防邪气深陷于内，重在祛邪，兼以扶正，以舒畅少阳之气为主要，兼可调和胃气。

有关小柴胡汤的主治范围，笔者通过对《伤寒论》记载小柴胡汤的内容进行归纳，同时结合数十年的临证经验，发现该方可运用于中医、西医的妇、五官、内、外多个学科系统的疾病治疗。妇科病证如产后发热、行经期头痛、行经期乳房胀痛等疾病，这与现代医学所说的产褥热、经期紧张症、经期感冒等疾病相类似；五官科病证如目赤、耳聋、耳鸣等病证；中医的肺系疾病如咳嗽、发热、喘证、胸痛、肺胀等症，这与现代医学所说的肺炎、支气管炎、胸膜炎、肺结核、慢性阻塞性肺疾病等疾病相类似；心系类疾病如心悸、怔忡、胸痹等症，这与现代医学所说的心律失常、冠心病、心绞痛等疾病相类似；肝胆系病证如眩晕、黄疸、疟疾、胁痛、头痛、积聚等，这与现代医学所说的酒精性肝炎、病毒性肝炎、药物性肝炎、自身免疫性肝炎、肝硬化、胆石症等疾病相类似；脾胃系病证如腹痛、便秘、呕吐、胃脘痛、泄泻等，这与现代医学消化系统的腹痛腹泻、急慢性胃炎、胃肠功能紊乱、肠易激惹综合征等疾病相类似；外科系病证如乳痈、蛇串疮等疾病，这与现代医学的乳腺炎、带状疱疹等疾病相类似。以上均是小柴胡汤的主治范围。临证过程中，需要根据患者的具体情况，进行加减运用，必要时与其他方剂联合运用。需要强调的是，作为一名中医临床工作者，我们在继承中医先哲们的理论的同时，还当注重发扬其理论，不可拘泥于古，应使中医中药应用得更为广泛。

二、痛泻要方

经典方剂痛泻要方的药物组成最早收藏于朱丹溪所著的《丹溪心法》，但原方并未将其称为痛泻要方，而是以痛泻病来进行论述的。该书记载："治痛泻，炒白术（三两）、炒芍药（二两）、炒陈皮（两半）、防风（一两），久泻，加升麻六钱。上锉，分八帖，水煎或丸服。"痛泻要方是否为朱丹溪所撰，现今仍有争议，部分学者考证该方乃由明代刘草窗所创，然由于世人并未见其著作，故仍不肯定。方中炒白术、炒芍药体现了中医学"土中泻木"的治法。不同医家，根据自身对该方的理解而赋予方名。譬如，张景岳所著《景岳全书》将其命名为"白术芍药散"。清朝汪昂《医方集解》卷一将其命名为"痛泻要方（痛泻刘草窗）"，并言："治痛泄不止。"清朝梁子才《不知医必要》卷三将其命名为"防风芍药汤"。清朝竹林僧《竹林女科》卷二将其命名为"白术防风汤"。直至明代医家吴昆所著《医方考》记载"泻责之脾，痛责之肝，肝责之实，脾责之虚，肝实脾虚，故令痛泻"，并正式将丹溪治疗痛泄之方称为"痛泻要方"。其中，"土中泻木"的治法体现了五行相生相克规律，在历代医家的临证总结下，确立了"扶弱抑强"的理念。盖所谓"土中泻木"者，其实质乃为"扶土抑木"也。

有关方名的原创问题，从后世医家运用痛泻要方附加了刘草窗来推测，该方可能为刘草窗治疗痛泄病的疗效极好，但并未给予其痛泻要方的方名和病机诠释。在刘氏的基础上，后世医家根据自身对该病的病机和方药认识，故而有不同的命名。

（一）原方解析

早在《黄帝内经》就已明确记载了五行相生相克的关系，其书记载"金克木，木克土……"故而，后世医家在该理论的影响下，早已有"扶土抑木"治法的论述和应用。比如，中医经典著作《难经·七十七难》记载："见肝之病，则知肝传之于脾，故先实其脾气，勿令得受肝之邪，故曰治未病焉。"最早强调了肝脾两脏之间的联系，由于肝木受邪，易于克其所胜，致使脾土受伤。医圣张仲景在《金匮要略》一书中再次强调了"见肝之病，当先实脾"乃为上工治病所必备也。其书言："夫治未病者，见肝之病，知肝传脾，当先实脾。"并且其所著经典方剂小建中汤即已体现了仲景重视治未病之"扶土抑木"思想也，方中倍用芍药之意，盖因脾土虚弱，用柔肝缓急止痛之芍药，一则可缓急止痛，二则可防肝木乘脾土，加重脾虚也。中医学明确论述"扶土抑木"思想最早见于李杲所著的《内外伤辨》，李杲在注释小建中汤时，明确提出了"土中泻木"一词。自明清以后，有关"扶土抑木"的思想论述更为丰富和成熟。《本草纲目》在注解中药的功效时常常运用之。譬如，该书曾记载木瓜治转筋者，乃土中泻木以助金也。后世学者继承和发扬了对"扶土抑木"思想，并将其运用于诸多疾病的治疗当中，比如，慢性腹泻、肠易激惹综合征、胃肠功能紊乱、心身疾病引发的泄泻等一系列疾病，临床收效确切。

由痛泻要方的药物组成可知，该病的病位责之于肝、脾两脏。迄今为止，不同医家对其病机论述尚未统一认识。概括而言，主要有以下几类：肝郁脾虚、肝旺乘脾、肝实脾不虚、脾虚肝旺等。诸多医家把争论的重点放在了肝郁肝旺和脾土虚弱两者先后关系的问题上。张景岳认为泄泻的发生实乃因肝气不舒，肝郁克土。其在《景岳全书》中记载："凡遇怒气便作泄泻者，必先怒时挟食，致伤脾胃，故但有所犯，即随触而发，此脾胃二脏之病也。盖以肝木克土，脾气受伤而然。"龚廷贤认为脾土虚弱是发病的根本原因，脾土虚弱，以致肝气克土，引发泄泻。其在《寿世保元》中记载："一论刘草窗痛泻要方，伤食腹痛，得泻便减，今泻而痛不止，故责之土败木贼也。"现代医家秦伯未认为，肝木之气旺盛为痛泄之首要原因，肝旺乘脾土，故而引发泄泻。其在《谦斋医学讲稿》中记载："腹内先胀，继而腹痛，泻下不多，泻后舒畅，反复发作，脉搏多弦细，右盛于左，表现为木乘土位。"笔者认为，由于肝脾两脏在生理上有着重要联系，因此，两者病理上亦紧密相关。首先，脾气虚弱始终贯穿了该病的发生发展，盖因邪之所凑，其气必虚也。其次，有关痛泻要方的病机，肝郁、脾虚都有可能成为发病之根本原因，或以肝郁为主要病机，或以脾虚为主要病机，但两者均有参与痛泄病之发生发展。临证之时，当辨证论治、因人论治、因时论治和因地论治。之所以说辨证论治和因人、因时、因地论治者，盖因人之出生后，禀赋的父母之精气亦有不同，部分人群平素体质本虚，秉承的脾胃之气亦虚，故即使在肝气不旺盛、肝气疏泄正常的情况下，倘若因情志不畅、饮食不节，则亦可引发痛泻之证。又因不同时间、不同地区、不同人体，人体脾胃之气的旺盛与否、肝气是否疏泄正常亦有所区别。因脾土虚弱而发者，肝气未必旺盛，因肝气旺盛而致肝木乘土者，脾气亦未必虚弱，因此，只有通过辨证论治，才可辨其真正的病机，进而做到施治正确。

（二）方药解析

痛泻要方的药物用量，不同的医书记载不同，《丹溪心法》中的痛泻要方由炒白术（三两）、炒白芍（二两）、防风（一两）、陈皮（两半）组成。《医方集解·和解之剂》记载："此足太阴、厥阴药也。白术苦燥湿，甘补脾，温和中；芍药寒泻肝火，酸敛逆气，缓中止痛；防风辛能散肝，香能舒脾，风能胜湿，为理脾引经要药。陈皮辛能利气，炒香尤能燥湿醒脾，使气行则痛止。数者皆以泻木而益土也。"所谓泄泻者，探究其本质，乃因脾不升清，脾胃主运化水谷之职能失常所致。故方中重用炒白术为君药，旨在健脾益气，不仅可治病之本也，还可通过健脾益气，防止肝木乘脾土。其为君药者，盖因其性甘苦温，不仅可健脾益气消食，还可燥湿化痰，调中养阴，生津止渴，除霍乱，止吐下不止，止泻利。故正如《景岳全书》记载："泄泻之本，无不由于脾胃。盖胃为水谷之海，而脾主运化，使脾健胃和，则水谷腐熟而化气化血,以行营卫。"臣以白芍,其性微寒,味酸苦,为治各种病因如虚实寒热等引起的腹痛。《神农本草经》亦明确指出芍药可主治邪气腹痛。对于芍药可主治腹痛的原因,张隐庵认为与芍药疏通经络相关,其曾言:"风木之邪,伤其中土,致脾络不能从经脉而外行,则腹痛。芍药疏通经络,则邪气在腹而痛者可治也。"它不仅擅于缓急止痛,还具有养血柔肝之功效,又因肝体阴而用阳,肝血得养,肝得疏泄,冲和条达,则肝阳得以制约,防止肝气亢逆乘脾之势,故而为方中抑木之重要药味。臣以防风,其性辛散,可疏散肝气,祛风燥湿,配以白芍,加强抑肝木之功。佐以陈皮,其性温味辛苦,温者,可和可温,辛可行可散,苦可燥可泻,配以白术,则可助其健脾益气之功,配以白芍、防风,则可助其疏肝柔肝以抑木。故《本草纲目》记载:"同补药则补,同泻药则泻,同升药则升,同降药则降。"

全方合用,白术健脾益气,白芍养肝柔肝,缓急止痛,防风祛风燥湿,疏肝散肝,陈皮以健脾疏肝,四药合用,共凑健脾疏肝之功。那么,该方重在健脾还是疏肝呢?首先,我们初从药味的数量比重来看,扶土之药为两味——白术、陈皮,抑木之药有三味——白芍、防风、陈皮。其次,我们从药物用量来看,方中以白术用至三两,止在健脾以益气,佐以陈皮,加强健脾之功。因此,虽扶土药物味数少,但其用量重,仍强调了健脾的重要性。再次,痛泻者,依据其临床表现,乃为脾气损伤早期阶段,此时并未伤及脾阳之气,故只需炒白术一味药健脾益气即可。

痛泻要方所具有的典型临床表现为肠鸣腹痛、泄泻,其特点为泻必腹痛,泻后痛减。所具备的舌脉为舌苔薄白,脉两关不调,左弦右缓。据此,医者们多将其运用于慢性腹泻、肠易激惹综合征、心身情志类疾病所致的泄泻。那么,是否必须有泄泻才能运用该方呢？笔者认为未具备泄泻症状，但病机辨证为肝郁脾虚，是可以运用该方治疗的，正所谓"异病同治"也。临证当中，疾病复杂多样，病证复杂，治疗时，最需灵活变通，切不可执着一方只治一病。

第四节　临床典型案例

一、郁证—肝气郁结，神失所养证

患者，男性，20岁，初诊：2017—3—14。

主诉：情绪不稳定3⁺年。

现病史：三年前，因遭遇同学殴打后，出现精神异常，情绪低落，时时欲哭，后因高考失利，症状趋重，不愿与人交流，食欲不振，伴有自杀倾向。家属将其送至省人民医院精神科救治，医生诊断为抑郁症，予以口服奥氮平（5mg，晚上半片）、舍曲林（早上一片）治疗。服用半年后，患者症状有所缓解，但患者体重增加明显，情绪时有激动。现患者家属寻求中医诊疗，现症见：神志清楚，对答切题，情绪不稳定，时时欲哭，面色萎黄，表情呆滞，沉默少语，眼神躲闪。自述情绪不佳，记忆力下降，不愿与外界接触，偶有腹痛不适，心悸胸闷，食欲明显增加，食后即满，睡眠差，睡后噩梦纷纷，大便干结，每日一次，小便正常。既往体健，否认吸烟饮酒史，否认药物过敏史。舌质暗红，苔薄白，脉弦细无力。

中医诊断：郁证—肝气郁结，神失所养证。

西医诊断：抑郁症。

治法：调和气血，养心安神。

处方：柴胡疏肝散合甘麦大枣汤合参苓白术散加减。

药物：柴胡15g　　桂枝15g　　白芍15g　　炙甘草15g
　　　党参30g　　黄芪30g　　生白术20g　枳壳20g
　　　炒香附20g　川芎10g　　当归15g　　炒酸枣仁30g
　　　夜交藤30g　茯苓30g　　石菖蒲20g　牡蛎50g
　　　龙骨30g　　浮小麦20g　大枣20g　　炒白扁豆15g
　　　陈皮15g　　隔山橇20g　炒鸡内金10g

6剂，水煎服，日1剂，每日3次，一次100毫升。忌辛辣。

复诊：2017—3—24。

现症见：情绪较前舒畅，近期未见腹痛，饮食转佳，食后胀满之相不明显。舌质暗红，舌淡红，苔薄白，脉弦细。处方：上方去隔山橇、鸡内金，加炒麦芽20g。如前继服6剂。

三诊：2017—4—13。

现症见：情绪明显较前稳定，欲哭症状明显减轻，睡眠改善明显，舌质暗红，苔薄白，脉弦细。处方：上方去龙骨，减牡蛎至30g。继服6剂。

随访，患者坚持服用半年，结合笔者推荐的心理书籍，依靠自身的努力，情绪越来越平和。一年后，患者自觉情绪接近正常，便找了一份固定工作。

按语：患者乃七情致病，属情志病范畴，可参合情志病分析。情志为病，与肝脾心三脏功能的失常密切相关，特别是与肝最为相关。七情之邪侵袭，直中心神，心神失常，故见情绪不稳定、时时欲哭、记忆力下降；七情之邪，扰乱肝气，致使肝不疏泄，不能调畅心气，不能助心调节情志，故见表情呆滞、沉默少语、眼神躲闪、不愿与外界接触、心悸胸闷；肝气不舒，肝魂不安，故见睡眠差、睡后噩梦纷纷；木不和，土失用，故见食欲增加、食后即满、大便干结；木旺克土，土运不及，故见偶见腹痛、面色萎黄；舌质暗红者，气郁久而血不畅也；脉弦者，气机郁滞，脉细者阴血不足，无力者，正气亏虚也。故知其机为心肝脾三脏失和、气血失调，治之以调和气血、养心安神，方用柴胡疏肝散、甘麦大枣汤、参苓白术散化裁。其以柴胡、桂枝寒热并用，以疏通肝气，助肝升发，更加枳壳、炒香附、川芎、陈皮升降相配以加强其调气之力，肝气调则心脾之气易和，其气和则其志稳而不乱，情志异常之相自平；又以白芍、炙甘草酸甘养肝，更以当归、炒酸枣仁、夜交藤、川芎加强养肝体之力；如此则体用并调，肝和则心脾自和。神者，赖心气以养，心血以濡，心之气血旺盛，则神自旺而不为邪扰，故以炙甘草、浮小麦、大枣、党参、黄芪、白术、炒枣仁、当归、夜交藤以补养心之气血；神不静而旺动，故以牡蛎、龙骨、茯苓、石菖蒲以重镇安神，兼以收敛祛痰，即防心神浮散，又防阴邪蒙蔽。木不和，土失运，受纳通降失常，故以炒扁豆、枳壳、陈皮、隔山橇、炒鸡内金以健胃助运，合诸补脾之品以健运中焦。复诊见诸情况有所好转，说明方已对证，可继续服用，然饮食已趋正常，说明胃之运化已无大碍，故去隔山橇、鸡内金，以其攻伐消克之力较强，并以健胃疏肝的炒麦芽代替之。三诊见情志异常明显好转，睡眠转佳，故当减轻重镇之力，故去龙骨并减牡蛎之量。

二、腹泻—肝郁脾虚证

患者，女，52岁，初诊：2019—7—6。

主诉：腹泻三$^+$年。

现病史：近三年来，长期腹泻，泄泻物为未消化的食物，痛时腹泻，泻后痛减，遇情志激动、饮食辛辣厚味后，必发腹泻。

曾于多家西医院治疗，自诉诊断为"肠易激惹综合征"，长期服用西药治疗，疗效不明显，症状时轻时重，未行胃肠镜检查。现症见：面色少华，精神不振，食少纳差，急躁易怒，反复泄泻，痛即腹泻，腹痛拘急，喜按喜温，泻后痛减，小便正常，睡眠一般，舌质淡红嫩，苔厚白腻，脉弦缓乏力。

西医诊断：泄泻原因待查，肠易激惹综合征待诊。

中医诊断：腹泻—肝郁脾虚证。

治法：健脾疏肝，缓急止泻。

处方：痛泻要方合逍遥散、理中汤、七味白术散、桂枝加葛根汤加减。

药物：　柴胡15g　　桂枝15g　　白芍20g　　炙甘草20g
　　　　干姜10g　　法半夏10g　生白术20g　茯苓30g
　　　　煅牡蛎30g　粉葛根30g　党参20g　　黄芪30g
　　　　当归15g　　广木香10g　陈皮10g　　广藿香15g

6剂，水煎服，日1剂，每日3次，一次100毫升。忌辛辣。

二诊：2019—7—21。

现症见：腹泻腹痛明显减轻，余症如前。

处方：守上方不变，继服6剂。

三诊：2019—8—14。

现症见：腹泻腹痛症状已消失，情绪趋向平和，其余症状未见明显改变，脉弦无力，舌淡红苔薄白。

处方：上方去木香，减白芍至15g，继服6剂。

随访，患者持续服用中药三个月，诸症痊愈，精神状态明显好转。

按语：此为痛泻无疑。木克土者，或因土弱而木乘之，或为木盛而乘于土。观此患者，其病发已久，反复泄泻，必然致使水谷精微生成不足，日久正气必然衰弱，观其面色少华、精神不振可知。痛者，木欲乘土，脾土抗邪，正邪相争，腹络不和，故痛而拘急，以脾主大腹故也；泻者，木不疏土，脾土不升，津液下流于肠故泻，亦为土虚败走，导邪外出之象。久泻脾土虚弱，盛载能力减弱，故饮食辛辣厚味后，必发腹泻；若遇情志激动，则七情及肝，肝木更旺，旺则更易克土，故于情志激动后易发。舌质淡红嫩、脉缓而乏力者，脾土亏虚，正气不足也；舌苔厚白腻者，中土留湿也；弦者肝脉，为肝旺，为气结。故知其病机为肝郁脾虚，木来克土；治之当益脾土，调肝木；方选痛泻要方、逍遥散、理中汤、七味白术散、桂枝加葛根汤加减化裁。痛泻要方本以防风疏肝升脾以止泻，然笔者认为其力毕竟不足，故以柴胡、桂枝代替之，柴胡可疏肝以和脾，桂枝可补脾以调肝，两者相合，调理木土之功大焉；更以葛根、广木香、陈皮、广藿香以加强升脾之力。诸药相合，既能调和肝脾，亦能生津止泻。重用白芍、炙甘草酸甘缓急止痛，然白芍本能致泻，但本方升发较多，故其通泻之功不显，而能止痛也。其痛泻之因，乃脾土虚弱，故以干姜、炙甘草、黄芪、党参、白术以温补健脾，脾以阳用事故也；又以半夏、茯苓、牡蛎、陈皮、广藿香化痰除湿，收敛止泻，脾不运，必伴痰湿内生。二诊见药后痛泻之象明显减轻，药已对证，故守方不变，继服之。三诊见已无痛泻之象，然脉仍无力，说明虚弱之脾土仍未恢复，正气仍然虚弱，故去耗气之木香，减少阴柔之白芍，继服之，只有脾土恢复，正气旺盛，自然日后不易复发，正气旺盛，身体自然强健。

三、崩漏—气血亏虚，血失所固证

患者，女性，17岁，初诊：2018—4—14。

主诉：月经淋漓不尽半年余。

现病史：月经初潮的时间为12岁。患者诉自从进入高中学习阶段，月经时常不规律。特别近半年来，患者月经淋漓不尽，短则持续10天，长可持续达两月，月经量少，色淡红，有血块，时常有少腹疼痛，喜温喜按。若遇中途考试，则月经的日期更为延后，家属诉患者平素精神紧张，自高中后，易与人发生争吵，情绪激动易怒。西医辅助检查：性激素系列、妇科B超未见明显异常。现症见：患者神志清楚，月经淋漓不尽，面色正常，神疲乏力，记忆力下降，注意力不易集中，激动易怒，少腹疼痛不适，喜温喜按，经前期有腹泻症状，不思饮食，不易入睡，睡后易醒，二便正常，脉弦无力，舌淡红，苔薄白。

西医诊断：月经不调、无排卵性功能失调性子宫出血。

中医诊断：崩漏—气血亏虚，血失所固证。

治法：益气补血，固摄止漏。

处方：逍遥散合归脾汤、固冲汤化裁。

药物：柴胡10g　桂枝10g　白芍15g　炙甘草15g
　　　炮姜10g　黄芪30g　党参20g　生白术20g
　　　当归15g　川芎5g　龙眼肉20g　葛根20g
　　　陈皮10g　煅牡蛎30g　龙骨20g　海螵蛸15g
　　　棕榈炭15g

6剂，水煎服，日1剂，每日3次，一次100毫升。忌辛辣。

二诊：2018—4—21。

现症见：出血量明显减少，睡眠改善明显，情绪趋向平和，脉弦无力，舌淡红，苔薄白。

处方：守上方不变，继服6剂。

三诊：2018—5—14。

现症见：已无出血之象，注意力明显得以集中，行经持续时间为7—10天，其余症状未见明显改变，脉弦，舌淡红，苔薄白。

处方：上方去龙骨、海螵蛸、棕榈炭，继服6剂。

随访，患者于笔者处坚持治疗五月余，月经基本恢复正常，为巩固疗效，让每月复诊一次，前后坚持治疗一年。

按语：月经之病，总与肝脾肾相关，观患者神疲乏力、月经淋漓不尽、不思饮食，知为脾虚不摄所致；血本藏于肝，肝血得藏，则肝体得养，肝用正常，现因出血不止，肝无血藏，肝气不和，情志失调，故见激动易怒；气血不足，神失所养，故见记忆力下降、注意力不易集中、不易入睡、睡后易醒；肝血不足，肝经失养，故见少腹疼痛不适、喜温喜按；经前痛泻者，肝气下泄，克于脾土所致；脉弦者，肝气不疏，无力者，正气亏虚。故知其病机为气血亏虚，血失所固，神失所养；治之以益气补血，固摄止漏；方用逍遥散合归脾汤、固冲汤化裁。方以柴胡、桂枝调和肝脾之气，以肝主疏泄，脾为气机升降之枢纽，肝脾之气和，则诸气自然调畅；以炮姜、炙甘草、黄芪、党参、白术健脾气，以当归、白芍、龙眼肉养肝血，气血并补，直指其本；以炮姜、牡蛎、龙骨、海螵蛸、棕榈炭、川芎调血止血，直指其标；葛根、陈皮升脾调气，以加强脾之运化。复证见出血量明显减少，知药已对证，当守方不变，继服之。三诊已无出血，故去龙骨、海螵蛸、棕榈炭，以防过度收敛。标易治而本难复，补气血者，不可一蹴而就，当缓缓图之。

中篇

医 案

第四章　肺病医案

一、咳喘—脾气虚弱，痰湿阻肺

万某某，女，41岁，职业：工人，籍贯：成都，初诊：2018—8—21。

主诉：反复咳嗽、咳痰 2^+ 月。

现病史：于2月前感冒后出现咳嗽、咳痰，经数次医治而未完全根治。现症见：咳嗽，咳痰量中、色白、不易咯出，偶伴有咳时遗尿，稍喘，口苦，纳差，腹部胀满，偶有腹痛，疲乏无力，活动后尤甚，平素易汗出，易感冒，睡眠可，大便干稀不调，小便正常，舌质淡红，苔白腻，脉浮而弱极。当日胸部CT提示：支气管扩张伴感染。

辨证：咳嗽—脾气虚弱，痰湿阻肺证。

治法：健脾除湿，益气解表。

方剂：参苓白术散合玉屏风散、桂枝汤、逍遥散、痛泻要方加减。

药物：人参片 9g　　茯苓 15g　　炒白术 20g　　陈皮 15g
　　　　山药 20g　　砂仁 20g　　薏苡仁 30g　　桔梗 20g

　　　　大枣 10g　　生甘草 5g　　当归 10g　　柴胡 15g
　　　　生黄芪 20g　桂枝 15g　　防风 15g　　生白芍 20g
　　　　瓜蒌皮 15g

4剂，水煎服，2日1剂，每日3次，一次100毫升。

复诊：2018—9—12。

现在症：咳时遗尿明显，气喘，疲乏无力，活动后尤甚，纳差，平素易汗出，易感冒，睡眠可，大小便正常，舌质淡红，苔薄白，脉弱。

处方：上方合山茱萸 30g、熟地黄 15g。

6剂，水煎服，2日1剂，每日3次，一次100毫升。

按：感冒本为小疾小痒，然临床时却见久延不愈而变生他病者，此为患者不够重视，乱服药片，或医者失察，认为天气炎热之时，必然为感受热邪而成病，常常妄用寒凉之品，冰伏邪气，损伤阳气，不仅不能解邪，反而促使邪气内陷。不知夏月之时，寒邪更多，现今空调的大量使用，致使屋里屋外寒热两重天，在外因热而大汗淋漓，突然进屋遇低温，若平素虚弱之人，身体适应、调节能力本为低下，突遇这种极端变化，身体不能迅速调节以适应而极易为病，从而表现出一派太阳伤寒、太阳中风之象，直须辛温汗之，邪即可解，或寒闭其热者，亦可寒温并用而治之，但若迁延不愈者，必然为误治使然。

此患者感冒后咳嗽两月余，邪气已入里，壅滞于肺，肺气升降不利，故而见咳与喘。邪气内传者，必因在里之正气不足使然，观纳差、腹部胀满、疲乏无力于活动后尤甚、平素易汗出、易感冒可知，则为脾肺气虚，肌表不固使然，偶有腹痛者，土虚木乘也。脾气虚弱，运化失常，水液不运，痰湿生成，上储于肺，而见咳痰。痰浊内阻，肺气不利，不能正常外排，故见不易咯出，色白者，寒也，故知有寒痰阻肺。苔白腻者，痰湿重，脉浮者，表邪未尽，脉弱极者，正气虚甚。咳而遗尿者，"膀胱咳状"，为久咳而膀胱气化失常所致。由上故知此证有邪气未尽、脾肺气虚、痰湿阻肺、土虚木乘、膀胱失约之象，因患者以咳嗽为主症，故知其核心在于脾气虚弱、痰湿阻肺，故治之以参苓白术散补益脾肺、化痰止咳，以玉屏风散、桂枝汤加强补益之力，又能祛邪固表，以逍遥散、痛泻要方调和肝脾，以止腹痛。具体则以人参、白术、山药、黄芪、大枣、炙甘草补脾益肺、益卫固表，正气充足，方能祛邪，邪祛而肺气自和，咳喘自愈；以白术、茯苓、陈皮、砂仁、薏苡仁、桔梗、瓜蒌皮健脾化痰、利肺气，柴胡、桂枝、防风寒温并用，祛邪外出，诸药配合，专以祛邪，邪祛正自安，咳自止，喘自平；以诸补脾药合白芍、当归、柴胡者，成逍遥散变方，专以扶土抑木，重用白芍专止腹痛；《素问·咳论》言："膀胱咳状，咳而遗溺。"咳而遗尿之症，朱进忠治之以小柴胡汤，张明利治之以五苓散，又有以真武汤治之而愈者，观其均在疏利水道，调节津液代谢，而此患者，以脾肺之虚更为突出，土能治水，金调水道，故补脾肺者，即在治水也。复诊之时，反见咳时遗尿明显，仍见气喘，故知患者有肾虚不摄不纳之相，虽有人参以固元气，但仍显不足，本为中年，身体当强壮，只因平素汗多，久则耗伤根本而肾气亦虚，故在原方基础上加山茱萸、熟地以补之纳之固之。

二、咳喘—风寒外束，痰饮迫肺

杨某某，男，62岁，职业：退休，籍贯：成都，初诊：2018—9—27。

主诉：气喘 3^+ 年，加重 1^+ 周。

现病史：近三年时发气喘，于一周前再次发作。现症见：喘促，可闻及喘息声，咳嗽，咯白色泡沫痰，胸闷气紧，夜间不能平卧，下肢轻度水肿，恶寒，多汗，疲乏，矢气频作，大便不调，小便正常，舌体瘦小，舌质淡红，苔腻，脉浮弱。西医已确诊为"支气管哮喘"病史。

辨证：喘证—风寒外束，痰饮迫肺证。

治法：疏风散寒，健脾渗湿。

方剂：小青龙汤合参苓白术散、苓桂术甘汤加减。

药物：麻黄绒 5g　　桂枝 15g　　生姜 20g　　细辛 3g
　　　法半夏 15g　　白芍 15g　　生甘草 5g　　大枣 10g
　　　人参片 9g　　五味子 15g　　茯苓 15g　　生白术 30g
　　　山药 15g　　莲子 10g　　桔梗 20g　　陈皮 15g

3剂，水煎服，2日1剂，每日3次，一次100毫升。

复诊：2018—10—16。

现在症：喘促好转，亦无恶寒之感，他证如前。

辨证：喘证—脾气虚弱，痰湿迫肺证。

治法：健脾渗湿，温阳化水。

处方：参苓白术散合苓桂术甘汤加减。

药物：人参片 9g　　五味子 15g　　茯苓 15g　　生白术 30g
　　　山药 15g　　莲子 10g　　桔梗 20g　　陈皮 15g
　　　桂枝 15g

按：患者年老而喘3年有余，故知必然脏腑虚弱，正气不足，喘出肺肾，固知为肺肾不足，气息不平使然；肺肾不足，津液代谢失司，必然生痰成饮，痰饮乘肺气之虚而犯之，故见咳嗽、咯白色泡沫痰，若痰饮停聚甚者，则见胸闷气紧、夜间不能平卧、下肢水肿，此为支饮，甚合《金匮要略》之"咳逆倚息不得卧，其形如肿……"之言，为水饮迫于肺使然，肺失通条，而夜晚不能平卧者，乃夜间阳气不足，阴邪更甚使然。恶寒、多汗、疲乏者，风寒之邪乘气虚之时侵袭，营卫不和使然。疲乏、矢气频作、大便不调者，脾气虚弱，运化失调也。舌体瘦小、脉弱者，正气虚也，苔腻者，痰饮也。故知其病变核心有脾气虚弱、风寒侵袭、痰饮迫肺，治之以小青龙汤温阳散寒化饮，以参苓白术散扶助正气。因患者正气虚弱，故用缓和之麻黄绒代替麻黄，防止其拔伤肾气，不知卫气者，根于肾气，而麻黄最能发散耗伤卫气，凡卫气虚弱者，均需谨慎使用；小青龙本用干姜以温阳化饮，而此以大量生姜代之，取其宣散水气，消除水肿之性，真武汤之生姜即为此功用，生姜辛温升散，又可外散风寒；水饮因脾虚而生，乘寒邪侵袭，胸中阳气不足之时而上迫，故《金匮要略心典》言："谷入而胃不能散其精，则化而为痰；水入而脾不能输其气，则凝而为饮……咳逆倚息不得卧者，上迫肺也。"《金匮要略》又言："咳逆倚息不得卧，小青龙汤主之。"故除用桂枝、细辛、法半夏、桔梗通阳利肺外，更以苓桂术甘汤治其本，脾健运自无痰饮生成，更无上犯之机。复诊之时，恶寒已罢，知外邪已解，喘见稍平，知治疗方向无错，故仍以参苓白术散合苓桂术甘汤温阳健脾化饮，人参、五味子者，补肾纳气平喘，久病及肾也。

三、咳喘—气虚外感，兼有里热

黎某某，女，57岁，职业：工人，籍贯：成都，初诊：2017—1—25。

主诉：咳嗽3天。

现病史：于3天前受凉后突生咳嗽。现症见：咳嗽，咯痰量少，痰色白，稍喘，夜间不能平卧，喉中有痰，恶寒畏风，气短，疲乏无力，动则尤甚，平素易感冒，纳差，口干，喜热饮，小便正常，舌稍红少苔，脉浮小紧小数而弱。

辨证：咳嗽—气虚外感，兼有里热证。

治法：益气解表，化痰止咳，兼清里热。

方剂：参苏饮合止嗽散、桂枝汤加减。

药物：陈皮15g　　法半夏10g　　粉葛20g　　茯苓15g
　　　生甘草5g　　桔梗30g　　　桂枝10g　　赤芍15g
　　　大枣10g　　生荆芥15g　　防风15g　　白芷10g
　　　蜜紫菀10g　蜜百部15g　　党参30g　　麸炒白术20g
　　　酒黄芩15g

4剂，水煎服，2日1剂，每日3次，一次100毫升。

复诊：2017—2—19。

现在症：咳嗽较前好转，遇冷风则咳，气短、气喘、疲乏感等症好转，舌稍红，苔薄白，脉浮弱。

辨证：咳嗽—气虚外感证。

治法：益气解表，化痰理气。

方剂：参苏饮合桂枝汤加减。

药物：人参片9g　　陈皮15g　　枳壳30g　　桔梗30g
　　　前胡20g　　法半夏20g　木香15g　　生甘草5g
　　　茯苓30g　　桂枝15g　　白芍15g　　生姜10g
　　　大枣15g

3剂，水煎服，2日1剂，每日3次，一次100毫升。

随访，患者服用3剂后，又自行在我院服用复诊的原方3剂，咳嗽之症痊愈，只有轻微的气短、气喘之症。

按：患者平素身体虚弱，本易感受邪气，此处突然感寒，邪气侵袭，肺气不利，故生咳喘。气短、乏力、平素易感冒、纳差、脉弱者，知平素脾气虚弱，运化失常，顾护无力；口干、喜热饮者，脾虚津液失布，滋养失常也；咯痰量少、色白、喉中有痰、夜间不能平卧者，为痰浊阻滞，胸中气机不利；恶寒畏风、脉浮紧者，为风寒侵袭，卫气闭郁，不能温养；脉数、舌红者，有热。故知其病机为脾气虚弱、痰浊阻肺、风寒侵袭、内有郁热，治之以参苏饮合止嗽散扶正祛浊止咳，以桂枝汤扶正解表。具体以桂枝汤合葛根、荆芥、防风、白芷祛风散寒，以二陈汤加桔梗、紫菀、百部以化痰止咳，以党参、白术扶正治本，以黄芩清热。复诊时见咳嗽好转，无恶寒怕冷之症，唯得冷风则咳，此为肌表顾护无力，正气不足使然，故以桂枝汤合人参以益卫固表，余药仍以化痰理肺止咳，以治其本。桂枝汤，仲景用以芍药，唐宋之后，芍药方有赤、白之分，多版本科教材《方剂学》中桂枝汤用白芍，然临床所用，则可按具体情况而赤、白互换，若偏于血分有瘀或有热则用赤芍，偏于血弱或正气不足则可用白芍。

四、咳喘—痰浊内阻，风寒外束

张某，男，35岁，职业：工人，籍贯：成都，初诊：2015—3—15。

主诉：反复咳嗽咳痰 1$^+$月。

现病史：1月前患者因感冒后出现发热，最高体温38.5℃，伴咳嗽咳痰，痰黏难咯，于当地社区医院输液治疗后发热好转，后反复咳嗽，吹风受凉后加重，服用头孢克肟分散片、孟鲁司特钠、苏黄止咳胶囊等药物无明显好转，于我院行肺部CT示：慢性支气管炎，双肺上叶少许纤维条索灶。现症见：呈阵发性呛咳，痰少难咳，质黏色白，夜间加重，畏风，易自汗出，乏力，口干，纳差，大便稍干，舌质淡，苔白腻，脉浮细。

诊断：咳嗽—痰浊内阻，风寒外束证。

治法：祛痰止咳，发散风寒。

方剂：止嗽散合荆防败毒散、桂枝汤加减。

药物：桔梗30g　紫苑15g　荆芥15g　百部15g
　　　陈皮15g　厚朴10g　茯苓15g　党参15g
　　　杏仁15g　防风15g　白芷10g　瓜蒌皮15g
　　　瓜蒌子15g　桂枝15g　白芍15g　生甘草5g
　　　大枣10g　葛根20g

3剂，水煎服，2日1剂，每日3次，一次100毫升。

按：感冒本为小疾小痒，古人治之，往往一剂散之即可，而现在之人，往往信奉"7天自愈"之说，最喜拖延。诸大病重疾，却往往因小病发展而来。近年"治未病"理论被提到了新的高度，而"治未病"者，最重要一点当是小疾早治，而非未病先防。疾病总是会发生，然发生后的早期治疗尤为重要，比如肿瘤病的治疗关键便是"早发现，早治疗"。其实并非仅肿瘤，其他疾病均当如此，在病情比较轻浅的时候及时治疗，方能迅速祛邪，邪祛则气血自调，脏腑自和。

三月寒气仍甚，感受风寒而见发热者，本为喜事，说明患者自身正气旺盛，能够与邪相争，故而发热。咳而痰少难咯、质黏者，说明患者平素痰湿较甚，再遇风寒之邪侵袭，外内合邪，逼迫于肺，肺气自然不利。痰为有形之邪，痰阻而气逆，气逆痰更甚，痰气互结，咳嗽不止，痰者阴邪，夜晚属阴，两阴相得，故见咳于夜间加重，亦为正不胜邪之象。畏风、自汗、乏力、脉浮者，风寒束表，营卫不和，卫开营泄，正气不足也。口干、纳差、大便稍干者，邪气阻滞，脾运失常，津液不布也。脉细者，风寒紧束，经脉拘急，气血不畅通之象。故知其病机为内有痰浊壅滞，外有风寒侵袭，兼有正气不足，脾运失常，故治之以祛痰浊，散风寒，健脾运。无形之邪容易速散，有形之邪祛之较缓，有形之邪得消，无形之气易调，故重用桔梗、全瓜蒌，合紫菀、百部、杏仁、厚朴、陈皮、茯苓以行气化痰祛浊。以桂枝汤合荆芥、防风、白芷、葛根祛风散寒，调和营卫。内以祛浊，外以开闭，内外均治，而又以治内祛浊为主。又以桂枝汤合党参、陈皮健脾运脾，补益正气。三方兼顾，待痰浊祛，正气盛，外邪祛，则肺气自平，咳嗽自止。咳而痰少，甚者干咳无痰，并非真无痰也，往往是因肺气不利，痰浊闭阻于里，不能正常外排所致，其常见伴有胸闷、胸痛、不能平卧，卧则咳甚，舌苔腻，脉滑、细、迟、涩等，临证当注意诊断，断不可因无痰而认为是阴虚之咳。

五、咳喘—脾虚痰阻，肺气失宣

刘某，女，69岁，职业：工人，籍贯：成都，初诊：2013—5—6。

主诉：反复活动后咳嗽咳痰10$^+$年，加重1月。

现病史：10$^+$年前无明显诱因出现反复活动后咳嗽咳痰，伴胸闷气紧，神疲乏力，每遇季节更替及受凉后加重，于当地医院行相关检查，CT提示慢支炎、肺气肿。现长期咳嗽咳痰，伴心累气紧，1月前感冒后加重，现时有咳嗽咳痰，痰黏难咯，口干，易自汗出，乏力气短，纳差，大便有不尽之感，小便可。舌质淡，苔白腻，脉浮细弱。

诊断：咳嗽—脾虚痰阻，肺气失宣证。

治法：益气健脾，宣肺止咳。

方剂：补中益气汤合苓桂术甘汤、止嗽散加减。

药物：生黄芪20g　炒白术20g　陈皮15g　升麻15g

柴胡 15g　　党参 30g　　当归 10g　　生甘草 5g
桂枝 10g　　赤芍 15g　　大枣 10g　　茯苓 15g
荆芥 15g　　百部 15g　　杏仁 15g　　白芷 10g
桔梗 30g　　粉葛 20g

6剂，水煎服，2日1剂，每日3次，一次100毫升。

按：患者咳嗽10余年，此必然为内伤之咳，然又加重1月者，当为邪气引动宿疾使然。《景岳全书·咳嗽》言："内伤之咳，先因伤脏，故必由脏以及肺，此脏为本而肺为标也。"《素问·咳论》言："脾咳之状……不可以动，动则咳剧。"故知其咳，必为"脾咳"，因脾虚使然。患者年龄较大，又见活动后咳嗽、神疲乏力，此为脾胃虚弱，又因"劳则气耗"，气不足支撑肺之升降，变现于外，故而动则咳甚。咳痰、胸闷气紧者，脾虚生痰，壅滞于肺，胸中气机不利使然，胸闷气紧言其阻滞程度较重，若更甚者，由气及血，则可见胸痛。每遇季节更替加重者，肺主皮毛，皮毛之功在于顾护人体，使其内环境与大自然这个外环境保持相对平衡，故夏日天热之时毛孔张开，津液外流作汗以降低人体体温，冬日天寒之时毛孔紧闭以防止人体热量的耗散，现因肺气虚弱，不能正常主司皮毛顾护、调节人体的作用，故每于气候变化之时，不能及时地做出相应的调理，内外环境不和，影响及肺则咳甚。受凉后加重者，气虚及阳，阳亦不足，得凉而更伤阳气，不能正常温养于肺使然。患者平素即见上述症状，说明其平素脾肺不足，阳气虚弱，痰浊较甚。1月前感冒后，外邪引动宿痰，两邪逼迫于肺，故见咳甚，气机不利，痰浊壅滞而不能外排，故见痰黏难咯。自汗出、脉浮者，风寒侵袭，卫开营泄也。乏力气短、纳差、大便有不尽之感、脉细弱者，脾气虚弱，运化失常，推动无力也。故知其病机为脾肺两虚，痰浊内盛，兼有风寒，治之以补中益气汤合苓桂术甘汤、桔梗甘草汤以补脾气，祛痰浊，以桂枝汤、止嗽散祛风寒，利肺气。故以黄芪、白术、党参、当归、大枣益气补血，以扶助正气，补养脾肺；苓桂术甘汤、桔梗甘草汤、百部、陈皮、杏仁以健脾豁痰，开肺利气；桂枝汤、升麻、柴胡、荆芥、葛根以祛风寒，和营卫；用赤芍者，因病久恐及血，故活血调血。久病必虚，故治疗慢性病变者，在祛邪的同时，当必顾护其正气，若正气虚甚者，自当加大扶正之力。

六、咳喘—脾肺气虚，卫阳瘀滞

高某某，男，49岁，职业：工人，籍贯：德阳，初诊：2018—1—14。

主诉：喘促半年余。

现病史：半年前无明显诱因出现喘促。现症见：疲乏无力，动则尤甚，偶咯白色泡沫痰，咯痰量少，眼胀，双目欲流泪，夜间下肢冰冷，大便偏稀，舌暗苔白腻，中有裂纹，脉滑无力。

辨证：喘证—脾肺气虚，卫阳瘀滞证。

治法：健脾益气，通阳和卫。

方剂：参苓白术散合苓桂术甘汤、桔梗甘草汤、桂枝汤加减。

药物：麸炒白术20g　党参30g　茯苓15g　陈皮15g
　　　山药20g　　莲子10g　砂仁15g　薏苡仁20g
　　　桔梗15g　　生黄芪20g　桂枝15g　赤芍15g
　　　大枣10g　　生甘草10g　防风15g　粉葛20g

6剂，水煎服，2日1剂，每日3次，一次100毫升。

复诊：2018—1—30。

现在症：喘促、疲乏无力感轻微缓解，下肢冰冷明显缓解，其余症状无明显变化，失眠，心中烦躁不安，舌暗苔白腻，中有裂纹，脉滑。

方剂：上方加栀子 10g、淡豆豉 10g。

6 剂，水煎服，2 日 1 剂，每日 3 次，一次 100 毫升。

随访，患者坚持服用中药两月余，喘促症状基本消失。

按：喘促、疲乏、动则尤甚者，脾肺气虚，肺气上逆使然。偶咯白色泡沫痰、咯痰量少，无胸闷胸痛，说明痰浊阻滞不甚。眼胀、双目欲流泪者，卫气出于精明穴，现卫气郁滞，不能正常布散于体外而壅滞于精明穴周围，目不和故见眼胀、欲流泪。夜间下肢冰冷者，卫气郁滞，不能正常温养，而夜晚卫气入里，在表不足，无力温熏，故见下肢发冷。大便偏稀者，脾气不足，升运无力也。舌暗者，卫气不运，营血失畅也；舌中有裂纹者，脾虚不养也；苔白腻者，有痰湿也；脉滑无力者，气不足而有痰湿之邪。故知其为脾肺不足、肺气上逆、卫阳瘀滞兼有痰湿之象，治之以参苓白术散合苓桂术甘汤健脾益肺，以桔梗甘草汤化痰利气，以桂枝汤、防风、葛根以解郁通卫，桂枝汤本身又可健脾，防风、葛根更可升脾。复诊见心中烦躁不安、失眠、苔白腻、脉滑者，湿热壅滞中焦，热邪上扰心神，故加栀子豉汤以清宣郁热，利除湿邪。

桔梗甘草汤为祛痰利肺气的基本方，其中桔梗的用量当根据痰浊阻滞程度而定，若痰阻较甚，见胸闷、胸痛、咯痰量少而黏稠、咽部异物感者，可用至 30 克；若无明显上述症状，而痰易咯者，当减少其用量，10—20 克即可。虽肝开窍于目，然临床所见，目之病变最常见原因反而是卫气闭郁，不能正常布散，壅滞于精明穴处，致使双目不适，这种情况在外感病中极为常见，治之直需发散卫气即可。目疾初期，常常也伴随有卫气郁滞之象，若病久者，则可能伴随有脏腑失常之象，当按具体病症辨证治之。故

《眼科阐微·总论》言："凡系实症，当除风散热，用孙真人吹冲之法，凡系虚症，当养血安神，用杞实粥补益诸方。"

七、咳喘—气滞痰凝，卫失宣散

李某某，女，37岁，职业：幼师，籍贯：简阳，初诊：2018—3—14。

主诉：咳嗽1⁺年。

现病史：咳嗽迁延不愈，已有一年余，多方医治而不甚效。现症见：咳嗽，痰白量少，自觉咽部有痰，吞之不下，咯之不出，晨起有清涕，失眠，烦躁不安，平素易感冒，舌淡，苔薄白，脉浮细小数。

辨证：咳嗽—气滞痰凝，卫失宣散证。

治法：健脾除湿，降气化痰。

方剂：半夏厚朴汤合荆防败毒散、参苓白术散、甘麦大枣汤加减。

药物：茯苓15g　瓜蒌皮15g　桔梗30g　法半夏10g
　　　姜厚朴15g　紫苏叶10g　生甘草5g　麸炒白术20g
　　　粉葛20g　　生荆芥15g　防风15g　白芷10g
　　　党参30g　　陈皮15g　　大枣10g　浮小麦20g
　　　麸炒枳实15g

3剂，水煎服，日1剂，每日3次，一次100毫升。

复诊：2018—3—24。

现在症：咳嗽好转，痰色白量少，无气紧，睡眠好转，大小便正常，舌淡，苔薄白，脉细数。

处方：守上方不变。

6剂，水煎服，日1剂，每日3次，一次100毫升。

随访，患者持续服用中药一个月余，咳嗽消失，诸症好转。

按：患者久咳而不愈，即使初期因外邪所致，然现已为内伤之咳。痰白量少，自觉咽部有痰，吞之不下，咯之不出者，此为梅核气，痰气相结，凝滞于咽喉所致。卫气于醒后目开之时从精明穴出于体内而布散于体外，鼻者，邻近精明穴，故卫气不能正常布散，常常可引起鼻之病变。如感冒病最多见鼻之异常，或鼻塞，或流涕，或喷嚏，等等。而此患者见晨起清涕者，亦因卫气不能正常布散津液，津液聚而成涕所致，而卫气闭郁之因，则为感受外邪所致，且已转为宿疾，何以知之？以易感冒故也。此患者无明显神疲乏力、少气懒言、恶寒怕冷之症，故知体虚不甚，体虚不甚而易感冒者，实乃本有宿邪壅滞于体表，营卫本不和，若再稍受风寒，致使卫气闭郁加重，诸不适自然随之加重，故易感冒也。卫气出则寤，入则寐，现卫气郁滞，不能正常升降出入，故见失眠而烦躁不安，若久者，必伤及心，而使心气不足。舌淡、苔薄白、脉浮者，有表邪；脉细者，痰气阻滞，气血不畅；脉小数者，正气虚而不足以抗邪，故稍显急促之象。故知其病机为痰气凝结、卫失宣散、脾肺两虚，治之以半夏厚朴汤调气豁痰开结，以荆防败毒散疏通卫气，以参苓白术散扶脾肺之气，以甘麦大枣汤养心安神。以半夏厚朴汤合桔梗甘草汤在加瓜蒌皮、枳实、陈皮以化痰利气散结，以祛其有形之邪之凝重，以苏叶、葛根、荆芥、防风、白芷宣通卫气，解其闭郁，两者配合，调肺气，止咳嗽；白术、党参、大枣、浮小麦补益脾肺，养心安神。复诊见诸症有所缓解，药已对证，病机未变，故当继续原方服用。

八、咳喘—痰气内结，寒湿外束

王某，男，21岁，职业：学生，籍贯：成都，初诊：2016—

3—11。

主诉：咳嗽半月余。

现病史：于半月前感冒后出现咳嗽，现已半月有余。现症见：咳痰量多，色白，咳甚则头痛，头重，鼻塞，流涕，偶有恶寒，肢体酸痛，咽部异物感明显，平素食欲不佳，喜食温热之物，睡眠尚可，大便干结，小便正常，舌体瘦小，舌淡白，苔腻，脉浮滑。

辨证：咳嗽—痰气内结，寒湿外束证。

治法：疏风解表，行气化痰。

方剂：荆防败毒散合半夏厚朴汤合川芎茶调散加减。

药物：荆芥15g　防风15g　生甘草10g　川芎15g
　　　羌活15g　独活15g　竹叶柴胡15g　枳壳15g
　　　桔梗15g　茯苓15g　法半夏10g　姜厚朴15g
　　　紫苏叶10g　细辛3g　薄荷15g

3剂，水煎服，日1剂，每日3次，一次100毫升。

复诊：2016—3—21。

现在症：偶有咳嗽，咯白色痰，量少，食欲不佳，欲食温热之物，大便干结，小便正常，舌体瘦小，舌淡白，苔腻，脉滑力小。

辨证：咳嗽—脾虚湿盛证。

治法：健脾益肺，化湿祛痰。

处方：参苓白术散合半夏厚朴汤加减。

药物：茯苓15g　麸炒白术20g　党参30g　陈皮15g
　　　山药20g　莲子15g　薏苡仁20g　桔梗15g
　　　大枣10g　生甘草5g　法半夏10g　姜厚朴15g
　　　紫苏叶10g

6剂，水煎服，日1剂，每日3次，一次100毫升。

经电话随访，患者服用6剂药后，咳嗽痊愈，食欲较前好转。

按：患者咳嗽、痰量多、色白、苔腻、脉浮滑，又见恶寒、头重、肢体酸痛、鼻塞、鼻涕、咽喉不适者，为风寒夹湿侵袭肌表，营卫不和，肺气上逆使然。然又见其平素食欲不佳、欲食温热之物、大便干结、舌体瘦小、舌淡白者，为脾为湿困，运化无力也。故其病机为风寒湿侵袭肌表、肺气上逆、痰气互结、湿邪困脾，故治之以荆防败毒散合川芎茶调散祛风除湿散寒，开通卫气之郁，半夏厚朴汤运脾除湿。咳甚则头痛者，乃营卫郁闭太甚，气血凝滞使然，亦说明邪气阻滞之甚，故见此症者，必当加重发散之力，重用辛散以之祛邪，并兼以活血之法，血不通则痛也，故川芎茶调散者，为的对之方，其不仅可加强荆防败毒散的发散之力，更以川芎畅血行，止疼痛，散邪气。及复诊之时，见其表证已解，而偶咳嗽、咯白色痰、量少、食欲不佳、欲食温热之物、大便干结、舌体瘦小、舌淡白、苔腻、脉滑力小者，为脾虚湿盛，运化失常，肺气不和之象，故治以参苓白术散健脾除湿，半夏厚朴汤运脾化湿，脾气健运，湿浊得除，自无上犯于肺，肺气自和，咳嗽自止。

九、喉痹—肺胃郁热，熏灼于上

陈某，男，56岁，职业：教师，籍贯：成都，初诊：2016—6—24。

主诉：反复咽喉部疼痛2⁺年。

现病史：2年前经常出现咽喉部疼痛不适，反复出现扁桃炎发炎，进食辛辣及熬夜加重，多次于耳鼻喉科就诊，诊断为"慢性咽炎"，予以清热解毒等中药口服，症状可稍缓解，后反复发作。

现症见：咽喉疼痛，喜清嗓子，晨起加重，自觉口鼻中冒热气，口气重，咽干口苦，易饥，查见咽后壁红而暗，扁桃体1度肿大，大便偏干，小便偏黄，舌红绛，苔黄腻，脉滑数有力。

诊断：喉痹—肺胃郁热，熏灼于上证。

治法：清热解毒，化痰散结。

方剂：清胃散合银翘散、桔梗汤、玄麦甘桔汤加减。

药物：升麻15g　当归10g　生地15g　牡丹皮15g
　　　黄连6g　　黄芩15g　金银花20g　连翘20g
　　　荆芥15g　牛蒡子15g　淡豆豉15g　薄荷15g
　　　桔梗30g　薏苡仁20g　玄参20g　麦冬10g
　　　生甘草10g

6剂，水煎服，日1剂，每日3次，一次100毫升。忌辛辣烟酒。

后因他病来诊，言咽痛药后已解。

按：患者教师，长期用嗓，呼吸之气上下冲击之，咽喉本容易不利。咽喉痛，伴见自觉口鼻中冒热气、口气重、咽干口苦、易饥、咽后壁红暗、大便偏干、小便偏黄、舌红绛、苔黄腻、脉滑数有力等一派肺胃火热内盛之象，故知其咽喉之痛，为火热内蕴，熏灼于上使然。即为热证，何以使用清热药后容易复发，最可能原因为前医清热，仅治气分而未治血分也。何以知血分有热，以舌红绛、咽红暗也，故以清胃散加黄芩以气血两清，以银翘散清散郁热，以玄麦甘桔汤清热利咽，重用桔梗合薏仁清热解毒散结，防止热甚肉腐化脓。诸药合用，气血两清，肺胃热散，咽喉结解，上下畅通，痛自解除。

火者，热之甚者也。火为聚集状态，热为弥散状态，火旺于一部，热甚于全身。朱丹溪言"气有余便是火"，故知火之生成，总与气相关。气者主动，升降出入为气之常态；气为人体生命的物质基础，故其常以不足为主，故知气之病变，主要为气郁与气虚。而热之生成，则与气郁密切相关（阴虚发热除外），气属阳，气郁易化热也，即使气虚，若伴有气郁，亦易化热也，补中益气汤即是针对此种情况而设。气郁成火，"火郁发之"，火性炎上，火欲发散，故当顺其势而发之散之扬之。然火者，有在气在血之不同，在气者，辛开苦降，调畅气机，疏散郁火；在血者，活血散瘀，瘀散则热无所依，无形之热容易外透。治血者，当归、生地、丹皮、玄参以清热凉血散血，更以当归、丹皮之辛以透热转气；治气者，升麻、银花、连翘、荆芥、牛蒡子、豆豉、薄荷之辛，合黄连、黄芩之苦，以辛开苦降，运转气机，清泄郁热。故知枢转气机，透散郁热，清泄热邪，为治热之大法，不可不察！即使如白虎汤，亦以石膏之辛、知母之苦，辛开苦降以调畅气机！

十、咽痛—风热侵袭，热毒壅结

杨某，男，32岁，职业：工人，籍贯：成都，初诊：2015—7—16。

主诉：咽痛 1^+ 周。

现病史：一周前感冒后出现咽痛，自服药物而效不显。现症见：咽痛甚，伴咽痒，咽红，发热，最高体温为38℃，偶有恶寒、咳嗽，痰少而黄黏，口干欲冷饮，纳差，睡眠可，大便干结，小便色黄，咽红，舌质红，苔薄黄，脉浮数有力。

辨证：咽痛—风热内袭，热毒壅结证。

治法：疏风散热，解毒散结。

方剂：银翘散合普济消毒饮、桔梗汤、半夏厚朴汤加减。

药物：川银花20g　　连翘20g　　生荆芥15g　　薄荷15g

  桔梗 30g 生甘草 5g 法半夏 10g 姜厚朴 15g
  茯苓 15g 紫苏叶 10g 板蓝根 30g 升麻 15g
  陈皮 15g 防风 15g 瓜蒌皮 15g 姜竹茹 15g
  生白术 20g

  4剂，水煎服，2日1剂，每日3次，一次100毫升。

  复诊：2015—8—21。

  现在症：多食即腹胀，口中黏腻，口干不欲饮，偶有反酸、恶心欲吐，大便干结，舌淡红，苔薄白，脉弦滑。

  辨证：腹胀—脾虚湿滞证。

  治法：疏肝健脾除湿。

  处方：参苓白术散合半夏厚朴汤、逍遥散加减。

  药物：党参 30g 茯苓 15g 麸炒白术 20g 陈皮 15g
  山药 20g 莲子 15g 砂仁 10g 薏苡仁 20g
  桔梗 15g 大枣 10g 生甘草 5g 当归 10g
  竹叶柴胡 15g 法半夏 10g 姜厚朴 15g 紫苏叶 10g
  生白芍 20g

  3剂，水煎服，2日1剂，每日3次，一次100毫升。

  按：患者见咽痛、咽痒、咽红、发热、恶寒、口干欲冷饮、大便干结、小便色黄、舌红、苔薄黄、脉浮数者，为风热之邪外侵，呈现营卫不和，邪热上壅于咽喉所致；偶有咳嗽者，风热之邪欲入内袭肺，肺气不和也；痰少而黄黏者，热邪煎熬，津液凝滞也。故知其为风邪侵袭，呈现营卫不和、热毒壅结、肺气不利、痰热壅滞之象，治疗以银翘散合普济消毒饮疏风热、散热结，以桔梗汤、半夏厚朴汤开肺气、化痰结。具体则以银花、连翘、薄荷、升麻、荆芥、防风、紫苏寒温并用以疏散风热，祛邪外出，再以桔梗、厚朴、陈皮内调肺气，外邪得散，肺气得调，内外气机调畅，外邪不内迫，里气不上壅，有利于壅滞于咽之热毒的祛除。更以桔梗汤、瓜蒌皮、竹茹、板蓝根清热解毒，化痰利咽，解邪气之凝结，以治咽喉不利，热邪壅结。又以半夏厚朴汤合白术、陈皮健脾理肺，畅气行津，培土以治肺也。复诊见多食即腹胀、口中黏腻、口干不欲饮、偶有反酸、恶心欲吐、脉弦滑者，乃其人脾胃平素本虚寒，不能耐受过寒之品，因寒凉过多，致使脾阳损伤，寒湿内盛，湿壅木郁，胃失和降也，故治疗以参苓白术散合半夏厚朴汤、逍遥散以健脾除湿，疏利木土。

十一、咽痛—热邪炽盛，壅结咽喉

邓某某，女，46岁，职业：工人，籍贯：成都，初诊：2017—9—16。

主诉：咽痛 1$^+$ 周。

现病史：咽痛一周有余，咽喉烧灼感，伴有头胀头痛，口干口渴，渴欲冷饮，饮后渴不解，腹胀，大便干结，小便色黄，舌质红，苔白腻，脉沉弦滑有力。查体可见扁桃体充血红肿，有化脓点。

辨证：乳蛾—热邪炽盛，壅结咽喉证。

治法：清热解毒散结。

方剂：普济消毒饮合荆防败毒散、桔梗汤加减。

药物：酒黄芩 15g　　川银花 30g　　玄参 30g　　桔梗 30g
　　　板蓝根 20g　　陈皮 20g　　　炒僵蚕 15g　生甘草 10g
　　　薏苡仁 20g　　生荆芥 15g　　防风 15g　　连翘 20g
　　　粉葛 20g　　　炒瓜蒌子 15g　薄荷 15g　　瓜蒌皮 15g

3剂，水煎服，2日1剂，每日3次，一次100毫升。

复诊：2017—9—24。

现在症：咽痛明显改善，偶有口渴，舌质红，苔白，脉弦滑。

处方：银翘散合桔梗汤。

药物：连翘 15g　川银花 30g　淡竹叶 30g　牛蒡子 15g
　　　薄荷 15g　桔梗 15g　　芦根 15g　　生甘草 10g

3 剂，水煎服，2 日 1 剂，每日 3 次，一次 100 毫升。

按：患者见咽痛、咽喉烧灼感、扁桃体充血红肿，有化脓点，伴有头胀头痛、口干口渴、渴欲冷饮、饮后渴不解、腹胀、大便干结、小便色黄、舌质红、苔白腻、脉沉弦滑有力者，为热邪炽盛于里，热邪熏灼壅滞于咽喉，热壅血瘀肉腐欲化脓之象。故以银花、连翘、薄荷、葛根、僵蚕、荆芥、防风、黄芩辛开苦降，畅行气机，散其郁火，解其热结；以桔梗汤、玄参、板蓝根、薏苡仁、全瓜蒌凉血活血，排脓利咽。复诊见咽痛明显改善，伴见口渴、舌红者，乃药后热毒得散，而余热未尽也，故以银翘散合桔梗汤散其郁热，利其咽喉。

咽之病变，若非寒凝，即为热壅。寒凝者，温阳散寒即可，以麻黄附子细辛汤为佳，若痰湿甚者，则可以小青龙加附子化裁治疗。若热壅者，当有实热、虚热之分，临床以实热更为多见，治虚火咽痛者，又有阴虚阳虚治别，可以肾气丸加减治疗；实火咽痛者，辛开苦降，疏散郁火，解除热毒，兼以调气化痰，活血凉血，以普济消毒饮为佳。咽痛无论虚实，均可以桔梗汤加减治疗，然当注意桔梗用量的多少。

第五章　肝胆病医案

　　肝者，藏血，主疏泄，故肝之病变，在于不藏血、不疏泄也，而治疗之法，总在调肝血，畅肝气也。

　　调肝血者，又有直接、间接两法：直接：肝主藏血，血不足者，可直接用补肝血药如白芍、当归、枸杞、枣皮、制首乌等补之益之。间接：肝所藏血，乃养于肺，生于心，源于脾，充于肾：肺之功能正常，则上源无碍，津液充足，自能资血；心之功能正常，血液生成充足，则肝有所藏；脾气健运，水谷精微运化正常，自能源源不断地为血液的生成提供原料物质；肾精充足，自能化生为血而充养于肝。故欲助肝藏血，当养肺、补心、健脾、滋肾：养肺者麦冬、沙参也；补心者，龙眼、远志也；健脾者参、术、芪也；滋肾者熟地、菟丝子、沙苑子也。此为补血之法，临床使用，当按具体情况，诸法配合使用，其效更佳。若血瘀而不畅者，当活之行之，诸活血行血之品，均可入肝，故临床使用，当恰当选择，不可孟浪而耗血伤肝。

　　肝之疏泄，可调畅上下内外周身气机，故调畅肝气也，可以柴胡、枳壳、香附、川芎等入肝之品直接调畅之，亦可通过发散卫气、宣降肺气、调理脾胃、祛除邪气、通导大小便等法间接疏调之。

一、眩晕—肝郁化火,亢逆于上

龙某,女,70 岁,职业:退休,籍贯:成都,初诊:2017—9—3。

主诉:反复头晕 2^+ 年,加重 1^+ 周。

现病史:于 2 年前无明显诱因经常出现头晕,伴头部胀痛,情绪变化或睡眠差时加重。现症见:双侧太阳穴处胀痛不已,情绪焦虑,口干口苦,夜寐欠佳,易自汗出,纳食可,大便偏干,小便黄,舌红,苔黄腻,脉弦滑数。查体:血压 151/101mmHg。否认高血压病病史。

诊断:眩晕—肝郁化火,亢逆于上证。

治法:清肝泻火,熄风止晕。

方剂:龙胆泻肝汤合红龙夏海汤加减。

药物:龙胆草 15g　黄芩 15g　柴胡 15g　栀子 15g
　　　车前草 30g　泽泻 30g　赤芍 15g　生地 15g
　　　当归 15g　怀牛膝 30g　地龙 15g　夏枯草 30g
　　　海藻 15g　浮小麦 30g　薏苡仁 30g　炒白术 30g

6 剂,水煎服,2 日 1 剂,每次服用 100 毫升。饭后温服,嘱其定期监测血压情况。

按:患者一派肝火亢逆之象,肝火冲于上,故见头胀痛、口干苦;肝火扰心则神不安而寐欠佳;苔黄而腻,湿与热也;湿热内蒸,故见汗出。故知其为肝失疏泄、火热上冲、湿热内蕴之象,治之则调肝气、降肝火、利湿热,以龙胆泻肝汤合红龙夏海汤化裁治疗。以龙胆泻肝汤疏肝气、养肝血、清湿热、降逆火,以红龙夏海汤清热平肝,增强降逆泻火之力,以浮小麦清心除烦、止汗出,薏仁、白术健脾,防肝病之传脾。诸药合用,邪气除,肝气平，自不上冲而为逆，头晕自止。红龙夏海汤为黎炯所创之方，由怀牛膝、地龙、夏枯草、海藻四味组成，具有清肝、平肝、潜阳、镇痉、熄风之效，属高血压类方。方以牛膝苦酸以补肝降逆，引上逆之气血下行，地龙咸寒以清肝泻火止惊，夏枯草苦辛而寒以理肝气、泄肝热、散结滞，海藻咸寒清热散结。故四药合用，既可理肝气，又可调肝血，更可泄肝热、降逆血、散结滞。邪气除，肝之体用和，自无上冲亢逆之变。

二、目胀—肝火上炎，湿热下注

张某，女，21岁，职业：学生，籍贯：成都，初诊：2018—7—11。

主诉：目胀 1^+ 周。

现病史：患者一周前突然出现目胀痛，后逐渐加重。现症见：目胀目红，目灼热感，头昏头胀，口干口苦，口干欲饮，食欲尚可，偶有腹胀，无胁痛，阴汗尤甚，睡眠尚可，偶有多梦，大便干结，小便正常，舌红，苔黄腻，脉弦滑。

辨证：目胀—肝火上炎，湿热下注证。

治法：清肝利胆，兼清湿热。

方剂：龙胆泻肝汤加减。

药物：龙胆草 10g　　炒栀子 15g　　酒黄芩 15g　　竹叶柴胡 15g
　　　生地 30g　　　车前草 30g　　盐泽泻 20g　　当归 10g
　　　生甘草 5g　　　薏苡仁 30g　　芦根 30g　　　夏枯全草 30g
　　　菊花 15g

5剂，水煎服，日1剂，每日3次，每次100毫升。

复诊：2018—7—25。

现在症：目胀明显缓解，口干，偶有多梦，大便干结，舌苔黄，脉弦。

处方：原方不变。

4剂，水煎服，日1剂，每日3次，每次100毫升。

按：患者见目胀目红、目灼热感、头昏头胀、口干苦、多梦、腹胀、大便干结、阴汗多、舌红、苔黄腻、脉弦滑者，为肝火旺盛，熏蒸于上，湿热内盛，壅滞于里，循经流注于下所致，故治之者，降泻肝火、清利湿热即可。以柴胡、菊花、当归、生地疏肝气养肝血，体用调和，肝脏自和；以龙胆草、栀子、黄芩、车前草、泽泻、薏苡仁、芦根、夏枯草者苦以降气，寒以清热，淡以渗湿，气降热泄湿除，病标自愈。重用生地、泽泻、芦根、夏枯草者，清肝泄热也。芦根又可生津，合生地以生津养阴，以湿热内盛，津不化阴而成湿，必然致使阴液不足也，若以麦冬易芦根，亦可。复诊见症有所缓，药已对证，为证未变，故继以原方治疗之。

三、失眠—郁怒伤肝，脾失健运

何某，女，26岁，职业：职员，籍贯：成都，初诊：2017—8—23。

主诉：失眠伴双侧乳房胀痛3$^+$月。

现病史：3月前因家庭琐事而烦恼、郁闷不适，后遂出现失眠，伴情绪焦虑。现症见：入睡困难，双侧乳房胀痛，喜叹息，月经延迟，量少，神疲乏力，纳差，大便难解，2—3日1行，舌质淡，边有齿痕，苔白腻，脉弦细无力。

诊断：失眠—郁怒伤肝，脾失健运证。

治法：调和肝脾。

方剂：参苓白术散合桂枝汤加减。

药物：党参 30g　　茯苓 15g　　炒白术 30g　　陈皮 15g
　　　山药 30g　　大枣 10g　　生甘草 5g　　法半夏 10g
　　　生黄芪 20g　桂枝 15g　　赤芍 15g　　　枳实 10g
　　　浮小麦 20g　粉葛 20g　　郁金 15g　　　瓜蒌皮 15g

6剂，水煎服，2日1剂，每日3次，每次100毫升。

按：患者因家庭琐事而郁怒不适，终至身体代谢失常，而致肝气郁结、心神不安，故焦虑、叹息、入睡困难。恼怒伤肝，不仅伤肝气，亦可伤肝血，若肝血伤而无血可藏，故见月经延迟、量少；木旺而克土，脾气虚弱，故见神疲乏力、纳差、大便难解，2—3日1行。弦者气结，细者血不足，无力者，正气虚也，故脉弦细无力者，肝血不足，肝气郁滞，脾气不足也。乳房者，阳明所主也，木旺克土，胃气不安，经络不和，经气郁滞，经血不通，故见乳房胀痛。其证虚实夹杂而以虚为主，故以参苓白术散健脾益气，以御木侮，桂枝、赤芍、枳实、郁金者，疏肝利气也，郁金、瓜蒌皮者，行气活血、化痰通络止痛也，浮小麦以清心除烦，葛根以升脾助运。此证本为木旺克土，然久病致使脾胃虚弱，使病情由实致虚，最终以脾虚为主而兼以木旺，故治疗重点以健脾，脾旺自能御木，而又兼以疏肝养肝，化瘀通络止痛。

四、乳癖—肝气不舒，瘀血阻滞

余某某，女，34岁，职业：教师，籍贯：成都，初诊：2018—6—18。

主诉：双侧乳房疼痛半年余。

现病史：半年前突然出现双侧乳房疼痛，呈持续性刺痛。现症见：疼痛位置固定不变，触则痛甚，平素情绪急躁易怒，口干不欲饮，食欲尚可，失眠，不易入睡，睡后噩梦纷纭，大便偏干，小便正常，平素月经周期规律，经量少，色先暗红后淡红，夹有血块，经期小腹疼痛明显，舌质暗红，苔白腻，脉弦滑。查体：双侧乳房结节。

辨证：乳癖—肝气不舒，瘀血阻滞证。

治法：疏肝行气，活血止痛。

处方：膈下逐瘀汤合郁金舒和散加减。

药物：焯桃仁10g　丹参20g　赤芍20g　乌药15g
　　　醋延胡索15g　当归10g　酒川芎10g　红花10g
　　　麸炒枳壳15g　制香附15g　郁金15g　生甘草10g
　　　生黄芪20g　瓜蒌皮15g

6剂，水煎服，日1剂，每日3次，一次100毫升。

复诊：2018—6—27。

现在症：双侧乳房疼痛减轻，情绪趋于缓和，睡眠质量改善，大便正常，其余症状无明显改变，舌质暗红，苔白腻，脉弦滑。

处方：原方不变。

随访，患者持续治疗了半年余，乳房结节消失。

按：经与乳疾病，为女性最常见之病，故《妇科玉尺》言："妇人之疾，关系最巨者则莫如乳。"而乳房疾病，最与肝胃相关，故《黄帝内经》言："足阳明胃经，行贯乳中……足厥阴肝经，上膈布胸胁，绕乳头而行。"观患者双侧乳房刺痛、位置固定、触则痛甚、有结节、经量少、色暗红、夹血块、经期小腹疼痛明显、情绪急躁易怒、舌暗红者，为肝郁不疏，气滞血瘀也，故上见乳房疾病，下见月经不调；不易入睡、睡后噩梦纷纭者，肝魂不安也；苔白腻、脉弦滑者，肝气郁滞，气机不畅，津液失布，成痰成湿也。故知其病机为肝气不疏、气滞血瘀、津液失布，治之以膈下逐瘀汤、郁金舒和散，取其养肝疏肝、行气活血散结之效。

以郁金、香附、枳壳、乌药、延胡索疏肝理气,以赤芍、当归、川芎、桃仁、红花、丹参活血化瘀,瓜蒌皮化痰散结,黄芪合当归可益气补血,防止行气活血过猛而伤血耗气。复诊见诸症缓解,知药已对证,故当继续原方治疗。

郁金舒和散见于《辨证录·受妊门》,原方为白芍一两,当归五钱,郁金、香附、神曲各一钱,枳壳三分,白术三钱,川芎二钱。其本治妇人肝气郁结之不孕,然观其方,主要在"解肝气之郁,宣脾气之困"。

五、乳癖—肝郁脾虚,痰浊阻滞

张某,女,36岁,职业:家庭主妇,籍贯:成都,初诊:2013—4—22。

主诉:双侧乳房疼痛三月余。

现病史:三月前见双侧乳房疼痛,呈胀痛,疼痛位置游走不定,情绪急躁或者低落时,疼痛明显,平素抑郁寡欢,闷闷不乐,食欲不振,失眠5年余,不易入睡,睡后易惊醒,情绪不佳时尤甚,大便秘结,排便费力,便质不干不稀,易腹泻,食辛辣食物尤甚,舌质淡红,苔白腻,脉弦滑无力。查体:双侧乳房结节。

既往史:有抑郁症病史6年,既往服用抗抑郁的药物,因副作用较大,患者现未服用相关药物。

辨证:乳癖—肝郁脾虚,痰浊阻滞证。

治法:疏肝解郁,健脾化痰。

方剂:逍遥散合参苓白术散、苓桂术甘汤加减。

药物:党参30g　　茯苓15g　　麸炒白术30g　陈皮15g
　　　山药20g　　莲子15g　　薏苡仁20g　　桔梗15g
　　　大枣10g　　生甘草5g　　当归10g　　　赤芍15g

竹叶柴胡 15g　姜厚朴 15g　桂枝 15g　　浮小麦 20g
粉葛 20g

6剂，水煎服，日1剂，每日3次，一次100毫升。

复诊：2013—5—16。

现在症：乳房疼痛缓解，排便不觉费力，睡眠较之前容易入睡，其余症状未见明显改变，舌质淡红，苔白腻，脉弦。

处方：上方不变。

9剂，水煎服，日1剂，每日3次，一次100毫升。

随访，患者持续治疗半年余，现乳房疼痛消失，情绪明显改善，其余症状亦明显好转。

按：患者本有抑郁病，且患病6年，病时较长，并伴失眠5年余，长期睡眠异常，本为情绪失常，肝气郁结，终致木旺克土，经脉瘀滞，故见双侧乳房胀痛、游走不定，于情异常时疼痛加重。或便秘，或腹泻，脉弦滑者，痰湿阻滞，气机不畅也，无力者，脾气虚也。故治之以逍遥散以疏理肝气，以参苓白术散、苓桂术甘汤健脾除湿，以厚朴降气通便，以葛根生津止泻；木土失和，津液失布，痰浊内生，上扰心神，故见失眠而时惊醒，治之以逍遥散、苓桂术甘汤、浮小麦以疏肝健脾，化痰除湿，清心养神。复诊见诸症有所缓解，药已对证，病机未变，故仍以原方治疗。患者病时较久，病根较深，故当坚持治疗，不仅对乳房胀痛有益处，而且对抑郁症的缓解亦有所帮助。

六、胁痛—肝脾不和，气血郁滞

任某，男，24，职业：学生，籍贯：成都，初诊：2015—4—10。

主诉：胁痛半月余。

现病史：半月前无诱因情况下出现胁痛。现症见：夜卧胁肋部疼痛，呈间断性，以胀痛为主，双目干涩，目胀，口苦，口干不欲饮，胸闷不舒，偶有胃脘疼痛，下肢发凉，手心发热，睡眠尚可，排便时易汗出，小便正常，舌淡，苔薄白，脉弦无力。

辨证：胁痛—肝脾不和，气血郁滞证。

治法：疏肝解郁，健脾止痛。

方剂：逍遥散合参苓白术散、桂枝汤加减。

药物：党参30g　　茯苓15g　　麸炒白术15g　　陈皮15g
　　　山药20g　　莲子10g　　砂仁10g　　　　桔梗15g
　　　大枣10g　　生甘草5g　 竹叶柴胡15g　　生白芍20g
　　　醋延胡索15g 当归10g　　赤芍15g　　　　桂枝10g
　　　薏苡仁20g

4剂，水煎服，2日1剂，每日3次，一次100毫升。

复诊：2015—4—26。

现在症：诸症明显好转，偶有胁部胀痛，双目干涩，目胀，口苦，舌淡苔薄白，脉弦。

处方：原方不变。

4剂，水煎服，2日1剂，每日3次，一次100毫升。

按：胁肋胀痛、呈间断性者，肝气不疏也；夜卧明显者，乃卧则气平和而不好动，反加重肝气之郁滞，痛者血不通，夜晚气平而不行血，故疼痛加重；木旺克土，阳明气血失和，故见胃脘疼痛；肝气郁滞，疏泄失常，周身气机运转不畅，壅滞于里，故见手心发热，不能布达于下，故见下肢发凉；排便时易汗出者，因便而阳明之气得通，里气稍得疏，表气自外达，表里调和，故见汗出，此乃仲景之"胃气因和，身濈然汗出"也；脉弦者气结，无力者脾气虚弱。故知其病机为肝气郁滞、血行失畅、木旺克土、脾气虚弱，治疗以逍遥散、参苓白术散益气健脾，疏肝和胃，以逍遥散、桂枝汤疏肝理气，通经止痛。特以桂枝、白芍、赤芍、当归、延胡索疏肝通络止痛，重用芍药，加延胡索以加强止痛之功。复诊见其证未变，故仍以原方治疗。

七、心烦—肝火旺盛，上扰心神

赵某某，女，45岁，职业：家庭主妇，籍贯：成都，初诊：2017—9—12。

主诉：心烦半月余。

现病史：于一月前得带状疱疹，后经西药治疗而愈，但预后却见心烦易怒，伴有脑鸣，两胁胀痛，疼痛位置分布呈带状，眠差多梦，口干欲冷饮，饮后渴不解，口臭，纳食可，平素月经规律，于今年出现月经周期紊乱，大便正常，小便色黄，舌红，苔黄薄腻，脉弦数而滑。

既往史：带状疱疹。

辨证：心烦—肝火旺盛，上扰心神证。

治法：疏肝健脾，兼清郁热。

处方：丹栀逍遥散合加栀子豉汤加减。

药物：当归10g　竹叶柴胡15g　茯苓15g　麸炒白术20g
　　　白芍15g　生甘草5g　　丹皮15g　栀子10g
　　　薄荷15g　淡豆豉15g

4剂，水煎服，2日1剂，每日3次，一次100毫升。

复诊：2017—9—27。

现在症：药后上述症状有所缓解，但仍觉心烦梦多，舌红，苔黄薄腻，脉弦数而滑。

方剂：丹栀逍遥散合酸枣仁汤加减。

药物：当归 10g　竹叶柴胡 15g　茯苓 15g　麸炒白术 20g
　　　白芍 15g　生甘草 5g　丹皮 15g　栀子 10g
　　　薄荷 15g　酸枣仁 15g　川芎 15g　知母 10g

4剂，水煎服，2日1剂，每日3次，一次100毫升。

随访，患者共服用8剂中药，心烦和两胁胀痛之症消失，其余症状亦有明显改善。

按：缠腰火丹多发于肝脾，或因肝郁化火，火热之毒流窜于外，壅滞于肌肤而发；或因脾失健运，湿浊内生，郁热结合，外溢肌肤而发。因肝者，一派肝火旺盛之象，因脾者，一派湿热内盛之症，而因于肝者，更为多见。缠腰火丹发于肝者，或因肝火内盛，或因肝胆湿热，肝火内盛者，治以丹栀逍遥散，肝胆湿热者，治以龙胆泻肝汤。若皮损色深者，合用川芎茶调散以活血行气通经络，色黑者，合用小活络丹；若疼痛剧烈者，加用川楝子、延胡索以理气止痛；若疱疹明显者，合用苓桂术甘汤、白芥子以健脾除湿化痰结；瘀阻明显者，加乳香、没药。患者于带状疱疹后见诸肝火旺盛之症，其病的发生必然由肝火所致，外在之症得解，然其内在病机仍然未变，治标未治本也；心烦易怒脑鸣者，肝火扰于心，冲于上也；疱疹部位仍痛者，火热壅滞，络脉不和也；肝气疏泄失常，气不布津，津不上承，故见饮不解渴；脉弦者气结，滑数者有热。故知其病机为肝火内盛，扰于心，冲于上，炎于外，治疗则以丹栀逍遥散疏肝散郁火，郁火得除，诸症自愈。故以当归、白芍养肝血，柴胡疏肝气，加丹皮、栀子、薄荷、豆豉助柴胡以清散郁火，丹皮并可助当归、白芍散瘀血，止疼痛，茯苓、白术、甘草者，调脾胃，益中焦，畅中以疏木也。复诊见诸症有所缓解，仍心烦甚，故加酸枣仁汤以养心除烦，以火热内盛，已损肝血也，此烦者，不仅有火盛邪扰，亦有血虚不养也。

八、蛇串疮—肝胆湿热，壅阻经络

赵某，男，76岁，职业：退休，籍贯：成都，初诊：2015—7—4。

主诉：腰部带状疱疹后遗神经痛1⁺年。

现病史：1⁺年前无明显诱因出现腰部带状疱疹，局部疼痛明显，经激素、抗病毒等治疗后好转，现遗留反复腰部烧灼样疼痛，接触时加重，查见右腰部一长约10厘米褐色斑点状疤痕，伴见口干口苦，心情急躁，小便黄，大便可，纳眠可，舌质红，苔黄腻，脉弦滑。

诊断：蛇串疮—肝胆湿热，壅阻经络证。

治法：清利湿热，通络止痛。

方剂：龙胆泻肝汤合川芎茶调散加减。

药物：龙胆草10g　栀子10g　　黄芩15g　　柴胡15g
　　　生地15g　　车前草30g　泽泻20g　　当归15g
　　　生甘草10g　薏苡仁20g　川芎15g　　荆芥15g
　　　防风15g　　细辛6g　　 羌活15g　　赤芍15g
　　　茯苓15g　　炒白术20g　延胡索15g

6剂，水煎服，2日1剂，每日3次，每次服用100毫升，饭后温服。

按：患者年老体弱，气血不足，脏腑虚弱，或脾胃虚弱，运化失常，津液不布，水湿内生，或肝肾不足，肝失所养，疏泄不利，气郁化火，湿流肝胆，与火相合，湿壅火愈旺，火旺湿更甚，湿热相搏结，壅滞于里，蒸腾于外，故内见肝胆湿热，疏泄失常之症，外见湿热流窜经络而成蛇串疮之病。治之本当清热利湿，疏通经脉即可，然患者失治，致使病情拖延，疮虽得消而经络仍滞，故见痛不止。现观其证未变，故当仍以清利湿热，通络止痛，内以龙胆泻肝汤清肝胆湿热，治其病本，外以川芎茶调散疏通经络，祛邪止痛。以柴胡疏肝气，赤芍、当归、川芎、生地养血活血，共同以调肝之体用；以龙胆草、栀子、黄芩、车前草、泽泻、薏苡仁清泄肝胆湿热，以茯苓、白术治生湿之源，湿热除，自无邪气内扰，邪不扰则脏腑自安；以赤芍、当归、川芎、细辛、荆芥、防风、羌活行气通络，活血化瘀，有当归四逆汤之意，延胡索者止疼痛。诸药合用，内外并治，肝气调、湿热祛、经络通、血行畅、疼痛止，病自愈。

九、眩晕—肝郁化火，阳热上冲

钟某，女性，39岁，职业：居民，籍贯：成都，初诊：2016—7—15。

主诉：反复头昏 1$^+$ 月。

现病史：患者1月前无明显诱因经常发作性头昏，以晨起及下午为主，伴太阳穴处胀痛不已，既往有高血压病病史 3$^+$ 年，未规律服用降压药，无恶心呕吐，无视物旋转。现症见：头昏，于情绪紧张时加重，伴焦虑，易自汗出，夜寐欠佳，口干口苦，纳食可，大便偏干，小便灼热，舌质红，苔少，脉弦数有力。查体：血压 145/95mmHg。

诊断：眩晕—肝郁化火，阳热上冲证。

治法：清泻肝火，解郁止眩。

方剂：龙胆泻肝汤合红龙夏海汤加减。

药物：龙胆草 15g　　黄芩 15g　　柴胡 15g　　焦栀子 15g

车前草 30g　　泽泻 30g　　赤芍 15g　　生地 20g

当归15g　　　怀牛膝30g　地龙15g　　夏枯草30g

海藻15g　　　浮小麦30g　薏苡仁30g　炒白术30g

6剂，水煎服，2日1剂，每日3次，每次服用100毫升，饭后温服，嘱其定期监测血压情况。

复诊：2016—8—2。

现在症：自述药后血压无明显升高，平素稳定在130/80mmHg，头昏头痛症状较前明显缓解。

处方：守上方去龙胆草、黄芩，加菊花、枸杞子巩固疗效。

按：中医古籍中未曾有高血压病一词，但古代文献对高血压病有相关记载，多集中体现在"眩晕""头痛"中，《素问·至真要大论篇》有"诸风掉眩，皆属于肝"，《素问·标本病传论篇》曰："肝病，头目眩，胁支满。"说明本病的发生与肝脏密切相关。肝属木，主疏泄，调畅情志，体阴而用阳，若情志失调，肝气不疏，气郁化火，灼伤阴血，肝阳偏亢，上犯清窍发为眩晕、头痛；或操劳过度，耗伤肝肾之阴，或恣情淫欲，耗竭肾精，以致肝肾阴亏，阴虚阳亢，水不涵木，终致阴不制阳，肝之阴阳失调，肝之阳气升而无以制亢，肝阳化风，鼓动血脉，血随气逆，循经上冲头目，则眩晕、头痛、血压升高。由此可见，肝脏阴阳失调是高血压病的发病关键。患者因情志不遂致肝气郁结，郁久化火，循经上冲头目，则眩晕、头痛、血压升高。肝肾亏虚，阳不入阴，故发不寐。口干口苦、舌质红、苔少、脉弦数为肝郁化火之证。治宜清肝泻火，采用龙胆泻肝汤合红龙夏海汤加减收效。方中龙胆草、夏枯草清泻肝火，怀牛膝滋补肝肾兼能活血化瘀，共为君药；柴胡疏理肝气，黄芩清热，两者相合，平少阳之热，为臣药；当归和血养血，生地清热凉血兼滋补肝肾，两者相伍以防阳燥之品太过伤阴；地龙平肝，清热通络；海藻软坚消痰、利湿泄热；焦栀子清三焦之火；车前草、泽泻共济利湿之功；生白术既可通便又可防止用药过于寒凉损伤脾胃，浮小麦敛汗安眠，共为佐使药。诸药相伍，共奏清肝平肝、通络散结、调和阴阳之功，兼顾化痰祛瘀，功专于肝而兼顾脾肾。

第六章 脾胃病医案

胃者阳明，多气多血，胃痛为胃脘常见之病，其因有四。其一，胃者水谷之海，饮食入里，胃先受之，若暴饮暴食，嗜食异物，必然损伤胃脘，饮食壅滞而不化，胃之气血失和，故易发胃痛；其二，胃者，饮食腐熟之处，饮食入胃，必得胃火之温化腐熟，方得脾之运化而生成水谷精微及津液，故知胃以火用事，若过食生冷、寒凉、黏滑、腐臭等物，阻碍胃气，伤及胃火，必然使胃气失和而发胃痛等症；其三，脾胃者本为一体，脾之正常运化有利于胃之受纳腐熟，胃之受纳腐熟有利于脾之正常运化，若脾气虚弱，运化失常，致使胃所腐熟之物不能正常转化为水谷精微而壅滞于胃脘，胃气不和故可发为胃痛；其四，胃为中土，胃之受纳腐熟，皆是在胃气正常通降的基础上进行的，胃气欲通降，必得肝气之调畅，若肝气疏泄失常，肝气郁滞，横逆犯胃，胃气失和，血行不畅，故见胃痛。此为胃痛常见之因，又有痰饮瘀血阻滞之胃痛、胃阴不足之胃痛等，故知诸般胃痛，其病总不离"胃气阻滞，胃络瘀阻，胃失所养，不通则痛"，故治胃痛者，调气和血而止痛也。

一、胃痛—土虚木乘，痰浊内盛

王某某，男，64 岁，职业：退休，籍贯：成都，初诊：2018—2—12。

主诉：胃脘隐痛 3⁺年。

现病史：胃脘隐痛 3 年余，饮食辛辣、油腻或情绪激动后，则疼痛尤甚，平日多涎，口不渴，喜热饮，大便坠胀感，先干后稀，舌质淡红，苔白腻，脉弦细乏力。

既往史：4 年前患肠息肉，未经正规治疗。

辨证：胃痛—土虚木乘，痰浊内盛证。

治法：健脾祛浊，和胃止痛。

方剂：参苓白术散合逍遥散、半夏厚朴汤、芍药甘草汤加减。

药物：党参 30g　　茯苓 15g　　麸炒白术 15g　陈皮 15g
　　　山药 20g　　生甘草 5g　　郁金 15g　　　瓜蒌皮 15g
　　　砂仁 10g　　姜厚朴 10g　当归 10g　　　竹叶柴胡 15g
　　　法半夏 10g　紫苏叶 10g　生白芍 20g

6 剂，水煎服，2 日 1 剂，每日 3 次，每次 100 毫升。

复诊，2018—2—28。

现在症：现胃脘已无明显疼痛，解大便坠胀感较前好转，大便仍先干后稀，平日多涎，口不渴，喜热饮，舌质淡红，苔白腻，脉弦细。

处方：上方加酒黄连 6g、川木香 10g。

6 剂，水煎服，2 日 1 剂，每日 3 次，每次 100 毫升。

按：土虚之病，旺木最易克犯，何以知木旺克土？以诸痛症及脉弦即知之。脉弦者，木旺也，细者，脾胃虚也，以旺木加之于虚土，土即病矣，病则痛，故见胃痛。患者久病不愈，脾胃虚弱，故见隐痛不愈，虚者受纳失常，不耐刺激，故胃痛常常于饮食辛辣、油腻后加重。木旺克土，气血不调，故见胃痛、脉弦、大便干稀不调，其痛并于情绪激动后加重。脾虚运化失常，津液失布，痰浊内盛，故见多涎、不渴。清阳不升，故见大便坠胀感。故知其机为脾胃虚弱，肝木来犯，痰浊内盛，升举无力，治疗当以扶脾土、化痰浊、升清阳、止疼痛，方以参苓白术散合逍遥散、半夏厚朴汤、芍药甘草汤加减治疗。参苓白术散者补脾胃之虚，御旺木之犯，逍遥散者，扶土调木，两方合用，虚土得补，旺木得疏，木土调和，气血通畅，自为止痛做铺垫。痛者，气血不和，血脉不通也，胃痛者，脘中气血不和也，胃者主受纳，食物入胃，若脾胃不然，不归正化，必成痰浊，本有木旺克土，又有痰浊蕴滞，两因相合，气血更为失和，必生疼痛，故以半夏厚朴汤加郁金、瓜蒌、砂仁调气化痰，以逍遥散合芍药甘草汤调肝缓急止痛。复诊见诸症明显好转，说明药已对证，但仍见大便干稀不调、坠胀感，故在原方加香连丸以辛开苦降，加强调畅中气之功用。此患者土弱、木旺、痰滞，三因相杂为病，其重点在土弱痰滞，土虚得补，痰浊得化，木气调畅，诸症自除。

二、胃痛—脾胃虚弱，肝气郁滞

张某某，男，67岁，职业：退休工人，籍贯：成都，初诊：2019—3—16。

主诉：间断性胃脘痛10$^+$年。

现病史：胃脘痛10余年，呈间断性，隐隐作痛，食欲不振，食已即满，反酸，嗳气，于情绪激动后诸症尤甚，口干不欲饮，晨起上腹部发凉，失眠，不易入睡，睡后易醒，夜尿频作，排便费力，大便不成形，舌暗，苔稍腻，脉弦。

辅助检查：(2019－3－14)成都市第一人民医院内镜：十二指肠球部溃疡（A2期）、十二指肠球炎、慢性非萎缩性胃炎伴胃窦糜烂、胆汁反流、反流性食管炎（LA-A级）

辨证：胃痛—脾胃虚弱，肝气郁滞证。

治法：健脾益胃，疏肝解郁。

处方：参苓白术散合逍遥散、桂枝加芍药汤加减。

药物：党参30g　茯苓15g　麸炒白术30g　陈皮15g
　　　山药20g　莲子15g　薏苡仁20g　大枣10g
　　　生甘草5g　当归10g　竹叶柴胡15g　南沙参15g
　　　生地15g　醋延胡索20g　生白芍20g　桂枝10g
　　　炒麦芽20g

6剂，水煎服，2日1剂，每日3次，每次100毫升。

复诊：2019—3—26。

现在症：胃痛、失眠较前好转，仍口干不欲饮，夜尿频作，排便费力，大便不成形，舌暗，苔稍腻，脉弦。

处方：上方加升麻15g。6剂，水煎服，2日1剂，每日3次，每次100毫升。

按：病久不愈者，必为正气不足使然，患者胃痛10年余，已知脾胃之气必然不足，脾气虚弱，胃失所养，又为肝木所克，故见隐隐作痛、食欲不振、食已即满。土虚木乘，胃气不顺，不顺则逆，故见反酸、嗳气，并于情绪激动后明显加重。脾胃虚弱，津液失运则口干不欲饮，脾阳不温则晨起上腹部发凉。胃虚传导无力，脾虚推动无力，则见排便费力、大便不成形。脾胃久虚，中焦不和，胃不和则卧不安，故见失眠、不易入睡、睡后易醒，为阴不敛阳、胃阴受损使然。故知其病机为脾胃久虚，胃阴受损，土虚木乘，胃气上逆，治之以参苓白术散合南沙参、生地、延胡索益气养阴止痛，以逍遥散合桂枝加芍药汤疏肝健脾止痛，炒麦芽健胃消食。复诊见药后诸症明显好转，药已对证，但仍见口干、便稀、夜尿多，为脾不升清布津使然，故加升麻以升发脾气，助脾之运。

慢性病患者，必然有正气不足之象，甚至往往以正气虚弱为发病主因，正是因为正气不足，不能尽祛邪气，部分邪气留滞，故而形成慢性病变，故对慢性病的治疗，常常当以扶助正气为主。此患者久患胃痛，初期脾气虚，久则胃阴伤，而胃喜润恶燥，故胃病久者，常常伴有阴液的不足。

三、胃痛—肝胃不和，痰凝气滞

周某某，男，40岁，职业：国企职员，籍贯：成都，初诊：2018—12—1。

主诉：胃脘隐痛3$^+$年。

现病史：胃脘部隐痛3年余，反酸，饮食尚可，腹胀，食后尤甚，喉中有异物感，口干不欲饮，手心汗出，失眠，噩梦频作，睡后易醒，神倦乏力，情绪急躁，易惊，大便糊状，舌淡胖，苔腻偏黄，脉弦细乏力。

辨证：胃痛—肝胃不和，痰凝气滞证。

治法：疏肝调气，健脾祛痰。

方剂：逍遥散合参苓白术散、苓桂术甘汤、半夏厚朴汤加减。

药物：当归10g　　赤芍15g　　竹叶柴胡15g　茯苓15g
　　　麸炒白术20g　生甘草5g　　桂枝10g　　　大枣10g
　　　党参30g　　　陈皮15g　　法半夏10g　　姜厚朴15g
　　　紫苏叶10g　　山药20g　　薏苡仁20g　　郁金15g
　　　粉葛20g

3剂，水煎服，2日1剂，每日3次，每次100毫升。

复诊：2018—12—14。

现在症：胃脘痛明显缓解，睡眠质量有所改善，余症变化不明显。

处方：守方不变。6剂，水煎服，2日1剂，每日3次，每次100毫升。

按：久患胃痛，脉见弦细乏力，仍为土虚木乘而作痛也。反酸者，木气犯胃，胃气上逆也。喉中有异物感、手心汗出、腹胀于食后尤甚、大便糊状、神倦乏力者，土虚失运，痰湿内盛，痰气凝滞，阻于咽喉也，即梅核气者是也。情绪急躁、易惊、失眠、噩梦频作、睡后易醒者，痰浊内盛，湿壅木郁，木土不和，情志失疏，心神不安也。口干不欲饮、舌淡胖、苔腻偏黄者，脾虚不运，痰湿内盛也。观其病机，主要在于痰浊壅盛，其凝结于上见咽不适，流滞于下见腹胀便溏，土不疏木见情志异常，浊扰心神见易惊失眠，故治疗的重点在于祛痰湿，畅气机，痰除气畅，木土自和，方以逍遥散合参苓白术散、苓桂术甘汤、半夏厚朴汤加减治疗。以参苓白术散、苓桂术甘汤、半夏厚朴汤健脾祛浊、调气解凝，以逍遥散加桂枝，不仅加强疏肝之力，又有增加补脾之功；又以郁金疏肝，葛根升脾，以加强调养肝脾之力，痰浊除，滞气解，木土调，情志自合，心神自安。复诊见诸症得缓，药已对证，病机未变，故当守原方不变，继续治疗。

四、胃痛—脾阳不足，肝气不舒

鲁某某，女，51岁，职业：自由职业，籍贯：成都，初诊：2016—3—14。

主诉：胃脘部隐痛6⁺月。

现病史：胃脘部疼痛六月余，以隐痛为主，疼痛喜温喜按，饥饿时痛甚，食后好转，知饥欲食，食后腹胀明显。现伴见：失眠多梦，烦躁易怒，夜间脚心发热，平素汗多，易于畏寒，舌淡胖，苔滑腻，脉弦细稍弱。既往辅助检查发现胃炎伴糜烂1年，曾服用西药治疗（具体药物名称不详）两个月，近期未复查胃镜。

辨证：胃痛—脾阳不足，肝气不舒证。

治法：健脾温阳，疏肝解郁。

方剂：理中汤合柴胡郁金汤、玉屏风汤、桂枝加芍药汤加减。

药物：党参30g　麸炒白术30g　干姜15g　蜜甘草5g
　　　竹叶柴胡15g　麸炒枳实15g　桂枝15g　大枣10g
　　　浮小麦20g　生黄芪20g　防风15g　郁金15g
　　　粉葛20g　法半夏10g　姜厚朴15g　生白芍20g
　　　薏苡仁20g

6剂，水煎服，2日1剂，每日3次，每次100毫升。

复诊：2016—4—8。

现在症：胃脘部疼痛稍有缓解，腹胀明显缓解，睡眠和情绪有所改善，余证无明显变化，舌淡胖，苔滑腻，脉弦细稍弱。

处方：守上方不变。

6剂，水煎服，2日1剂，每日3次，每次100毫升。

随访，患者坚持服用中药三月余，胃痛痊愈。

按：平素汗多、易于畏寒，故知其必表气虚弱，正气不足。脾胃为后天之本者，乃在于能生成气血，而气血者，正气也，故知正气不足者，必然脾胃虚弱也。患者胃隐痛，又见喜温喜按、饥饿时痛甚、食后好转、欲食而食后腹胀明显之象，知其确为脾胃虚弱使然，而又见脉弦细乏力、失眠多梦，烦躁易怒者，知其肝木不疏，旺木克土也。夜间脚心发热，而未见诸阴虚之症，故知其非阴虚使然，当从卫阳之气解之。卫气者，阳气也，布散于太阳，抗邪于肌表，防御于皮毛，卫阳出于精明穴，在眼睛周围布散于六阳经，卫阳在体表经防御、抗邪、温煦、充养等功能后，剩余的部分在四肢末端，布散及相表里的阴经，最终进入胸腹，以温养于诸脏诸腑。而太阳主表，是人体抗御邪气最主要的部分，故卫气在体表主要布散在太阳经经过的部位，而卫气在太阳经之外的部分，在涌泉穴处归入少阴，并顺少阴经进入体内。阳气者，亦属气也，气虚则气滞，气滞易化热，此为气虚发热之因，若阳气虚弱，运行不畅，在表郁滞，郁而化热，若阳气郁滞于头面则称之为格阳于上若郁滞在身体外部则称之为格阳于外，若壅滞于脚可称之为格阳于下。此患者夜间脚热，参合平素怕冷、汗多，乃属格阳于下也。阳虚者，最与脾肾相关，肾阳虚则以全身性虚寒症状为主，而脾阳虚者，则常见于脾胃病变。观此患者，其全身虚寒之象不显，而以脾胃症状为主，故知其阳虚者，主要在于脾阳不足。综上可知其病机为脾阳不足、木旺克土、表气不固。脾阳虚者，理中丸主之，直指其本，兼以半夏、厚朴、葛根、薏仁辛苦淡渗健脾气；又以桂枝汤、玉屏风扶脾胃，益正气，固表气，诸药合用，脾胃必强健，更以柴胡郁金汤疏肝气以御木侮，桂枝加芍药汤健脾以缓急止痛，如此则脾旺肝合，胃痛自息；更以甘麦大枣汤益心气，安心神，精神调，失眠烦躁自安。复诊见诸症得以缓解，知药已对证，而病机未变，故继守原方以治疗。此证之关键，在于阳虚的辨证，除了格阳于上、格阳于外，又有格阳于下，不可不察。

五、胃痛—肝胃不和，阴虚血少

丁某某，女，29岁，职业：学生，籍贯：甘肃，初诊：2018—

3—25。

主诉：胃脘隐痛1⁺年，加重1⁺周。

现病史：一年多前在无明显诱因的情况下出现胃脘隐痛，呈间断性，饥饿或情绪急躁后痛甚，进食后好转，疼痛喜按。现伴见：反酸、嗳气，口干欲饮，饮不解渴，食欲不振，腹胀，多食尤甚，矢气频作，二便正常，平素月经周期规律，月经量尚可，颜色淡红，经期情绪易发怒，舌红苔少，脉弦细数乏力。

辅助检查：既往查胃镜提示十二指肠球部溃疡。

辨证：胃痛—肝胃不和，胃阴虚弱证。

治法：调和木土，益气养阴。

方剂：参苓白术散合逍遥散、芍药甘草汤、益胃汤加减。

药物：党参30g　茯苓15g　麸炒白术20g　陈皮15g
　　　山药15g　莲子10g　砂仁15g　桔梗15g
　　　生甘草5g　当归10g　竹叶柴胡15g　姜厚朴15g
　　　生白芍20g　醋延胡索20g　郁金15g　南沙参15g
　　　玉竹15g

6剂，水煎服，日1剂，每日3次，一次100毫升。

复诊：2018—4—13。

现在症：药后胃痛好转明显，已无明显反酸、嗳气，其余症状未见明显改变，舌红苔少，脉弦关甚。

处方：守上方不变。

6剂，水煎服，日1剂，每日3次，一次100毫升。

按：患者久患胃痛，于饥饿或情绪急躁后痛甚，进食后好转，疼痛喜按，伴有反酸、嗳气，脉见弦细无力，知其为脾胃虚弱，木旺克土之证。脾胃虚弱之胃痛，有气虚、阳虚、阴虚之不同，观其舌红少苔，脉细数，知其为胃阴不足也。口干欲饮、饮不解渴、腹胀、多食尤甚、失气频作者,乃脾气虚弱,运化失常,津液不布,腑气不行故也。经色淡、经期易发怒者,肝血不足,疏泄失常也。综上故知其病机为脾气、胃阴、肝血均为不足,又土虚木乘,故而作痛,故治之以益气补血养胃阴,调和木土止胃痛。以参苓白术散益气健脾,逍遥散益气补血疏肝气,如此则气充血足,脾强肝和,木土和谐,自无克土犯胃之弊;又以白芍、延胡索、郁金活血行气,缓急止痛,沙参、玉竹补益胃阴,诸药合用,标本同治,其痛自止。复诊见诸症缓解,知药已对证,而病机未变,故守原方继续治疗。

六、胃痛—胃气失和,郁而化热

朱某,女,23岁,职业:学生,籍贯:安徽,初诊:2017—6—28。

主诉:胃脘疼痛1$^+$年。

现病史:一年多前,患者食入冰激凌后,出现胃脘疼痛,未经治疗,疼痛消失,此后,患者经常无明显诱因出现胃脘疼痛,伴见反酸、胃灼热,可知饥饱,睡眠不佳,大小便正常,舌质淡红,苔白腻,脉细弱。

查体:剑突下压痛,其余体查(一),辅助检查:胃镜(一)。

辨证:胃气失和,郁而化热证。

治法:健脾和胃,调气除热。

处方:参苓白术散合半夏厚朴汤、苏连丸、甘麦大枣汤加减。

药物:党参30g　　茯苓20g　　陈皮15g　　山药20g
　　　莲子15g　　薏苡仁20g　　生甘草5g　　粉葛20g
　　　炒白术20g　　炒白扁豆15g　　姜厚朴10g　　法半夏10g
　　　紫苏叶10g　　酒黄连3g　　玄参20g　　大枣10g

炒麦芽 20g

6剂，水煎服，2日1剂，每日3次，每次100毫升，分温服用。

复诊：服药后，患者胃痛症状明显减轻，但仍觉反酸、胃灼热，余症未变。

处方：上方加生姜10g。

6剂，水煎服，2日1剂，每日3次，每次100毫升，分温服用。

按：清程杏轩《医述·伤寒提钩》引柯韵伯之言："寒之伤人也有三：雾露风雨，冬春霜雪，此天之寒气也；幽居旷室，砖地石阶，大江深泽，邃谷高山，此地之寒气也；日食寒物，脏冰瓜果，此人之寒气也。"故知寒邪者，有天地人三别，食寒凉之物者，寒邪直入，伤及中焦，胃不和，故而胃痛、反酸也。中气失和，升降不调，气郁化热，故见胃灼热。病主在胃，而脾之运化尚正常，故知饥饱、口不干、大小便正常。胃不和则卧不安，故而寐差。舌淡红者，虚也，苔白腻者，湿也，脉细为湿阻，弱为正虚。故知其病机为胃气失和，郁而化热，治之以参苓白术散合半夏厚朴汤、苏连丸、甘麦大枣汤健脾和胃，调气除热。以参苓白术散健脾除湿，合用半夏厚朴汤以调中气之升降，以黄连、玄参清阳明气分血分之热，以甘麦大枣汤和中安神。诸药合用，脾健而胃和，浊除热清，中气升降协调，胃自和而安。复诊加生姜者，以配黄连，寒热并用，辛开苦降，加强调畅中焦的作用，实乃生姜泻心汤之义也。此患者发病本为寒邪直入所致，何以反不言寒？因其病久延1年有余，诊时所见，已非为寒邪所致，且六淫伤人，为急性病范畴，若病久不愈，则不可按外感急性病论治，当从内伤杂病论治，此例即是，即其胃痛之因，乃胃气不和使然，而非寒邪侵袭所致。

七、痞证—寒热错杂，脾虚湿滞

痞者，否也！否卦是《易经》六十四卦之第十二卦，为"天地否不交不通。否卦，阐释由安泰到混乱，由通畅到闭塞"，故知痞者，气不升不降不交不通也。

痞者，痞塞不适也，其病位常发生在胸中或胃中，痞见于胸则为胸痞，痞见于胃则为胃痞（心下痞）。仲景论痞，主要讨论胃痞的形成与治疗，就其形成原因而言，主要是因"病发于阴，而反下之，因作痞也。（131条）""病发于阴"者，或解释为其人平素脾胃虚弱，得伤寒之病，反而下之，致使脾胃损伤，正气更虚，邪气乘虚内陷，阻塞中焦，致使中焦气机升降失常，故而发为痞证；或解释为其人本为里证，里证若欲下之，则当必见阳明腑实之象，若不见而随意下之，则必损伤脾胃，致使中气升降失常，气机郁塞于中，故见痞证。故知痞证的形成，主要是因为邪气壅滞，郁塞中焦使然。而胸痞者，亦是因胸中气机郁塞使然。因痞与满均是气机郁滞不畅使然，甚至常常同时伴见，故常以痞满言之。

故治痞者，以祛邪气、扶正气、调气机为基本大法。祛邪气者，祛其病因也，病因者，不外六淫七情、痰浊宿食瘀血等，故祛者，依其不同病因而治之。扶正气者，病在胃脘，知其脾胃已虚也，"邪之所凑，其气必虚"也。其虚有在脾在胃之不同，脾虚者，以脾气虚、脾阳虚为主，在胃者，以胃气虚、胃阴虚为主，故欲扶正气，当从此四方面出发。调气机者，调畅使中焦恢复至正常的升降状态，其法有直接调畅中焦恢复升降，如辛开苦降之法；亦有通过疏利肝气，助肝疏泄，通过调畅木气以调畅中焦之升降者，诸泻心汤之黄芩即为此意。

岑某，女，59岁，职业：退休，籍贯：甘肃，初诊：2018—3—17。

主诉：胸骨后痞塞伴烧灼 1⁺月。

现病史：在无明显诱因的情况下突现胸部痞塞，伴烧灼不适，已一月余，食后腹胀，口中黏腻感，口干不欲饮，咽喉有异物感，咯之不出，吞之不下，发热恶寒，大便不尽感，小便正常，舌质淡，边有齿痕，苔白腻，脉细数乏力。

辅检胃镜提示：食管胃黏膜异位，胃底、胃可见体多发小息肉，慢性非萎缩性胃炎伴胆汁反流。

辨证：脘痞—寒热错杂，脾虚湿滞证。

治法：辛开苦降，调气除湿。

方剂：半夏泻心汤合苓桂术甘汤、半夏厚朴汤、逍遥散、桂枝汤加减。

药物：法半夏 10g　酒黄连 6g　酒黄芩 15g　干姜 15g
　　　党参 30g　大枣 10g　生甘草 5g　姜厚朴 15g
　　　茯苓 15g　紫苏叶 15g　麸炒白术 20g　陈皮 15g
　　　桂枝 10g　赤芍 15g　当归 10g　竹叶柴胡 15g
　　　麸炒枳实 20g

3剂，水煎服，2日1剂，每日3次，每次100毫升。

复诊：2018—3—29。

现在症：胸骨后痞塞感、烧灼不适感明显好转，偶有胃脘疼痛，无时冷时热，其余症状未见明显改变，舌质淡，边有齿痕，苔白腻，脉细。

方剂：上方加延胡索 15g。

6剂，水煎服，2日1剂，每日3次，一次100毫升。

随访，患者治疗三个月后，诸症已愈。

按：患者见胸部痞塞，故知其为胸痞之证，又见烧灼不适、舌淡脉乏力者，有热有虚，乃为寒热错杂之痞，至于其病之形成，则可由发热恶寒可知，俗言"有一份恶寒，便有一份表证"。更何况发热恶寒并见者，故知其痞之形成，乃表证未解，邪气内陷，壅滞胸中而成。邪气内陷而仍见恶寒发热者，说明仅有一部分邪气内陷，而仍有少许邪气在表，言表邪轻微者，以仅有恶寒发热而未见其他营卫不和之证故也。口中黏腻、口干不欲饮、苔白腻、大便不尽感者，脾虚而运化失常，津液失布，聚而成湿，湿浊内盛，上泛于口则口中黏腻，下阻于腹则大便失常也。咽喉有异物感，咯之不出，吞之不下者，梅核气也，为脾虚肝郁，痰气郁结所致也。舌有齿痕者，痰湿内盛也。故知其病机为寒热错杂、痰湿内盛、痰气郁结、表邪未尽也，故治之以辛开苦降，调气除湿，方用半夏泻心汤合半夏厚朴汤、逍遥散、四逆散、桂枝汤加减。以半夏泻心汤辛开苦降，旋转气机，又以辛化其痰，苦燥其湿，更具补虚泻实、调节寒热之作用，实为治痞之妙品。苓桂术甘汤、半夏厚朴汤、逍遥散、四逆散者，补脾土而治痰湿，调肝木而畅气机，气畅浊除，自无相互搏结之象。更以桂枝汤合柴胡、苏叶以和营卫、祛表邪，表邪除而里气畅，表里通畅，浊邪得除，气机转动，其痞自除。药后见胃偶痛者，乃药后气机转动，升降枢纽因虚一时不能任其职故也，待气机调畅，运转正常之时，其痛自止，故不作他治，仅加延胡索以止痛也。

八、痞证—寒热错杂，气滞食积

陆某，女，55岁，职业：工人，籍贯：绵阳，初诊：2013—9—24。

主诉：反复剑突下痞胀感 3⁺月。

现病史：3月前突然出现急性胃肠炎伴呕吐，经治预后反复出现剑突下痞胀感，按之轻度压痛，有时伴气窜痛，纳差，食后易饱胀，口干口苦，伴偶有胃灼热及呃逆，大便偏干，小便黄，舌质暗红，苔黄腻，脉濡细。

诊断：痞证—寒热错杂，气滞食积证。

治法：辛开苦降，消积除痞。

处方：半夏泻心汤合半夏厚朴汤、大安丸、枳术汤加减。

药物：法半夏 15g　黄连 9g　　黄芩 15g　　干姜 15g
　　　党参 30g　　大枣 10g　　生甘草 5g　 厚朴 15g
　　　茯苓 15g　　紫苏叶 15g　陈皮 15g　　枳实 20g
　　　生白术 30g　鸡内金 20g　隔山撬 20g　浮小麦 20g

3 剂，水煎服，2 日 1 剂，每日 3 次，一次 100 毫升。

复诊：2013—10—8。

现在症：药后痞胀、口干苦症状明显减轻，其他诸症亦有所缓解，舌质暗红，苔薄黄腻，脉濡细。

处方：守上方不变。

6 剂，水煎服，2 日 1 剂，每日 3 次，一次 100 毫升。

按：急性胃肠炎者，常有恶心、呕吐、腹痛、腹泻、腹胀、发热、头痛、全身不适等临床表现，多由饮食不洁或失常所引起，其实属阳明病范畴，初期多为邪气直中阳明使然，故主要表现为中焦阳明失常之恶心、呕吐、腹痛、腹泻、腹胀等症，待病情继续发展，正邪剧烈相争，热邪外发则可见发热等症。邪气直中阳明，只因阳明正气有所不足，方为邪中而发病，但阳明乃多气多血之脏，正气虽有所不足，但仍相对旺盛，故能迅速反应而祛邪外出，如此则见里热外蒸而见发热。其虽病经治疗，但并未根除邪气，中焦之升降仍未恢复，故见反复心中痞，气滞之久，必然致使胃之腐熟功能失常，饮食不化而成食积，有形之邪阻滞，胃气运行更为失常，故时见胀、气窜而痛、呃逆；余热未尽，故见口干口苦、胃灼热、大便偏干、小便黄。故知其病机为寒热错杂、饮食积滞、余邪未尽，治之以辛开苦降，消积除痞，方用半夏泻心汤合半夏厚朴汤、大安丸、枳术汤加减。以半夏泻心汤调寒热、祛邪气、补虚泻实、辛开苦降而恢复中焦之气升降；而半夏厚朴汤、苏连丸、枳术汤者，均为辛苦升降之剂，以其加强半夏泻心汤调气健脾除湿之力，更能祛邪外出，以治其余留之邪；大安丸健脾消食，以祛有形之邪之壅滞，有形之邪祛，无形之气方能正常升降。复诊见诸症缓解，知药已对证，然病机未变，故当守原方以治之。

九、痞证—脾胃虚弱，木土失和

陈某某，男，54岁，职业：工人，籍贯：成都，初诊：2018—3—18。

主诉：胃痞 1$^+$ 年。

现病史：胃脘痞满一年余，偶有隐痛，伴见反酸，嗳气频作，口不干，喜热饮，食欲不振，多食或食辛辣后，腹胀明显，平素性情平和，自出现胃脘痞满后，易于发怒，平素畏风，近4月体重减轻10斤左右，大小便正常，舌淡红少苔，脉弦细。

辅助检查：2018—3—1 胃镜提示：慢性萎缩性胃炎。

辨证：脘痞—脾胃虚弱，木土失和证。

治法：健脾益气，疏肝和胃。

方剂：参苓白术散合逍遥散、桂枝汤加减。

药物：党参 30g　　茯苓 15g　　麸炒白术 20g　陈皮 15g

山药20g　　莲子10g　　砂仁15g　　薏苡仁20g

桔梗15g　　大枣10g　　生甘草10g　　当归10g

竹叶柴胡15g　生白芍20g　桂枝15g　　炒鸡内金20g

隔山撬20g

6剂，水煎服，日1剂，每日3次，一次100毫升。

复诊：2018—4—6。

现在症：脘痞稍有好转，偶有隐痛，食欲增加，无反酸、嗳气、畏风，其余症状未见明显改变，大小便正常，舌淡红少苔，脉弦细。

方剂：上方去桂枝15g，加南沙参15g、玉竹15g。

6剂，水煎服，日1剂，每日3次，一次100毫升。

随访，患者服用半年余，诸症均有所改善，脘痞基本痊愈，体重上涨3斤余。

按：胃痞者病，甚为常见，诸多患者得此病而不知，特别是某些久患此病者，自以为胃当本如此，直至胃痛，方知其胃已病，如此患者，已见甚多。此患者胃脘痞满，知其中焦之气升降失常，又见胃脘隐痛、食欲不振、多食后腹胀明显、近期体重减轻明显，知其脾胃已虚，运化失常，脾不主于肉，胃不磨于谷也。胃痛伴见反酸、嗳气、病后易于发怒者，肝失横逆，木旺克土也。平素畏风者，正气不足，肌表疏松，顾护无力也。故知其病机为脾胃虚弱、木土失和，兼有肌表不固，故治之以健脾益气，疏肝和胃，方用参苓白术散合逍遥散、桂枝汤加减。以参苓白术散健脾益气，补其不足，以逍遥散疏肝理气和脾胃，重用白芍者以柔肝缓急止痛也，并以鸡内金、隔山撬健胃消食化积，以祛有形之邪阻滞，而利无形之气升降，如此则木土调和，气机调畅，中气自能正常升降而痞痛自除。又以桂枝汤调脾胃，益营卫，固肌表。复诊见诸症缓解，知药已对证，仍见舌淡红少苔、脉细者，知其胃阴不足，故加益胃汤以养之，初次不见者，以胀之明显，补阴易碍气也，去桂者，以其温化之性有碍于阴之生成。

十、腹痛——脾虚肝郁，痰气阻滞

腹痛者，《中医内科》认为其为"胃脘以下，耻骨毛际以上部位"之疼痛。《诸病源候论·腹痛病诸候》言："诊其寸口脉沉而紧，则腹痛。尺中紧，脐下痛。脉沉迟，腹痛。脉来触者，少腹痛。脉阴弦则腹痛。"故知腹痛有广义和狭义之分，广义之腹痛包括腹痛、脐下痛、少腹痛，狭义腹痛实指脐周痛也，即平素所言大腹痛，古又称"脐腹痛""环脐而痛""绕脐痛"，其主胃肠之疾患；脐下痛者，又称小腹痛，小腹为下腹的中部，多主膀胱、子宫之疾患；小腹两旁疼痛则为少腹痛，其为肝经循行之所，故其痛多与肝气不疏相关。又有"心腹痛"者，乃指腹痛上及心膈者。张景岳言："凡以寒侵腑脏及脉络受伤，血动气滞者，皆能为痛。但察其不实不坚，或喜揉按，或喜暖熨，或胸腹如饥而不欲食，或胃脘作呕而多吞酸，但无实热等证，则总属虚寒……凡治虚寒之痛者，速宜温养脏气，不得再加消伐。但其痛之甚者，当于温补药中稍加木香以顺其气，或多加当归以和其血。若寒在下焦而痛者，必加吴茱萸；其或痛不至甚，则但温补脾肾，使脾肾渐安，其痛自止。"景岳之言，实乃中的，腹痛之因，不为"实热"，便为"虚寒"，故治之者，当从此二者入手也。依笔者经验，临床若热实之象不明显，即可从寒虚论治，景岳即为此意也。

牟某，女，53岁，职业：公务员，籍贯：甘肃，初诊：2016—8—16。

主诉：反复上腹部间断性疼痛 1^+ 年。

现病史：反复上腹部间断性疼痛1⁺年，以胀痛为主，进食后（尤其是油腻食物）加重，胃脘不适，偶有反酸，大便干结，3日1次，厌食油腻，偶见急躁易怒，少气懒言，舌质暗红苔少，脉弦细无力。

辅助检查：2015—11—30外院胃镜示：胃体多发溃疡，活检示黏膜重度慢性炎症。因患者自觉西药副作用大且容易反弹，故于笔者处求诊。

辨证：腹痛—脾虚肝郁，痰气阻滞证。

治疗：调和肝脾，行气化浊。

方剂：痛泻要方合参苓白术散、半夏厚朴汤、平胃散加减。

药物：陈皮15g 炒白术30g 白芍20g 防风15g
　　　山药30g 茯苓20g 莲子15g 砂仁15g
　　　薏苡仁20g 人参片10g 党参20g 炒白扁豆15g
　　　姜厚朴15g 法半夏10g 紫苏叶15g 苍术15g
　　　生甘草10g 大枣15g

6剂，水煎服，2日1剂，每日3次，每次100毫升。

复诊：2016—9—1。

现在症：服用上方后，疼痛有所缓解，自觉情绪有所好转，舌脉如前。

处方：上方不变。

6剂，水煎服，2日1剂，每日3次，每次100毫升。

按：观患者胀痛于进食后加重者，多为脾虚使然，又兼少气懒言，则知确为脾虚矣；而胀痛特别是在进食油腻之物后加重者，知其有痰湿阻滞，以油腻之物，最助痰生湿故也。胃脘不适者，以脾虚痰滞，中焦升降失常也，再若肝木来克，胃气上逆，故见反酸。胃气不降，肝气不疏，则腑气不畅，故见上腹痛，大便干结,数日一次也。少气懒言、舌质暗红苔少、脉细无力者,知其脾气虚甚也。故知其病机为脾胃虚弱、木旺克土、痰气阻滞、腑气不畅也,治疗当以调和肝脾,行气化浊法,以痛泻要方合参苓白术散、半夏厚朴汤、平胃散加减。以痛泻要方调肝脾,止疼痛,畅大便,以参苓白术散健脾胃,化痰湿,更以半夏厚朴汤、平胃散加强其除痰浊之力,而半夏厚朴汤、平胃散又能调中气、畅腑气,以助胃腑之气的通畅。诸药合用,脾胃之虚得补,旺木之克得御,阻滞之浊得除,不通之气得畅,故于复诊见诸症药后缓解,知药已对证,故仍守原方以治之。

痛泻要方,不仅可治脾虚肝郁之痛泻,亦可治疗脾虚肝郁之便秘,以白术、陈皮健脾燥湿理气,以防风疏肝气、升脾气,以白芍养肝疏肝、通导大便。故知若泻者,则以防风升之举之;若秘者,则以白芍润之通之,而白芍又可缓急止痛,故木旺克土之痛,无论有无大便异常,均可以痛泻要方调而治之。

十一、腹痛—脾胃虚弱,饮食积滞

左某,女,60岁,职业:退休,籍贯:成都,初诊:2016—8—17。

主诉:上腹部胀痛 2^+ 年。

现病史:反复上腹部疼痛 2 年余,常于进食后加重,饱胀感明显,食入即饱,伴见呃逆,纳尚可,夜眠差,二便调,舌质暗红,苔白腻,脉弦滑乏力。

诊断:腹痛—脾胃虚弱,饮食积滞证。

治法:健脾益气,消食化积。

方剂:方用参苓白术散合保和丸加减。

药物:党参 30g　　茯苓 15g　　炒白术 30g　　陈皮 15g

砂仁 10g　　薏苡仁 20g　　桔梗 15g　　　山药 15g

大枣 10g　　生甘草 5g　　厚朴 15g　　焦山楂 15g

隔山撬 15g　鸡内金 15g　郁金 15g

3剂，水煎服，2日1剂，每日3次，一次100毫升。

复诊：2016—9—1。

现在症：服用上方后，疼痛有所缓解，自觉情绪有所好转。

处方：上方不变。

6剂，水煎服，2日1剂，每日3次，每次100毫升。

按语：谭子曰："食之欲也，思盐梅之状，则辄有所咽，而不能禁；见盘肴之盛，则若所吞，而不能遏。饥思啖牛，渴思饮海，故欲之于人也如贼，人之于欲也如战。"现代生活，实在繁华，饮食种类繁多而华美爽口，时见某些网络平台大量播放"吃"之视频，并以"大胃王"恒称之，以能吃为"荣"，不知"饮食自备，肠胃乃伤""水谷之邪气，感则害于六腑"。暴饮暴食，无有不伤及胃肠者，或壅塞于胃而气不行则成实，或繁重于脾而运不及则成虚，或虚或实，病在脾胃，久则及血。故治食积之病，当消其有形，行其气滞，补其不足，补行之法均知矣。然消之者，常当辨其轻重，轻者治之以焦三仙即可，稍重者，可以焦山楂、鸡内金、隔山撬之类，若更重者，则加用三棱、莪术，此从消到破之法，从消食及活血也。究其原因，以阳明多血，壅滞即盛即久者，则其血必不畅，特别是小儿乳食及平素喜食肉食者，多属此类。观此患者，其病久矣，故消之法，当稍强于他人，故以焦山楂、隔山撬、鸡内金、郁金四者入血畅血之品以行之消之，消其久积，化其久滞，有形之邪得消，无形之气易畅，气畅胀痛自消。久病不去者，其正气必然不足，故脉见乏力，久积不去，必伤脾胃之气，故补之者，以参苓白术散益脾胃之气，厚朴者，顺降胃气，助其气之转运，胃气转则食易消磨。

十二、大便异常—脾虚胃弱，气血不足

大便异常，若次多质稀者为泄，若排出困难时间长者为秘，若里急后重下痢赤白者为痢，而秘、泄者最为常见，而痢者，因现代生活条件及卫生的改善，则较为少见，故多版《中医内科学》将其取而不纳。泄与泻有所分别也，《医旨绪余》言："粪出少而势缓者为泄，漏泄之谓也；粪大出而势直下不阻者为泻，倾泻之谓也。"《奇效良方》云："泄者，泄漏之义，时时溏泄，或作或愈。泻者，一时水去如注泄。"秘者，景岳言其"曰阴结、阳结而尽之矣。盖阳结者，邪有余也，宜攻宜泻；阴结者，正不足也，宜补宜滋。知斯二者，即知其纲领矣……有火者便是阳结，无火者便是阴结。以此辨之，岂不了然。"痢疾者，"《黄帝内经》名之肠澼，仲景则以下利括之。"又有"滞下"之称，亦出自汉晋之时。大便异常者，最与肺肝脾肾四脏相关，故治其者，主在调此四脏也。在肺者，肺气失和，大肠之气不畅，治之者，杏仁、厚朴之属也，桂枝加厚朴杏子汤、脾约丸即是如此；在肝者，脾弱或肝旺，均可形成木旺克土，导致脾运不及而大便异常，白头翁汤、痛泻要方即是如此；在脾肾者，多数阳气不足使然，阳虚至泻，轻证从脾论治，重者从肾论治，理中丸、四逆汤即使如此。

梁某，女，26岁，职业：国企文员，籍贯：湖南，初诊：2018—10—21。

主诉：泄泻 4^+ 年。

现病史：自2014年起，患者出现行经期腹泻，无腹痛，一日3—4次，大便清水样，进食生冷后，腹泻症状加重，月经周期规律，月经量少，经色淡红，偶有血块，LMP：2018—10—10，

PMP：2018—11—10，否认性生活史。现症见：经期疲倦明显，平时喜饮热水，饮则饱胀，大便不成形，舌质淡，苔薄白，脉细数乏力。查体：腹软，腹部无压痛反跳痛，肠鸣音正常。

既往辅助检查：性激素六项（一），长颈检查（一）。

辨证：脾虚胃弱，气血不足证。

治法：益气补血，和肝理脾。

方剂：参苓白术散合逍遥散加减。

药物：党参 30g　　茯苓 15g　　炒白术 30g　　陈皮 15g
　　　山药 20g　　莲子 15g　　砂仁 15g　　　薏苡仁 20g
　　　生甘草 5g　　当归 10g　　赤芍 15g　　　竹叶柴胡 15g
　　　焦山楂 20g　姜厚朴 10g　南沙参 15g　　生地 15g

6剂，水煎服，2日1剂，每日3次，每次100毫升，分温服用。

复诊：2018—11—6。

现在症：服用上方后，患者自觉精力有所增加，食欲增加，情绪更舒畅，其余症状无明显改变。

处方：上方加川芎 5g。

6剂，水煎服，2日1剂，每日3次，每次100毫升，分温服用。

患者于笔者处坚持治疗三个月后，经期泄泻之症痊愈，为求巩固疗效，患者坚持间断治疗六月余。

按：此为"经行泄泻"也。经也者，为血所化，故有言："血下行则为经，血上行则为乳。"血下行者，必因气先下行也，故经行，则气血俱下而上有所不足。《傅青主女科》言："妇人有经未来之前，泄水三日，而后行经者……谁知是脾气之虚乎！夫脾统血，脾虚则不能摄血矣；且脾属湿土，脾虚则土不实，土不实而湿更甚，所以经水将动，而脾先不固；脾经所统之血，欲流注于血海，而湿气乘之，所以先泄水而后行经也。"又言："调经之法……在先补其气。盖气旺而血自能生，抑气旺而湿自能除，且气旺而经自能调矣。"治之之法在以健固汤"补脾气以固脾血"。此患者，即属脾气不足使然，观其水泄、遇冷加重、经期疲倦、平时喜饮热水、饮则饱胀、大便不成形、舌质淡、苔薄白、脉细乏力均可知之也。月经量少、经色淡红、偶有血块者，肝血不足，血虚易瘀也。故知其病机为脾胃虚弱，气血不足，治之以参苓白术散合当归、生地、沙参益气补血扶肝脾，焦山楂、厚朴健胃消食运气机，脾胃运则健矣。当归、赤芍、柴胡调肝理气除瘀血。肝脾同治，气血均调，脾得补则健而泄泻自止，肝得养则调而经血自旺。

十三、大便异常—脾胃虚弱，木土失和

刘某某，男，66岁，职业：退休，籍贯：德阳，初诊：2017—9—12。

主诉：大便干稀不调3⁺年。

现病史：自述大便时干时稀3年余，时有胃脘痞满不舒，伴见纳食不香，喜食甜品，形体肥胖，喉中有痰，平素情绪急躁，睡眠欠佳，小便正常，舌红，苔厚腻满布，脉滑数乏力。

辨证：大便不调—脾胃虚弱，木土失和证。

治法：益气健脾，辛开苦降。

方剂：参苓白术散合半夏厚朴汤、苏连丸加减。

药物：陈皮 15g　　炒白术 30g　　芍药 20g　　防风 15g
　　　山药 30g　　茯苓 20g　　　莲子 15g　　砂仁 15g
　　　薏苡仁 20g　人参片 10g　　党参 20g　　炒白扁豆 15g

姜厚朴 15g　生甘草 10g　法半夏 10g　紫苏叶 15g
酒黄连 6g

6剂，水煎服，2日1剂，每日3次，每次100毫升，分温服用。

复诊：2017—9—25。

现在症：自述药后诸症缓解，痞满不甚明显。

处方：上方黄连用 3g。

6剂，水煎服，2日1剂，每日3次，每次100毫升，分温服用。

按：便干者，津液失布，不能润养于肠道使然；便稀者，津液失布，不能正常布散他处而直趋于肠道使然。津液之布，最与脾相关，脾者运化水液故也。脾运正常，津液得布，自然大便不干不稀，排解正常，若脾运失常，津液失布，故见大便干稀不调。此患者伴见胃脘时时痞满者，知其中气升降失常，中气者，脾胃之气也，脾气升而胃气降，不升不降即为痞，故知见痞即知脾气不升，不升则不运，不运则津液必然失布，大便故见时干时稀也。甘入脾，甘滋脾，故脾病喜食甘；脾开窍于口，脾病其窍不灵，故见纳食不香；脾病不运，食物不归正化，精微不归布散，壅滞于内，化生痰浊，故见体胖，泛溢于上，故见喉中有痰；脾湿不运，土不疏木，故肝失疏泄，而情志异常，浊邪内盛，上扰于心，心神不安，故睡眠失常，"胃不和则卧不安"也。故知其病机，在于脾胃虚弱、气机壅盛、痰浊内盛、土不疏木，故治之以益气健脾，辛开苦降，方用参苓白术散、半夏厚朴汤、苏连丸化裁。以参苓白术散健脾气，脾气旺则津液自布，大便自调，此直指其本也，以半夏厚朴汤合苏连丸调中气之升降而化痰浊、燥脾湿。黄连之用，主在取其苦以降之，而非寒以清之，厚朴、黄连苦降，半夏、苏叶辛升,亦属辛开苦降也,非仅属泻心汤。复诊见诸症缓解,痞满已不甚,病机仍未变,故减黄连至3克,以其易寒脾故也。

十四、胃中嘈杂—脾虚肝郁,胃火炽盛

黎某某,男,42岁,职业:商人,籍贯:成都,初诊:2014—9—27。

主诉:胃中嘈杂3^+周。

现病史:胃中嘈杂,口中烧灼感,口臭,口淡无味,口唇红赤,不欲饮,无明显反酸、恶心,伴有咽痛、眼部烧灼感,眠差梦多,情绪低落,大便干燥,小便正常,舌质红,苔腻,脉弦数乏力。

查体:胃镜(2014—8—1)提示:慢性非萎缩性胃炎伴糜烂,胆汁反流。

辨证:脾虚肝郁,胃火炽盛证。

治法:清胃降火,健脾疏肝。

方剂:清胃散合参苓白术散、逍遥散加减。

药物:当归10g　　赤芍15g　　竹叶柴胡15g　升麻15g

　　　酒黄连9g　　生地15g　　牡丹皮15g　　党参30g

　　　茯苓15g　　生白术30g　山药15g　　　莲子10g

　　　桔梗20g　　大枣10g　　生甘草5g　　 陈皮15g

3剂,水煎服,2日1剂,每日3次,一次100毫升。

复诊:2014—10—12。

现在症:胃中嘈杂及诸热之象药后明显改善,仍觉眠差梦多、情绪低落,大便干燥,舌红苔腻,脉弦数乏力。

方剂:参苓白术散合逍遥散加减。

药物:党参30g　　茯苓15g　　生白术30g　　山药15g

莲子 10g　　桔梗 20g　　大枣 10g　　生甘草 5g
陈皮 15g　　当归 10g　　赤芍 15g　　竹叶柴胡 15g

6剂，水煎服，2日1剂，每日3次，一次100毫升。

按：嘈杂者，懊恼也。仲景治心中懊恼，主以栀子豉汤清宣郁热，其因发汗吐下后，耗伤津液，阴不制阳，里热有余，风寒之邪乘虚入里，从阳化热，壅结于胃脘而成，故以栀子、豆豉升降并用，调畅气机，解其郁结，清散郁热，其主治热邪郁滞，壅结于里而不得透散者。然观此患者，不仅有热邪壅滞于里之胃中嘈杂，更有火热弥散炎上之口眼烧灼、咽痛之症；口唇红赤、眠差梦多者，热及营血，心神不安也；口臭者，胃火旺盛，蒸腐于中，弥散于外也；不欲饮、口淡无味、情绪低落、脉弦乏力者，中土虚弱，旋转无力，土不疏木也。故知其为火热壅滞于中，弥散于上，扰及心营，不疏于木，而兼有脾胃虚弱，正气不足，转输无力之象；治之以清胃散气血两清，清散郁热，以逍遥散调畅气机，调和木土，以参苓白术散补益脾胃，扶助正气。具体则以升麻、黄连以清火，升麻辛升，黄连苦降，辛开苦降，在清泄火热之时又有调畅气机之能，气转热易散也；当归、生地、赤芍、丹皮者清热凉血，透散营血之热，如此气血两治，火热清透，诸热之象自解；又以升麻、柴胡助肝脾之气以升发，从其性而升之也，配合诸养血益气之品以调和肝脾，疏畅木土，运转气机，不仅有利于热邪的透散，亦使邪祛而不折伤气机、伤及气血、损及肝脾。复诊见嘈杂于药后明显改善，诸药已对证，诸热之象不显，知火热之邪已除，仍觉眠差梦多、情绪低落者，邪气虽除而气血阴阳仍未和故也，故继续以参苓白术散、逍遥散调肝脾、和气血、平阴阳也。

十五、口淡—湿浊内壅，气机不畅

杨某某，女，52岁，职业：农民，籍贯：成都，初诊：2016—3—23。

主诉：口淡 1⁺周。

现病史：食不知味，口中无味一周余，平素易于倦怠乏力，头重头闷，口不渴，喜饮热水，四肢有捆绑感，眠差，纳差，大便偏干，偶有小便色黄，舌苔黄厚腻，脉濡数。

辨证：口淡—湿浊内壅，气机不畅证。

治法：化湿除浊，宣畅气机。

方剂：藿朴夏苓汤合三仁汤加减。

药物：藿香 15g　　苦杏仁 15g　　薏苡仁 30g　　豆蔻 15g
　　　淡豆豉 15g　　盐泽泻 20g　　姜厚朴 15g　　法半夏 15g
　　　茯苓 15g　　佩兰 30g　　荷叶 30g　　芦根 30g
　　　紫苏叶 15g　　大豆黄卷 30g　姜草果仁 30g

3剂，水煎服，2日1剂，每日3次，每次100毫升。

复诊：2016—4—4。

现在症：药后食欲恢复大半，口中稍有味道，口干，舌苔退去大半，舌边尖红，脉濡。

处方：上方不变。

3剂，水煎服，2日1剂，每日3次，每次100毫升。

按：脾开窍于口，脾之病变可上应于口，故《难经·四十一难》言："脾气通于口，口和则知谷味矣。"《世医得效方》言："口之味：热胜则苦，寒胜则咸，宿食则酸，烦躁则涩，虚则淡，瘅则甘，郁则臭，凝滞则生疮。口之津液，通于五脏，脏气偏胜，则味应于口。"《医学正传·口病》言："有口淡者，知胃热也。"

《景岳全书·杂证谟·口舌》言："口淡一证，凡大劳、大泻、大汗、大病之后，皆能令人口淡无味，亦岂皆胃火使然耶？"《中医词典》认为口淡"有虚实之别，虚者为胃虚，宜健脾和胃，用六君子汤加味，实者多为胃热，以清热为主，宜甘露饮加减"。故知口之病变，不仅仅在脾也，五脏异常，均可及口，口之淡者，最与脾胃相关，淡虽属阴，然其病因，却有寒热之别。寒者，常因脾阳不足、寒湿内盛使然，治以健脾胃、祛寒湿即可；热者，为实热壅滞中焦，脾胃之气不升，口失其养所致，治之以芳香化浊除湿，邪气除而中气自转而升也。此患者见口淡、倦怠乏力、头重头闷、口不渴、四肢有捆绑感、眠差、便偏干、苔黄厚腻、脉濡者，为湿浊阻滞气机不转故乏力，浊阻清阳不升故头重而闷，津液内停而不运故不渴、便干，湿浊中阻而四肢不利，湿浊内盛上扰于神故寐差，郁而生热故苔黄厚腻、脉濡数。综上故知其病机为湿浊内盛，气机不畅使然，故以藿朴夏苓汤合三仁汤以芳香化浊，宣畅气机。以藿香、佩兰、豆蔻、草果、厚朴、荷叶、苏叶、豆卷、淡豆豉芳化湿浊，以杏仁、薏苡仁、茯苓、行气利水，以法半夏化痰散结，湿郁兼热最易生痰也，以荷叶、芦根清热生津。诸药合用，升降并用，气行湿化水利，热清津生，待邪除而气转，脾健而胃降，其口自和。复诊见口干者，乃药后津液运转，一时不能上承使然，待邪除津运，自能上养于口，小青龙汤之"服汤已渴"亦即此因也。

第七章　失眠医案

失眠者，古称"不寐"，其首见于《难经·四十六难》之"老人卧而不寐，少壮寐而不寤"。至仲景则以"不得卧"称之，"失眠"之词首见于《世说新语·赏誉第八》："王丞相召祖约夜语，至晓不眠。明旦有客，公头鬓未理，亦小倦。客曰：'公昨如是似失眠。'公曰：'昨与士少语，遂使人忘疲。'"而在中医书籍中，则首见于唐代王焘的《外台秘要》卷三《天行病发汗》："余应之曰，夫今诊时行，始于项强敕色，次于失眠发热，中于烦躁思水，终于生疮下痢，大齐于此耳。""失眠"虽出于唐，然后世诸医仍喜从古而沿用"不寐"之词，如朱丹溪、张从正、张景岳、叶天士等，都做"不寐"篇以单独论述之。及《中医内科学》中，仍称之为"不寐"。或"不寐"者，高雅之词，用于书籍；"失眠"者，民间之语，用于口头？

就失眠的病机，《黄帝内经》认为主要有四方面：（1）阴阳失和。如《灵枢·大惑论》言："阳气尽则卧，阴气尽则寤。"（2）卫不入阴。如《灵枢·大惑论》言："黄帝曰：病而不得卧者，何气使然？岐伯曰：卫气不得入于阴，常留于阳。"又言："卫气之留于阳也久，故少瞑焉。"《灵枢·营卫生会》言："老人之不夜瞑者……其营气衰少而卫气内伐，故昼不精，夜不眠。"（3）诸邪扰动。如《素问·淫邪发梦》言："邪从外袭……使人不得卧而安梦。"《灵枢·邪客》言："厥气客于五脏六腑……故目不瞑。"（4）脏腑失和。如《素问·逆调论》言："阳明者，胃脉也，胃者，六腑之海，其气亦下行，阳明逆不得从其道，故不得卧也。《下经》曰：胃不和则卧不安。此之谓也。"其病机虽有四，然实则为一：阴阳不和。一分为四者，其目的或在于从不同的角度探讨失眠的病机。

昼夜者，天之阴阳之变换；寤寐者，人之阴阳之升降。《素问·上古天真论》讨论养生的五项原则，第一项即为"法于阴阳"，即效法于阴阳。阳主动，阴主静，昼为阳，夜为阴，法于阴阳者，指人在白天当工作，晚上当睡眠，不可昼夜颠倒，而失眠者，正是夜晚不能安睡也，此乃阴阳失和，不能正常升降之病。白天阳气升发于外故醒，夜晚阳气入里内藏于阴故寐。阳为阴之主，阴阳失和者，主要在于阳气不能正常升降也，而失眠主要是阳气不能正常顺降，不能正常潜藏于阴使然，此种现象我们常常称之为"阳不入阴"。阳不入阴者，或因内外之邪扰动阳气不能不能正常顺降，或因阳虚气弱而不自降，或因阴虚不能正常潜藏阳气，其均可造成心主失常而不得安眠。此处之阳气，实乃卫气也，在《黄帝内经》中，阳气、卫气常常互称，如《灵枢·大惑论》言："夫卫气者，昼日常行于阳，夜行于阴，故阳气尽则卧，阴气尽则寤。"又言："卫气不得入于阴，常留于阳。留于阳则阳气满……不得入于阴则阴气虚，故目不瞑矣。"阴阳者，言其统一；气血者，言其量变；营卫者，言其运动。阴阳气血营卫者，实为一体，不可分也。

失眠者，主要病机为"阳不入阴"，故治疗当首以和阴阳，调营卫,顺气机,以桂枝汤合逍遥散、甘麦大枣汤主之,桂枝汤可调营卫以安心神、和阴阳以助阳藏,以逍遥散养肝理脾安心神、调畅气机助阳降,甘麦大枣汤以益营养心安神,三方相合,共同加强行阴阳、调营卫、益心神之力。若阴虚而阳不敛者,加以知柏地黄丸、酸枣仁汤、左归丸等;若中气不和者,加以半夏厚朴汤、苏连丸、苓桂术甘汤等;若气血虚者,加以参苓白术散、十全大补汤、归脾胃等;若阳气弱者,合以附子理中丸、肾气丸等;若外邪侵袭者,则以相应祛邪之剂;若重度失眠或失眠久者,加以活血之品,如丹参、川芎、合欢皮等,合以重镇安神之品如生牡蛎等,生牡蛎即可重镇以安神,又可收敛固摄心神,更可利水散结以祛邪扰。

一、肾阴不足,虚火内扰

黎某某,男,45岁,职业:工人,籍贯:成都,初诊:2013—6—22。

主诉:失眠 2^+ 月。

现病史:患者于 2 月前无明显诱因出现失眠,后逐渐加重,现症见:入睡困难,头痛头晕,神疲乏力,两颧潮红,咽干口渴,饮后渴不解,食欲尚可,腰膝酸软,遗精,盗汗,脖子僵硬,大便干结,小便正常,舌质红,舌中有裂纹,少苔,脉细数。

辨证:失眠—肾阴不足,虚火内扰证。

治法:滋阴清热,养血除烦。

处方:知柏地黄汤合酸枣仁汤、甘麦大枣汤加减。

药物:盐知母 15g　生地 20g　粉葛 30g　大枣 15g
　　　牡丹皮 15g　生黄柏 15g　茯苓 20g　山萸肉 15g
　　　酒川芎 10g　桂枝 15g　山药 30g　生甘草 15g

浮小麦 30g　盐泽泻 15g　炒酸枣仁 30g

6剂，水煎服，日1剂，每日3次，一次100毫升。

复诊：2013—7—12。

现在症：失眠、头痛头晕好转，其余症状未见明显变化，舌质红，舌中有裂纹，少苔，脉弦细数。

处方：上方不变。

8剂，水煎服，日1剂，每日3次，一次100毫升。

按：此患者，见入睡困难、两颧潮红、咽干口渴、腰膝酸软、遗精、盗汗、舌红、舌中有裂纹、少苔、脉细数者，乃肾阴不足，虚火内盛使然；脑为髓府，肾虚而髓府失养，又为虚火扰动，故见头痛头晕；阴虚火旺，阴不滋阳，气无所养，故神疲乏力。故知其为肾阴不足、虚火内盛、迫津外泄、火旺伤气，故以知柏地黄丸合酸枣仁汤以滋肾阴、清虚火，以甘麦大枣汤养心阴，止虚汗。具体则以生地、山萸肉、山药合炒枣仁汤益气养阴生津、安心神以治本，以知母、黄柏、丹皮、泽泻清泄虚火以治标，以桂枝、山萸肉、甘草、大枣、浮小麦和营卫，止虚汗，山萸肉者，收敛固涩，合浮小麦可加强收敛止汗之功，合葛根则止项僵。地黄丸有用生地者，亦有用熟地者，当按具体证型，灵活选用。复诊见稍有好转，而病机仍未变化，故继续守原方治疗。

二、肝脾失调，营卫不和

唐某，男，41岁，职业：司机，籍贯：成都，初诊：2018—4—13。

主诉：失眠 1^+ 月。

现病史：失眠1月有余。现症见：失眠，心烦不安，偶有头胀痛，唇口干燥，渴欲饮水，饮后渴不解，咽喉异物感，咯之不出，吞之不下，食欲尚可，平素多汗，大便偏干，小便正常，舌红苔少，脉弦细无力。

辨证：失眠—肝脾失调，营卫不和证。

治法：养阴清热，养血除烦，调和营卫。

方剂：酸枣仁汤合逍遥散、甘麦大枣汤、半夏厚朴汤、桂枝汤加减。

药物：炒酸枣仁30g 盐知母10g 酒川芎10g 当归10g
赤芍15g 竹叶柴胡15g 茯苓15g 麸炒白术30g
生甘草5g 法半夏10g 姜厚朴15g 紫苏叶10g
生黄芪20g 桂枝10g 大枣10g 浮小麦20g

6剂，水煎服，日1剂，每日3次，一次100毫升。

复诊：2018—4—27。

现在症：失眠好转，咽喉不适已解，唇口干燥，渴欲饮水，饮后渴不解，大便偏干，小便正常，舌红苔少，脉弦细。

处方：上方去半夏10g、姜厚朴15g、紫苏叶10g。

6剂，水煎服，日1剂，每日3次，一次100毫升。

随访，患者坚持治疗了一个月，失眠自愈。

按：患者失眠、心烦不安，伴见头胀痛、舌红苔少、脉弦细，乃肝血不足，心失所养，心神不安所致；唇口干燥、渴欲饮水、饮后渴不解者，津液内停，不能正常布散上承也；咽喉异物感，咯之不出，吞之不下者，肝脾不和，痰气互结，阻于咽喉也；多汗者，营卫不和也；脉无力者，正气虚也。故知其为肝血不足，心失所养、气滞津停痰凝、营卫不和、脾气虚弱，故治之以酸枣仁汤合逍遥散、甘麦大枣汤补肝脾、养心安神，以逍遥散合半夏厚朴汤调气化痰行津液，以桂枝汤和营卫。具体则以炒枣仁、当归、赤芍、川芎、柴胡、知母养肝益心安神；以半夏厚朴汤合白术、桂枝、柴胡调气化痰行津，以桂枝汤合浮小麦、黄芪、白术益卫固表止汗。此患者之失眠，重在肝脾不足不以养心的基础上伴见痰凝气滞津停，故治疗的重点在调和肝脾，肝脾合则心自安。复诊见失眠好转、咽喉不适已解，说明药已对证，但仍渴者，乃津液转运仍未能上承也，故在原方的基础上，去半夏厚朴汤以防其伤津耗津。

三、饮食停滞，浊扰心神

戚某某，女，47岁，职业：农民，籍贯：成都，初诊：2018—4—16。

主诉：失眠 4^+ 月。

现病史：四个月前因暴饮暴食后出现失眠，现伴见头胀痛，口中黏腻，脘腹胀满，胸闷、嗳气，食欲不振，排便不畅，大便成渣，舌质红苔腻，脉弦滑少力。

辨证：失眠—饮食停滞，浊扰心神证。

治法：消食化积，健脾除湿。

方剂：保和丸合参苓白术散、逍遥散加减。

药物：焦山楂15g　焦神曲15g　半夏15g　　陈皮15g
　　　连翘15g　　炒莱菔子15g 炒麦芽15g 党参15g
　　　茯苓15g　　麸炒白术20g 陈皮15g　　山药20g
　　　莲子15g　　薏苡仁20g　 桔梗15g　　大枣10g
　　　生甘草5g　 当归10g　　 赤芍15g　　竹叶柴胡15g

6剂，水煎服，日1剂，每日3次，每次100毫升。

复诊：2018—5—6。

现在症：药后失眠明显好转，食欲转佳，舌脉如前。

处方：上方去保和丸。

6剂，水煎服，日1剂，每日3次，每次100毫升。

按：此为"胃不和则卧不安"之证也。"胃不和"者，胃气不降也，胃气不能正常通降，乃为暴饮暴食，导致饮食停滞使然。饮食伤中，胃失和降，脾失健运，津液不布，升降失常，故见脘腹胀满、胸闷、嗳气、口中黏腻、食欲不振、排便不畅、大便成渣、苔腻、脉弦滑；少力者，暴食伤脾，脾气不足也；头胀痛者，浊阻中焦，气逆不降也。故知其为饮食停滞、湿邪阻滞、气机壅滞、脾气损伤，治疗以保和丸消食化积，合逍遥散以调气行津，以参苓白术散益气健脾，脾健则自能运化，宿食痰湿自祛除，邪气除，正气复，心自安，眠自佳。复诊见胀闷已解，故舍保和丸，以防过度消食更伤脾气，仅用参苓白术散合逍遥散以健脾助运。

四、脾虚不养，营卫失和

曹某某，女，40岁，职业：教师，籍贯：成都，初诊：2014—5—17。

主诉：失眠 5^+ 年。

现病史：患者5年前无明显诱因出现入睡困难，醒后难以入睡，辗转反侧，于多位中医医生处求诊，服用"补益肝肾"的中药，未见明显改善。现症见：入睡困难，醒后难以入睡，辗转反侧，焦虑不安，醒时汗出，夜间亦可见汗出，自从失眠后，情绪变得急躁，终日寡欢，纳食不佳，大便干稀不调，舌质淡红，苔薄白，脉细小数无力。

辨证：失眠—脾虚不养，营卫失和证。

方剂：参苓白术散合逍遥散、桂枝汤、甘麦大枣汤、苏连丸加减。

药物：党参30g　　茯苓15g　　炒白术30g　　陈皮15g

山药20g　　砂仁15g　　薏苡仁20g　　桂枝15g

白芍15g　　竹叶柴胡15g　当归10g　　黄连9g

紫苏叶15g　浮小麦30g

6剂，水煎服，2日1剂，每日3次，每次100毫升，分温服用。

复诊：2014—6—1。

现在症：服用上方后，自觉腹胀，但失眠症状有所好转，入睡时间缩短，现除既往的症状，还有胃脘冷痛。

处方：上方去黄连、浮小麦加半夏厚朴汤、荜茇、大枣、生甘草。

6剂，水煎服，2日1剂，每日3次，每次100毫升，分温服用。

按：患者见"入睡困难，醒后难以入睡，辗转反侧"，似阴不足而不能潜藏阳气，故前医多用"补肝肾"之品，如酸枣仁汤、知柏地黄丸、交泰丸、珍珠母丸等以清热养阴、重镇潜阳，而效不显者，知其失眠非肝肾失调也。慢诊细问，知其焦虑不安、急躁、终日寡欢、纳食不佳、大便干稀不调、脉细无力者，乃肝脾失调，气血虚弱，不能养心，心之气血不足也；入睡困难、醒后难以入睡、辗转反侧、汗出、脉小数者，心火旺盛，迫津外泄也，津血同源，而汗出过多，更损心阴，火热更甚。故知其病机为肝脾失调、心脾气血两虚、心火旺盛、营卫失和，治之以参苓白术散、逍遥散调和肝脾、益气补心，以桂枝汤、甘麦大枣汤和营卫、调气血、养心神，以苏连丸泻心火、健脾运。具体则以党参、白术、山药、当归、白芍、柴胡、桂枝补气血，调肝脾，气血充足，流通顺畅，神自得养而安；以茯苓、薏苡仁、陈皮、砂仁、苏叶运脾除湿，中焦和则神自安；以桂枝、白芍、浮小麦、黄连泻心火,和营卫,调阴阳,止汗出。复诊见药后睡眠得以改善,说明药已对证,然药后腹胀者,为脾胃本虚弱,而黄连伤脾阳,脾虚气机壅滞使然,故仍以参苓白术散、逍遥散、桂枝汤调和肝脾,益气养血,以半夏厚朴汤加荜茇温中散寒,行气除湿,浮小麦其性凉,故亦取之,仅以大枣、甘草养心,生甘草亦可泻火。《古今医统大全·不得卧》言:"有脾倦火郁,夜卧遂不疏散,每至五更随气上升而发躁,便不成寐,此宜快脾发郁,清痰抑火之法也。"此证实乃"脾倦火郁"所致也,故治疗重点在调脾。

五、肝胃不和,心神不宁

倪某,男,45岁,职业:程序员,籍贯:四川,初诊:2016—9—27。

主诉:反复失眠 1^+ 年,加重 10^+ 天。

现病史:1年前开始出现失眠,入睡困难,长期靠口服艾司唑仑后症状稍改善,曾服用抗抑郁症和焦虑症的药物半年余,因副作用太大而自行停药。现症见:彻夜不眠,无法入睡,心烦懊恼,郁郁寡欢,喜欢逃避事情,对周围事物失去兴趣,反应迟钝,食欲不振,食入即饱,口干欲冷饮,偶有反酸胃灼热,舌质红苔少,脉弦细。

既往史:焦虑合并抑郁症病史 2^+ 年。

诊断:失眠—肝胃不和,心神不宁证。

治法:疏肝和胃,宁心安神。

方剂:逍遥散合平胃散、苓桂术甘汤、甘麦大枣汤加减。

药物:茯苓15g　　炒白术30g　　桂枝15g　　赤芍15g
　　　竹叶柴胡15g　当归10g　　生甘草5g　　薄荷15g
　　　生姜10g　　大枣15g　　厚朴15g　　陈皮15g

6剂，水煎服，2日1剂，每日3次，每次100毫升，分温服用。

复诊：2016—10—15。

现在症：服用上方后，能睡两到三个小时，其余症状未见明显改善。

处方：上方不变。

6剂，水煎服，2日1剂，每次100毫升，分温三服。

患者坚持治疗三月余，在无外界事物的干扰下，基本上能睡6个小时左右。

按：患者既往有情志病，情志病本发于心而应于他脏，但病久者，心神亦伤，此患者即是如此。五志失和，病久及心，心神不安，故见彻夜不眠、无法入睡，心烦懊恼、郁郁寡欢、喜欢逃避事情、对周围事物失去兴趣、反应迟钝者，郁病也，抗抑郁之西药，不仅不能从根本治疗其病，而且若长期服用，反而更伤心神，此为彻夜不眠的主要诱因。观患者食欲不振、食入即饱、口干欲冷饮、偶有反酸胃灼热、舌红苔少、脉弦细者，为肝胃不和、脾虚湿滞、郁而生热之象，故知病机为肝胃不和、脾虚湿滞、郁而生热心神不安，治之以逍遥散合平胃散、苓桂术甘汤以健脾疏肝、除湿和胃、疏散郁热，脾胃和，肝气调，则心得养，神得藏而自安；以甘麦大枣汤养心安神除烦热。复诊见睡眠有所改善，其病机未变，故继续以原方服之，其不仅可改善睡眠，亦可调畅气机，以治情志病。平胃散本以苍术燥湿，而此处者，则以白术代之，以其脾虚生湿也。

六、阴虚内热，心失所养

杨某，女，68岁，职业：退休，籍贯：成都，初诊：2014—

4—24。

主诉：反复口干伴失眠 1⁺ 年。

现病史：1⁺ 年前无明显诱因出现口干口涩，伴入睡困难。现症见：口干失眠，心烦不安，手足心发烧，眼干眼痒，大便难，小便偏黄，舌质红苔少，脉细数。查 ENA 全套未见明显异常。风湿三项提示 RF 偏高。

诊断：失眠—阴虚内热，心失所养证。

治法：滋阴清热，养心安神。

方剂：六味地黄汤合增液汤、参苓白术散加减。

药物：生地 20g　　山茱萸 15g　　山药 15g　　牡丹皮 15g
　　　泽泻 15g　　　茯苓 20g　　　玉竹 15g　　玄参 20g
　　　麦冬 10g　　　南沙参 15g　　天花粉 15g　菊花 10g
　　　党参 30g　　　生白术 20g　　枳实 20g　　桔梗 10g
　　　薏苡仁 20g

6剂，水煎服，2日1剂，每次100毫升，分温三服。

按：从物质层次而言，人体之阳为气，阴为血、津液、精。而血者濡之，血不足者血虚也，重者为阴虚，而肾精者阴阳之源。故知人体之阴，主要指的是津液，津气同行，以制约阳气之过亢，故阴虚者，轻者津液或血不足，重者津血均不足，更重者津血精均虚。阴虚轻者，治之以麦冬、生地，生津补血以养阴，重者再加鸡子黄、阿胶等血肉有情之品以填其精，从根本而治。以津液吸收在胃，布散在脾，故以麦冬益肺胃；精血同源，血藏于肝，故血不足者，重在调肝肾，生地是也。故补阴者，多在麦冬、生地的基础上扩展而成。《难经·四十六难》认为老人失眠的主要原因是因"血气衰"，导致"肌肉不滑，荣卫之道涩，故昼日不能精，夜不得寐也"。故知老年人之失眠，往往以气血不足为主。观患者入睡困难、心烦不安、手足心发烧、眼干眼痒、大便难、小便偏黄、舌红苔少、脉细数者，确为阴虚不得眠也。故以六味地黄汤、增液汤以补阴液，参苓白术散益气以补阴。具体则以六味地黄汤合增液汤补肝肾、益肺胃以补阴液、除虚热，并加玉竹、沙参、天花粉、菊花以加强生津除热之功；以山药、党参、白术合诸益阴药益气生津养阴，使津液生成，连绵不断，不致药停而津又虚；枳实、桔梗和增液汤以通导大便，腑气得通，气机得转，津液方得充足，以小肠主液，大肠主津，津液的吸收，实乃大小肠之功用也；阴虚则气热，气热则不能正常运化津液，易生痰湿水饮之邪，故以薏仁合泽泻、茯苓泄热调津，以促进津液的生成。

第八章 内科医案

一、早泄—脾虚肝郁,藏泄失常

唐某某,男,48岁,职业:办公文员,籍贯:成都,初诊:2013—1—23。

主诉:早泄 4^+ 年。

现病史:患者早泄 4 年有余,伴有阴囊潮湿,畏惧同房,肋部不舒,情绪抑郁,纳差腹胀,并自觉肩、背、腰发凉,腰酸胀,偶有咳嗽、畏寒,大便干稀不调,小便色黄,舌质淡,苔白腻,脉弦细乏力。

辨证:早泄—脾虚肝郁,藏泄失常证。

治法:健脾疏肝,除湿化痰。

方剂:参苓白术散合黄芪桂枝五物汤、逍遥散、四逆散加减。

药物:党参30g　茯苓15g　炒白术20g　陈皮15g
　　　山药20g　莲子10g　桔梗15g　大枣10g
　　　生甘草5g　当归10g　竹叶柴胡15g　生黄芪20g
　　　桂枝15g　郁金15g　浮小麦20g　赤芍20g
　　　麸炒枳实30g

4剂，水煎服，2日1剂，每日3次，一次100毫升。

复诊：2013—2—5。

现在症：药后早泄有所改善，阴囊潮湿、肋部不舒较前好转明显，但仍见情绪抑郁、易怯易哭，自觉口唇凉感，咽痒不适，大便不成形，矢气无力，舌淡红，苔薄，脉弦细乏力。

处方：上方去生郁金、枳实，加粉葛30g、白芷10g、姜厚朴15g。

6剂，水煎服，2日1剂，每日3次，一次100毫升。

随访，患者坚持治疗四个半月余，早泄症状基本消失，其余症状亦明显改善。

按：泄者，不藏也，或为脾气不摄，或为肾气不固。仲景太阴病者，以吐利不食不渴、腹满时痛为主要临床表现，其因脾阳不足，寒湿内盛使然。观患者，见其纳差腹胀、大便干稀不调、阴囊潮湿者，为脾虚而寒湿下注也；肋部不舒、情绪抑郁者，土虚不疏于木，肝气郁滞也；早泄、畏惧同房者，脾虚而不摄，肝郁不疏泄，下焦藏泄功能失常也；肩背腰发凉、腰酸胀、偶有畏寒咳嗽者，为正气内虚，风寒之邪侵袭，太阳经气不利也。弦为肝脉，肝气郁滞也；细者正气不足，脾气虚弱也。故知其机可见脾虚而不固摄、肝郁而不疏泄，又兼风寒之邪外束，太阳经气不利之证，故治之以益脾气、疏肝气、散邪气，益脾以参苓白术散，疏肝以逍遥散、四逆散加减，祛邪以黄芪桂枝五物汤，其中又有甘麦大枣汤调畅情志、苓桂术甘汤健脾除湿、柴胡桂枝汤祛除表邪。复诊见早泄、肋部不舒、阴囊潮湿有所改善，知药已对证。去郁金、枳壳者，以肝郁药后有所缓解，而脾虚未见明显改善，去之以防其行而伤气伤血。口唇凉、咽痒不适者，表邪仍未得解使然，故加葛根、白芷、厚朴以解表利咽。

二、气短—气阴不足，肺失所养

杨某某，女，48岁，职业：教师，籍贯：成都，初诊：2014—2—14。

主诉：气短 5^+ 月。

现病史：5月前在无明显诱因的情况下出现气短，并逐渐加重，自觉气下坠感，伴见神疲乏力，少气懒言，胃中灼热感，纳食尚可，脱发明显，腰部酸痛，睡后易醒，现已停经，既往月经周期规律，经量少色淡红，排便费力，便质正常，舌质红而瘦小，舌边不齐，苔少，脉细数乏力。

辨证：气短—气阴不足，肺失所养证。

治法：益气养阴，益胃生津。

方剂：十全大补汤合益胃汤、桂枝汤加减。

药物：桂枝 15g　　白芍 15g　　大枣 10g　　生甘草 10g
　　　麸炒白术 20g　茯苓 20g　　当归 10g　　酒川芎 10g
　　　生地 15g　　人参片 9g　　生黄芪 20g　南沙参 15g
　　　玉竹 15g　　粉葛 20g

6剂，水煎服，2日1剂，每日3次，每次100毫升。

复诊：2014—3—4。

现在症：气短、胃中灼热感有所改善，仍可见其余症状，舌脉未变。

处方：守上方不变。

随访：患者持续治疗两月余，诸症基本得以痊愈。

按：此为职业病也。教师之职，久立多语，久立者伤骨，久语者耗气，骨属肾，劳骨者伤肾，肾伤不荣其府故腰部酸痛。耗气则气虚，故见少气懒言，气属阳，上升和外出为其基本特性，气虚升之无力，故见气下坠感；气者，出于肺而源于脾胃，故气伤久者，必及其源，胃中灼热，胃阴不足也，以气病及阴也。舌脉者，均一派气阴不足之象。气阴不足，不能上济于心故而易醒，不能上养于发故而易脱，不能下充于血室故平素经量少而淡，不能滋于肠故见排便费力。故知其病位主在中焦，又兼下焦，若不及时治疗，或可逐渐向下焦传变，故其病机为气阴不足，治之以十全大补汤合益胃汤、桂枝汤以益气阴，生津液，助脾胃。桂枝汤者，在外可畅营卫、祛邪气，在内可理阴阳、调气血、和肝脾，无论表证、里证，还是虚证、实证，均可化而用之，又为经方第一方，故有"千古第一方"之美誉，灵活用之，确有奇效。此处以桂枝温运脾胃，促进其运化功能的加强，而大枣、甘草、白芍者，益气养阴也，更以十全大补汤加强益气养阴之作用，突出本证其虚在气阴也，沙参、玉竹、粉葛养胃阴，以前方益阴之力不足，故加之，粉葛其性本升，不仅能益胃阴，更可和桂枝以升发脾气，助气升运。复诊见诸症缓解，病机未变，故以原方处之，虚证难治，故当久以调之。

三、汗证—气虚不摄，营卫不和

杨某某，女，77岁，职业：退休，籍贯：温江，初诊：2014—4—21。

主诉：多汗 8^+ 年。

现病史：8年前出现多汗，动则汗出尤甚，平素畏风，下肢冰冷，静息状态下则觉全身发冷，食谷不香，睡眠尚可，夜间偶有潮热，大便干燥，小便色清，舌质淡红，苔腻，脉弦滑无力。

辨证：汗证—气虚不摄，营卫不和证。

治法：益气和血，健脾除湿。

方剂：黄芪桂枝五物汤合玉屏风散、参苓白术散加减。

药物：生黄芪 20g　桂枝 15g　赤芍 15g　大枣 10g
　　　生甘草 10g　防风 15g　麸炒白术 20g　党参 30g
　　　茯苓 15g　陈皮 15g　山药 20g　莲子 10g
　　　砂仁 15g　薏苡仁 20g　桔梗 15g　浮小麦 20g
　　　粉葛 20g

6剂，水煎服，2日1剂，每日3次，每次100毫升。

复诊：2014—5—5。

现在症：下肢冰冷明显缓解，出汗减少，畏风有所改善，舌脉如前。

处方：上方不变。

6剂，水煎服，2日1剂，每日3次，每次100毫升。

按：汗之病，常见有自汗、无汗、盗汗、黄汗之别，又有局部与全身之别。自汗者，常因正虚不摄、邪气阻滞所致；无汗者，多为温病后期，阴液大伤，无以作汗，也可因汗孔为异物所阻塞，汗出之道不通所致；盗汗多为阴虚，黄汗多为湿热；全身汗出多属正虚，局部汗出多为邪阻。此患者本为汗多，而动则更甚，以动则气耗，正气有损，固摄乏力，故动而汗尤多也；平素畏风者，以气虚肌表不固，故见风则恶。气主温煦，有气则热，气少则冷，气停则升降息而神机灭，气之为病，最为多见，治病者无非调气血也，而调气血者，尤重理其气也。下肢属阴，气不下达故冷，动则气动，静则气静，气静则温煦功能降低，故人常于卧时更怕冷，故患者见静则全身发冷。夜晚为阴，气为阳，气不足则阳弱，阴乘于阳，气更不畅，不畅则亦化热，故夜晚偶见潮热，此当与阴虚潮热相比较，观之于临床，夜间阳气不足之发热更为多见。舌脉者，气虚不运，湿气内盛之象也。患者以多汗为主，故知其病机为气虚不摄,营卫不和,治之以黄芪桂枝五物汤合玉屏风散、参苓白术散益气固表,调和营卫。黄芪桂枝五物汤合玉屏风散、浮小麦以益气以固表,气足表固自无汗;参苓白术散加葛根以健脾益气除湿浊,以气之源于中焦,气不足者,必当从源而治也。气充则固摄有力,流动畅通,故而药后汗减少,冷减轻,药已对证,服之有效,故当守方不变,继续服用。景岳认为自汗属阳虚,而叶天士更言:"阳虚自汗,治宜补气以卫外。"虞抟又言:"自汗者……胃气之所司也。"此例即是也。

四、汗证—脾虚湿滞,气机不利

刘某某,男,47岁,职业:职员,籍贯:成都,初诊:2016—2—12。

主诉:多汗 3^+ 月。

现病史:自汗出三月余,动则尤甚,摸之黏手,面色淡白,易感冒,懒言少动,易疲倦,食后腹胀,睡眠差,不易入睡,睡后易醒,腰部胀痛,平素大便正常,饮食生冷则泄泻,小便正常,舌质淡,苔腐腻,脉弦细力弱。

辨证:汗证—脾虚湿滞,气机不利证。

治法:健脾祛湿,调畅气机。

方剂:参苓白术散合藿朴夏苓汤、黄芪桂枝五物汤加减。

药物: 党参30g   茯苓20g   麸炒白术20g   陈皮15g
       山药30g   砂仁10g   薏苡仁20g   桔梗15g
       大枣10g   生黄芪20g 赤芍15g   桂枝10g
       防风15g   粉葛20g   藿香15g   佩兰30g
       姜厚朴15g

6剂,水煎服,日1剂,每日3次,一次100毫升。

复诊：2016—2—26。

现在症：出汗有所减少，食后腹胀缓解，舌脉如前。

处方：上方去生黄芪，余不变。

6剂，水煎服，日1剂，每日3次，一次100毫升。

随访，患者服用一个半月后，出汗之症痊愈，其余症状有所改善。

按：上例之汗，偏于虚多，此证者，虚实夹杂。上例之汗，因气虚不摄故而汗为稀汗，摸之不黏手，此例之汗，湿邪居多，故其汗摸之黏手，此为湿汗之特点，又有汗出如油，热汗而黏，此为亡阴之汗，另当别论。湿邪伤人，多为外内合邪，中土弱而内湿重者，最易感外湿而病。外湿为重，故见汗出黏手、腰部胀痛、易感冒；内湿为患，故见食后腹胀、食冷则泄、苔腐腻；湿邪内阻外滞，气机周转不利，故见懒言少动、易疲倦，动则反而觉舒也。此自汗出者，并非气虚不摄也，乃正气欲祛邪外出所致，动则气行而升散，更有利于外邪的祛除，故见动则汗出加重。而究湿邪为病之因，则在于中土虚弱，脾不运湿，此为病本也。睡眠失常者，因湿邪阻滞，卫气不能正常出入，不能正常行使其"入则寐"之功使然。弦者气机不畅，细者湿邪阻滞，故弦细苔腻者，湿阻气滞之象也。故知其病机为脾虚湿滞，气机不利，治之以参苓白术散合藿朴夏苓汤、黄芪桂枝五物汤健脾祛湿、畅气机。以参苓白术散健脾祛内湿，以藿朴夏苓汤合黄芪桂枝五物汤加防风、佩兰祛表里之湿，风能胜湿故也。此自汗出为正气祛邪外出之兆，故不加浮小麦等敛汗之品。二诊去黄芪者，以其能固表，不利于湿邪的祛除故也。

五、紫癜—郁热内闭，气血亏虚

何某，女，35岁，职业：商人，籍贯：四川，初诊：2015—9—11。

主诉：原发性血小板减少 9^+ 年。

现病史：9年前体检发现血小板减少，迅速寻求西医治疗，曾行"骨穿"未明确病因，西医予以口服甲泼尼龙，多则80mg/d，治疗期间，最低血小板为 2×10^9/L，由于服用激素，形体逐渐变胖，遂欲中医治疗。现症见：全身易出现瘀斑，牙龈出血，出血量较多，经期正常，经量多，色淡红，偶有血块，经期极其疲乏，偶有胃脘部胀痛不适，食欲较差，口淡少味，动则心悸，舌质红苔少，脉细数。

辨证：紫癜—郁热内闭，气血亏虚证。

治法：益气凉血补血。

方剂：清营汤合十全大补汤加减。

药物： 水牛角15g　生地15g　元参15g　竹叶心15g
　　　麦冬9g　　丹参15g　黄连6g　　银花15g
　　　连翘15g　　人参片15g　茯苓30g　生甘草5g
　　　生白术30g　当归15g　川芎15g　白芍15g
　　　黄芪30g　　肉桂15g

6剂，水煎服，2日1剂，每日3次，每次100毫升，分温服用。

复诊：2015—9—27。

现在症：全身出现瘀斑个数有所减少，余症及舌脉变化不明显。

处方：守方不变。

6剂，水煎服，2日1剂，每日3次，每次100毫升，分温服用。

随访，患者治疗半年后，于2016—03—26复查血常规：PLT：$29\times10^9/L$，RBC：$3.3\times10^9/L$，HGB：108g/L。激素现已停服，全身无出血点，刷牙无出血。

按：孙一奎言："人身之血，内行于脉络，外充于皮毛，渗透于肌肉，滋养于筋骨，故百体平和，则运动无碍。若气滞则血滞，气逆则血逆，得热则动，得寒则凝，衰耗则营运不周，渗透不遍，而外邪易侵矣。"血之病变，究其病因，有虚、瘀、寒、热之分，其往往两者或三者相杂为病，若治之，均可以四物汤为基础而化裁用之。若偏于血虚，则以熟地，加大当归、白芍之量，减少川芎之量；若偏于阴虚，则用生地，可加大其与白芍之量，减少当归、川芎之量；若偏于血瘀，则加大川芎及白芍用量，以白芍亦可通血脉也；若偏于寒者，则可加肉桂也。十全大补汤者，血虚寒之方也，清营汤者，清热凉血之剂也。气血之物，得温则生，故在益气补血之时，以肉桂温而补之。然此患者，舌红，脉细数，又见出血动血之象，此火热扰动，营血不安也，故以清营汤以清热凉血止血，邪祛血自安。吴谦言："凡失血之证，阳盛乘阴，则血为热迫，血不能安于脉中而妄行气分，不能回归经脉也。"故知凡出血者，多为热扰也。患者长期失血，气随血耗，病变由血及气，徒损中焦之源，故见纳差口淡，中脘胀痛不适。气血亏虚，冲任失调，故见月经量多而淡，血虚则易瘀，故见经夹血块。气血亏虚，故以十全大补汤治之，而重量肉桂，亦可防清营汤过寒而伤血留瘀也。此病例者，有热、有虚、有瘀也。复诊见瘀斑有所减少，无明显其他不适，药证相应，故当继续服用。

六、胸痹—气虚血瘀，心脉痹阻

李某，男，58岁，职业：出租车司机，籍贯：成都，初诊：2017—11—17。

主诉：反复胸前区闷痛5^+年，加重1^+月。

现病史：患者5年前出现阵发性胸闷胸痛，于四川省人民医院诊治，诊断为"冠心病、劳力性心绞痛"，出院后服阿司匹林肠溶片、单硝酸异山梨酯片、麝香保心丸等药物控制症状，未规律服用药物，每遇劳累及情绪激动时加重，近1月来发作次数明显增加，胸前区隐痛，每次持续约5分钟，服用硝酸甘油稍缓解，曾于我院心内科就诊，建议行PCI术，患者拒行而前来求中医治疗。既往无高血压病等病史。现症见：胸闷胸痛，呈刺痛感，间断性发作，心悸乏力，夜间加重，无出冷汗及肢体放射痛，纳可，眠差，二便可，舌质暗，苔少，脉弦。

查体：心率92次/分。心肺听诊无明显异常。心电图示：窦性心律，ST—T段改变，下移小于0.05mv。提示心肌缺血。

辨证：胸痹—气虚血瘀，心脉痹阻证（冠心病 不稳定性心绞痛）。

治法：益气活血，消痹止痛。

处方：益气活血散合膈下逐瘀汤加减。

药物：生晒参10g　三七15g　丹参15g　川芎15g
　　　桃仁10g　红花10g　赤芍15g　丹皮15g
　　　乌药15g　枳壳15g　瓜蒌皮15g　延胡索15g
　　　甘草10g

6剂，水煎服，连续煎煮2次，混匀后分6次服用，2日1剂，每次100毫升。

复诊：2017—12—6。

现在症：胸前区憋闷症状明显好转，活动后稍有心累气紧，守上方加党参 30g、炒白术 30g，以助脾胃运化。

三诊，2017—12—21，诸症较前明显缓解，剧烈活动稍有胸前区隐痛不适，予以益气活血散打粉长期服用：生晒参 1000g，丹参 2100g，三七 2100g，川芎 2100g，1 剂打粉，每次 30g，每天 3 次，兑水冲服。

半年后随访，诸症基本消失，可进行一般的体力活动。

按：患者劳累过度致元气亏虚，心气耗损，无力行血，心血瘀滞，心脉痹阻，不通则痛，每遇劳累加重。心血亏虚，心神失养故见夜寐不宁，病位在心，心气亏虚为本，心脉痹阻为标，证属气虚血瘀，治宜益气活血止痛。益气活血散出自全国著名急症专家陈绍宏教授，主要用于治疗各类心脑血管疾病。由红参、丹参、三七、川芎组成，配伍关系为 1∶2∶1∶1。全方以大补元气的人参为君药，配以活血化瘀、宁心安神的丹参，化瘀止血、活血定痛的三七及活血行气、祛风止痛的川芎。全方用药精炼，配伍得当，诸药同用具有益气复脉、活血化瘀之功。现代药理研究表明，人参能改善心肌缺血代谢，减少心肌耗氧量，抑制氧自由基的产生。川芎、丹参具有明显扩张冠状动脉的作用，可抑制心肌成纤维细胞胶原分泌与细胞增殖，可能有钙离子阻滞作用和膜稳定作用，可明显改善血液流变性，降低血管阻力，抑制血小板聚集和释放，提高纤溶酶活性，促进纤维蛋白溶解，改善微循环，增加血氧灌注，缓解心绞痛。膈下逐瘀汤为王清任逐瘀五方之一，功效重在行气活血，化瘀止痛。方中川芎、丹参、桃仁、红花活血化瘀、行气止痛，为君药，当归、赤芍、丹皮为臣药，均有养血活血通络之功效。桃仁配红花活血而不伤血，善止心腹痛，佐以元胡、香附、乌药、枳壳行气活血、化瘀止痛，配人参补益心气，使气旺血行络脉通畅。全方合用，可起益气活血止痛之功。

七、痿病—木土失调，肌肉失养

刘某某，女，39岁。职业：文员，籍贯：甘肃，初诊：2017—5—12。

主诉：眼睑无力 3^+ 年。

现病史：3年前出现上眼皮沉重感，喜闭，本月初于四川省人民医院求诊，新斯的明试验（—），未予特殊处理，患者自觉症状明显，遂于笔者处就诊。现症见：眼皮沉重，喜闭，多言则哑，纳食佳，多食则腹胀明显，频频矢气，大便不畅，小便正常，舌质淡红，苔白腻，脉弦细。

辨证：痿证—木土失调，肌肉失养证。

治法：调和土木，益气升发。

处方：参苓白术散合逍遥散、痛泻要方、黄芪桂枝五物汤加减。

药物：党参30g　茯苓15g　炒白术30g　陈皮15g
　　　山药30g　莲子15g　砂仁15g　桔梗15g
　　　生甘草5g　当归10g　赤芍15g　竹叶柴胡15g
　　　防风15g　生黄芪30g　桂枝15g　大枣15g
　　　隔山撬20g

6剂，水煎服，2日1剂，每日3次，每次100毫升，分温服用。

复诊：2017—5—30。

现在症：药后诸症有所改善。

处方：守方不变。

6剂，水煎服，2日1剂，每日3次，每次100毫升，分温服用。

随访，患者于笔者处坚持治疗三个月，诸症基本消失。

按：眼睑者，肉轮也，为脾所主。《证治准绳·杂病》："肉轮者，目睥是也……脾主肉，故曰肉轮。"故眼睑之病多与脾胃相关。眼睑的开合，为人体之肉所司，脾虚而肌肉失养，故见眼睑开合失常。其病为痿，而痿病之缘由，《三因极一病证方论·五痿叙论》言："内脏精血虚耗，荣卫失度……故致痿必。"又言："痿壁证属内脏气不足之所为也。"观此患者，即为因虚而痿也。脾胃虚弱，运化失常，故见多食则胀；中虚而腑气不畅，故见失气多而便不畅；脾虚气弱，肺失所养，多言耗气，肺虚而不鸣，故见多言而哑；舌淡者虚而不养，脉弦者气结，为中土升降失常，土不疏木，木气不畅也，细者虚而脉道失充也。故知其病机为木土失和，肌肉失养，治之以参苓白术散合逍遥散、痛泻要方、黄芪桂枝五物以调和土木，益气升发。参苓白术散者，补其亏虚之脾，直指病本；逍遥散、痛泻要方者，补益气血，调和肝脾，肝调脾自旺也，以木性本升发，木升则脾随之而升，故脾健；黄芪桂枝五物汤者，健脾益气升阳也。更以柴胡、防风、桂枝、黄芪升发脾气，脾气升发，清气自能上养于眼睑，而痿自愈。复诊见诸症有所缓解，知药已中的，故守方不变，继续治之。

眼睑沉重或者下垂者临床颇为多见，虽有在肺脾肝肾之异，又有寒热虚实之别，然总不离脾也。邓铁涛教授总结数十年治疗重症肌无力之经验，认为其病机主要为脾胃虚损，且与五脏相关，当以补脾益气为治疗大法，用补中益气汤为主方，其中黄芪当用120克，其效方显；又强调补气当行气，可以陈皮，当其用量为3克即佳，若过用恐耗气伤气也；并且当注意气血的关系，在补气时当加用当归、鸡血藤、丹参等补血行血之品,俾气血相生,肌肉得以濡养。邓老经验,实为典范,不可不学。

八、痿病—木火炎上,营卫不和

陈某,女,57岁,职业:离休,籍贯:四川,初诊:2015—4—12。

主诉:双下肢体乏力伴行走困难3$^+$月。

现病史:3月前,患者突然出现行走乏力,无心累气紧,自觉抬脚乏力,行走欠稳,未经及时治疗,于2014—2—9在我院求诊。我院急诊科以"脑梗死?中风"收住入院,辅助检查:颅脑MRI示:双侧基底节区及半卵中心区多发腔隙性脑梗、脑缺血灶,轻度脑白质脱髓鞘改变。下肢彩超:左侧股动脉多发斑块形成。经治疗一个月后,病情稍有好转出院,为求更佳的治疗效果,遂于笔者处就诊。现症见:双下肢体乏力伴行走困难,自觉抬脚乏力,行走欠稳,头昏头痛(情绪不佳时尤甚),疲倦乏力,情绪焦虑,心烦易怒,睡眠质量欠佳,纳食尚可,大便偏干,小便色黄,舌红苔薄,脉弦细乏力。

诊断:痿病—木火炎上,营卫不和证。

治法:疏肝泻火,调和营卫。

处方:苓桂术甘汤合逍遥散、桂枝汤、黄芪桂枝五物汤加减。

药物:茯苓15g 炒白术30g 桂枝15g 赤芍15g
竹叶柴胡15g 当归10g 生黄芪30g 大枣15g
生甘草5g 薄荷15g 生姜10g(自加)

6剂,水煎服,2日1剂,每日3次,每次100毫升,分温服用。

复诊:2015—4—28。

现在症：药后双侧肢体乏力感有所好转，心情舒畅，其余症状无明显改善。大便偏干，小便色黄，舌质红苔少，脉弦细。

处方：守原方不变。

随访：患者坚持治疗三个月后，诸症明显改善，现基本上可正常行走。

按：此为痿病，而非中风也。中风者，仲景言："邪在于络，肌肤不仁；邪在于经，即重不胜；邪入于腑，即不识人；邪入于脏，舌即难言，口吐涎。"此言邪中不同部位，可有相应不同的临床表现，张子和对"风、痹、痿、厥"予以鉴别，其言："夫四末之疾，动而或痉者，为风；不仁或痛者，为痹；弱而不用者，为痿；逆而寒热者，为厥；此其状未尝同也。故其本源，又复大异。"故中风之邪在经络者，肢体或麻木不仁、或沉重不灵、或拘急不舒为主要临床症状，其验之临床亦然。而此患者，主要表现为下肢痿软无力，因痿病多发生于下肢，故有"痿躄"之称。或言中风者，乃依据《中医内科学·中风》之定义"……导致脑脉痹阻或血溢脑脉之外为基本病机"也，亦无不可。患者突现双下肢体乏力伴行走困难，知其为邪阻经络，气血不畅使然，凡突发、突现者，多为邪气使然，若为正气虚使然者，诸症多逐渐出现，并随着正气的更虚或恢复相应而变；疲倦乏力、脉细少力者，气虚也，其为感邪之因，此为内虚而邪袭者也，外邪袭人，必乘其虚；情绪焦虑、心烦易怒、睡眠欠佳、脉弦者，为肝气郁而化火，火热内扰，神魂不安也。肝气何以不畅？因邪袭经络，营卫不利，气血不和，影响及肝，肝气不疏使然；头昏头痛，且于情绪不佳时尤甚，此内外相因也，肝以疏通为要，现肝火内盛，旺火欲升而散之，然邪气外闭，火升于上而不能散于外，郁闭于脑，故见此症；大便偏干、小便色黄、舌红者，里有邪热也，然苔不黄者，热不甚也。故知其病机为木火炎上，营卫不和，治之以逍遥散合桂枝汤、黄芪桂枝五物汤疏肝散热，调和营卫。疏肝散热者，当归、赤芍、柴胡、薄荷、桂枝也，气血并调，寒热并用，肝气自调，郁火自散；祛邪气者，桂枝、生姜、柴胡、薄荷也，亦寒热并用，既能祛邪气，又能散里热，表里得调，周身之气自通；扶正气者，茯苓、白术、黄芪、大枣、甘草、当归、桂枝、生姜也，补而升之，气血得充，正气自旺；治之以苓桂术甘汤开头者，以其病位为下肢，《黄帝内经》言："伤于湿者，下先受之。"又言："湿热不攘，大筋软短，小筋弛长，软短为拘，弛长为痿。"故知其邪为湿邪伤人也。

九、中风—气虚血瘀，经脉失养

严某，女性，67岁，职业：退休，籍贯：简阳，初诊：2014—11—26。

主诉：左侧肢体活动不利伴言语不利 3^+ 月。

现病史：3月前无明显诱因出现头昏伴左侧肢体麻木，于当地医院就诊，诊断为"多发性腔隙性脑梗死"，予以改善循环、营养神经等对症治疗后病情稍好转，现遗留左侧肢体活动不利伴肌力减退，言语欠佳，饮水偶有呛咳，因居住偏远不能进行系统康复治疗，遂求中医诊治。查体：左上肢肌力 2^+ 级，左下肢肌力3级，病理征阴性。舌质淡，苔暗红，舌下络脉可见明显瘀滞。

诊断：中风—气虚血瘀，经脉失养证（缺血性脑卒中）。

处方：中风醒脑液12瓶，每次服用25毫升，每日3次。

1月后复诊时患者自述肢体活动功能较前明显改善，可自行挂拐行动，余无明显不适，继续予以上药服用2月，半年后随访，患者活动基本可自理。

按：中风病历代以来为中医"风""痨""鼓""膈"四大难治之症之一，最早见于《黄帝内经》，其中对卒中、昏迷有"仆击""大厥""薄厥"等描述，对半身不遂又有"偏枯""偏风""身偏不用""痱风"等不同的名称。对于其病机，历代医家有着不同的看法，唐宋以前主要以"外风"学说为主，多以"内虚邪中"立论，唐宋以后以"内风"立论，认为内伤积损为中风的病机，将其核心病机总结为为风、火、痰、虚、瘀。国医大师陈绍宏教授在总结历代医家治疗中风病的基础上，从"辨病"的角度，提出中风的核心病机为：元气亏虚、痰瘀互阻、风火相煽。其中，元气虚为本，痰、瘀、风、火为标，其中痰、瘀为中间病理产物，风火为最终致病因素。所以在治疗上提出"复元醒脑、逐瘀化痰、泄热熄风"多法并举的治法，并创立了针对其核心病机的处方中风醒脑方，在此基础上制成了成药——中风醒脑液。笔者依陈教授的学术思想，利用该方治疗各类脑血管疾病，取得了良好的疗效。目前该药为成都中医药大学附属医院院内制剂（批号：980901）。临床研究表明，本制剂对中风病包括出血性及缺血性脑卒中均有很好的疗效。全方核心用药组成为生晒参、生大黄，川芎、三七，方中重用人参为君药，大补元气，以针对中风元气亏虚的病机本质，且补气以行血，加强方中三七等活血化瘀之功，亦可清除离经之血，现代药理研究，人参皂苷 Rb1 具有营养神经、促进轴突外生和神经再生的作用。三七活血化瘀，尚能止血，可防活血而致再出血之虞，可通过增加脑组织血液供应改善能量代谢，从而保护脑组织。配以少量生大黄，既可活血止血，又能通腑以泄热熄风，且可制约人参温燥之性。诸药合用，达到复元醒脑、逐瘀化痰、泄热熄风之效。

十、中风—肝郁化火，筋失所养

陈某某，女，64岁，职业：退休，籍贯：绵阳，初诊：2018—9—10。

主诉：左下肢乏力、麻木 1$^+$ 年余。

现病史：1年前因和他人吵架后出现快步行走时稍跛，自觉左下肢乏力，麻木，头昏头胀，心情烦闷，焦躁，失眠，睡后多梦，易醒，上述症状因情绪低落则加重，食欲尚可，大便偏干，小便正常，舌两边红，苔稍腻，脉弦细数。

辅助检查：(2018—9—9) 头颅MRI：双侧基底节区及半卵圆中心多发腔隙性脑梗死、脑缺血灶；轻度脑白质脱髓鞘改变。

辨证：中风—肝郁化火，经脉失养证。

治法：疏肝泻火，和肝养筋。

方剂：逍遥散合半夏厚朴汤、黄芪桂枝五物汤、栀子豉汤加减。

药物：当归10g　　赤芍15g　　竹叶柴胡15g　茯苓15g
　　　麸炒白术20g　生甘草5g　　法半夏10g　　姜厚朴15g
　　　紫苏叶10g　　桂枝15g　　大枣10g　　　黄芪20g
　　　鸡血藤20g　　栀子15g　　淡豆豉15g

6剂，水煎服，2日1剂，每日3次，每次100毫升。

复诊：2018—9—27。

现在症：下肢乏力和麻木感有所好转，头昏头胀、心中烦闷于情绪激动时加重，舌暗，脉弦细。

处方：上方去栀子豉汤加粉葛20g、川芎10g、郁金15g。

6剂，水煎服，2日1剂，每日3次，每次100毫升。

随访：患者于笔者处间断治疗三个月余，下肢乏力麻木感消失，其余症状亦明显好转。

按：《举痛论》曰"怒则气逆"，马莳《素问注证发微》云："阳气者，贵于清净，若大怒而不清净，则形气经络阻绝不通。"喻嘉言云："《灵枢》叙偏枯于《热病篇》中，皆不言风，皆不言其本于何邪，岂非以七情、饥饱、房室，凡能虚其脏气，致营卫经脉痹而不通者，皆可以言邪耶？"肝者主筋，肝血充足，疏泄畅达，经脉通利，气血自能外养于筋而收缩自如、运动灵活，若大怒不解，肝气上逆，疏泄失常，气机逆乱，气血不和，经脉不通，筋何以养？此即俗言之"气得发颤"也。若怒轻稍后即可缓解者，仅为气血失和，经脉一时不利；若怒甚而至气血上冲，甚至出现"薄厥"者，则往往预后不良而出现半身不遂之症。此患者因怒而使肝气失和，怒气上冲故见头昏头胀；肝气失和，疏泄失常，故见心情烦闷不爽，肝魂不安故见焦躁、失眠、多梦、易醒；肝气失常，肝血不和，经脉不畅，诸筋失养，故见左下肢乏力、麻木；肝郁化火，故见舌边红而脉数、便干，弦者肝失疏泄，细者肝血失养，弦细者，肝之气血失和也。苔腻者，湿浊也，为木不疏土，土运失常使然。故知其病机为肝郁化火、筋失所养，治之以逍遥散合半夏厚朴汤、黄芪桂枝五物汤、栀子豉汤以疏肝泻火，和肝养筋。逍遥散合半夏厚朴汤以养肝运脾、调和木土也，肝主调畅周身气机，脾胃者为气机升降之枢纽，木本可疏土，土亦可疏木，故木达则土和，土调则木和，两方合用，共奏调肝和肝之妙，肝和则气血畅达而其筋自养；黄芪桂枝五物汤加鸡血藤者，共同以益气养血，调和营卫，通利经脉；栀子豉汤以清肝泻肝，清泻其郁滞之火，邪祛正方安。复诊见病变药后有所改变，知其药已对证，然头昏头胀、心中烦闷于情绪激动时加重，知其郁滞之重，故加葛根、川芎、郁金以加强疏肝之力，葛根不仅可以升脾补脾，且能加强疏通经络之力，而脉不数舌不红，故去栀子豉汤，防其过寒肝阳而折伤肝气。

十一、头痛—肝脾不和，经气不利

曾某，男，55岁，职业：文员，籍贯：陕西，初诊：2017—12—6。

主诉：反复左侧头痛5⁺年。

现病史：5年前，患者无明显诱因出现反复头痛，左侧为主，痛甚时出现血管搏动感，以胀痛为主，有时牵扯顶部而痛，情绪波动或者睡眠不佳之时加重，既往中、西医治疗均未见明显好转，右侧腹股沟区胀痛不适，睡眠可，夜间易汗出，大便不成形，每日3—4次，小便正常，舌质淡红，苔薄白，脉弦缓乏力。

辅助检查：MRI示双侧卵圆孔区少许缺血灶。

腹部彩超示：肝囊肿、脂肪肝。

诊断：头痛—肝脾不和，经气不利证。

治法：调和肝脾，畅行经气。

方剂：参苓白术散合逍遥散、黄芪桂枝五物汤、四逆散加减。

药物：党参30g　茯苓15g　炒白术30g　陈皮15g
　　　山药20g　砂仁15g　薏苡仁20g　桂枝15g
　　　赤芍15g　当归10g　竹叶柴胡15g　枳壳20g
　　　生黄芪30g　大枣15g　生甘草5g　玄胡20g

6剂，水煎服，2日1剂，每日3次，每次100毫升，分温服用。

复诊：2017—12—21。

现在症：头部胀痛稍有缓解，夜间汗出减少，其余症状未见改善。

处方：守方不变。

按：头痛之疾，景岳认为有久暂之别："暂痛者，必因邪气；久病者，必兼元气。"并认为在治疗中，"暂病者当重邪气，久病者当重元气，此固其大纲也。"患者病已5年余，又见腹泻、脉缓乏力，知其脾土已伤，脾气虚弱也，此为景岳之久病者"必兼元气"，确为至理标语。患者偏头而痛，偏头者少阳经也，痛甚时可牵扯致顶部而痛，右侧腹股沟亦胀痛不适，颠顶者肝经所主，腹股沟者，厥阴经所过之处，故知其病由少阳之表波及厥阴之里，表里并病也。胀痛、跳痛者，木气郁滞，经气不畅也，情绪异常或睡眠不佳时，木气更为失和，经气更为不利，故加重也。患者本有肝囊肿、脂肪肝，肝脏已有实质性损伤，木气失和，此其病本也，仲景言肝病最易传脾，此患者，已木土俱病。故其病机为肝脾失和，经气不利，治疗则以参苓白术散合逍遥散、黄芪桂枝五物汤、四逆散调和肝脾，畅行经气。参苓白术散者，健脾除湿，固已虚之土，且土旺则中焦气机升降协调，气血生化有源，养之于肝，肝气亦条；逍遥散者，养肝疏肝，条畅肝气，更用四逆散以加强其调畅气机之力，待肝气条畅，疏泄正常，其厥阴、少阳之经气亦自畅行，经络之气利则痛自止；而桂枝者，助柴胡疏肝，桂枝、赤芍、当归合用，又能通血脉以止疼痛，柴胡、桂枝之辛升与枳壳之苦降，相协为用，辛开苦降，加强调畅气机之力，更以玄胡以治标止痛，加强其治疗效果。

十二、脑鸣—脾气虚弱，痰气郁结

王某，女，37岁，职业：农民，籍贯：郫都区，初诊：2017—2—23。

主诉：脑鸣 3^+ 年。

现病史：自觉脑中嗡嗡作响，头昏且重，自觉记忆力有所减退，脱发严重，晨起喉中有痰，口干喜热饮，咽部异物感，咯之不出，吞之不下，欲食，食后易腹胀，矢气频作，排便费力，大便不干，小便正常，舌淡红，苔白腻，脉细涩乏力。

辨证：脑鸣—脾气虚弱，痰气郁结证。

治法：健脾渗湿，化痰降气。

方剂：参苓白术散合半夏厚朴汤加减。

药物：党参30g　　茯苓15g　　麸炒白术20g　　陈皮15g
　　　山药20g　　莲子15g　　砂仁15g　　　　薏苡仁20g
　　　桔梗15g　　大枣10g　　生甘草5g　　　 法半夏10g
　　　姜厚朴15g

6剂，水煎服，2日1剂，每日3次，每次100毫升。

复诊：2017—3—11。

现在症：脑鸣稍有好转，晨起喉中之痰有所减少，咽亦适，舌脉如前。

辨证：脑鸣—脾肾两虚，脑窍失养证。

处方：上方去半夏、厚朴加熟地、山萸肉、泽泻、丹皮各15g。

随访，患者治疗两月后，脑鸣之症完全消失，余证明显好转。

按：此为"脑鸣"之病，《中医内科学》对其未做专篇介绍，主要是因为一般将其归属于"眩晕"范畴，因其与"眩晕"在病因、病机、发病等方面有诸多相似也。然就临床症状方面而言，脑鸣主要是自觉脑内鸣响，或如知了叫，或如汽笛鸣，或如火车声，或如虫蛀音，可因其响而烦躁不安，睡眠异常，若长期不得缓解，则可使记忆力下降。并常伴有耳鸣、腰膝酸软、目眩等症状，而眩晕主要表现为头晕、眼花为主；就治疗而言，两者均多从肝、脾、肾三脏入手。脑鸣之因，主要与气血亏虚、肾精不足、痰湿阻滞、肝火上扰相关。观其患者，脑鸣又伴有头昏重，晨起喉中有痰，咽部异物感，咯之不出，吞之不下，食后易腹胀，矢气频作，排便费力，脉细涩乏力，故知其为脾气虚弱，痰气郁结之证，治之以参苓白术散健脾益气、除痰湿，更以半夏厚朴汤加强其调气化痰之力，待正气得扶，气机转动，痰湿得祛。二诊见梅核气之状之消，脑鸣虽有好转，但不尽美，又见脱发、脉细涩乏力，知髓海空虚，现痰湿已减，气机畅行，故当加强补益之力，遂用参苓白术散以健脾益气血生化之源，又以肾气丸补肾精充脑髓，气血充，脑髓养，虚得补，则鸣自消。此案之始，痰气郁结较甚，气机不转，邪气阻滞，故此时当以祛邪调气为主，待邪消气行，一身之气循环无阻，此时再加强补益之力，则不仅不碍邪，更能起到事半功倍的补益之效，故临证之时，若以虚为主者，初诊往往在补虚扶正之时，又加以调气祛邪之品，其更有利于接下来的扶正之治。

十三、脑鸣—肝血亏虚，气机郁滞

曾某某，女，54岁，职业：干部，籍贯：郫都区，初诊：2018—2—11。

主诉：脑鸣 2^+ 月。

现病史：脑鸣2月，时觉脑中杂音不断，遇热或者情绪急躁后尤甚，太阳穴胀感，目胀目痛，眼眵多，口干欲饮，饮后渴不解，食欲不振，偶有心悸，夜寐多梦，疲乏无力，记忆力明显减退，大小便正常，舌质淡红，舌体胖大，苔薄白，脉弦细乏力。

辨证：脑鸣—肝血亏虚，气机郁滞证。

治法：疏肝健脾，滋阴养肝。

方剂：逍遥散合六味地黄汤、参苓白术散加减。

药物：当归 10g　　赤芍 15g　　竹叶柴胡 15g　茯苓 15g
　　　麸炒白术 20g 生甘草 5g　　生地 15g　　　山茱肉 15g
　　　山药 30g　　牡丹皮 15g　　盐泽泻 15g　　党参 30g
　　　陈皮 15g　　薏苡仁 20g　　首乌藤 20g　　粉葛 20g
　　　郁金 15g

6剂，水煎服，2日1剂，每日3次，每次100毫升。

复诊：2018—2—27。

现在症：脑鸣症状明显好转，仍见目胀目痛，眼眵多，口干口苦，舌中红，舌体胖大，苔薄白，脉弦细数。

处方：上方加栀子 15g。

6剂，水煎服，2日1剂，每日3次，每次100毫升。

随访：患者服用12剂后，脑鸣之症消失，诸症亦明显改善。

按：患者脑鸣，情绪急躁后尤甚、目胀目痛、太阳穴处发胀、脉弦者，此为肝气郁滞导致肝窍不和、经气不利使然，上述之症的产生以肝经直通巅顶、连接目系、与少阳相表里故也。又见眼眵多、口干欲饮、饮后渴不解、食欲不振、疲乏无力、脉细乏力者，知其脾胃虚弱，运化失常，津液失布也。眼眵者，俗称眼屎，其为人体津液所化，是津液不能正常代谢的表现之一，若淡黄色，或干结者，为火多热多；若黏糊者，为湿多；若白者，偏于寒。心悸、多梦者，心神不安也。观其症，与肝、脾、心相关，然实则病位在肝也，肝血不足，故而肝气郁滞；肝血不足，肝魂不安，故而心神异常；血亏气滞，木不疏土，故而中焦运化失常，其症虽多，然均与肝相关也。故其病机为肝血亏虚，气机郁滞，治疗则以逍遥丸疏养肝木，补益脾土，然虚之较重，其力不足以担重任，故加用肾气丸从肾而治，滋水涵木，又加用参苓白术散以培土养木，待肝血充，肝气自调，诸症自解。复诊见热象明显，故加焦栀子以清泻肝热。脑鸣之病，临床较为常见，上例偏于脾肾之虚，此例偏于肝血虚，病位不同，故治疗有所差别。然脑鸣之病，临床所见，虚证较多，故当注意扶正之法的使用，特别是当活用参苓白术散、肾气丸、十全大补汤、逍遥散等方。

十四、耳鸣—脾气邪滞，清阳不升

陈某，女，42岁。职业：自营，籍贯：成都，初诊：2017—8—7。

主诉：耳鸣半月。

现病史：半月前患者无明显诱因出现耳鸣，无头晕、头痛、视物旋转，无耳闷、耳痛，已于耳鼻喉科排除中耳炎等常见疾病。现症见：头胀不清利，神倦，四肢乏力，心慌气短，睡眠欠佳，食欲一般，舌暗红，苔薄白，脉沉弱小紧。

辨证：耳鸣—脾气邪滞，清阳不升证。

治法：益气升脾，驱邪开窍。

方剂：补中益气汤合桂枝汤加减。

药物：生黄芪30g　人参片10g　炒白术20g　生甘草10g
　　　当归10g　　陈皮15g　　炙升麻15g　竹叶柴胡15g
　　　石菖蒲15g　生荆芥15g　防风15g　　郁金15g
　　　酒川芎10g　桂枝15g　　赤芍15g　　大枣10g

6剂，水煎服，日1剂，每日3次，每次100毫升。

复诊：2017—8—26。

现在症：服药2剂后，患者自诉耳鸣声明显减小，已经不影响睡眠。6剂后，仍可听见少许耳鸣音。

处方：上方不变。

9剂，水煎服，日1剂，每日3次，每次100毫升。

按：耳鸣者鸣发于耳，脑鸣者声动于颅，此病位不同也。耳鸣者，耳聋之轻者也，耳聋者，耳鸣之重者也，故中医常常将耳鸣、耳聋合归一处进行研究。《外科证治全书》言："耳鸣者，耳中有声，或若蝉鸣，或若钟鸣，或若火熇熇然，或若流水声，或若簸米声，或睡着如打战鼓，如风入耳。"耳鸣证型分类，主要有外邪侵袭、脾虚失运、痰浊上扰、肾虚失养、肝血亏虚、肝火炎上、瘀血阻滞等，就临床所见，以脾虚而兼邪滞者最为多见。患者突发耳聋，且伴见头胀、舌暗、脉小紧，知其为风寒之邪侵袭而又兼血行不畅；而邪袭之因，则在于虚，观其神倦、乏力、心慌气短、寐差、脉沉弱，知其为脾气虚弱，升发无力，上不养窍，又不益心。综上知其病机为脾气虚弱，升发无力，兼外邪侵袭，瘀血阻滞，治之以益气升脾，驱邪开窍，方用补中益气汤合桂枝汤加减。以补中益气汤补益脾气，又升提气机，祛除外邪。然升麻、柴胡者，升提有余而驱邪之力不足，故又以桂枝汤加防风、荆芥加强驱邪之力，而郁金、川芎、赤芍、当归又活血行瘀，散除血结；菖蒲可"补五脏，通九窍，明耳目"，其开耳窍，不论寒热虚实，均可用之。诸药合用，邪气得祛，气行血畅，气虚得补，耳络通利，耳鸣自愈。复诊见耳鸣明显好转，效不更方，继续以原方服之。

十五、痹病—邪气侵袭，经气不利

廖某，男，36岁，职业：工人，籍贯：郫都区，初诊：2018—3—18。

主诉：全身发胀伴游走不定 1^+ 年。

现病史：自觉全身刺麻发胀，游走不定，右侧足底尤甚，阴雨天加重，肢体屈伸不利，偶有酸胀，无关节红肿、变形，腰部酸胀，口干口苦，食欲尚可，腹胀明显，矢气频作，疲乏无力，大小便正常，舌质淡红，苔薄黄腻，脉弦细数。

辨证：痹病—邪气侵袭，经气不利证。

治法：祛邪通脉，调和气血。

方剂：柴胡桂枝汤合逍遥散、参苓白术散、苓桂术甘汤加减。

药物：茯苓15g　　山药20g　　生甘草5g　　人参片5g
　　　麸炒白术20g　姜厚朴15g　防风15g　　酒川芎15g
　　　赤芍15g　　当归10g　　竹叶柴胡15g　酒黄芩15g
　　　法半夏15g　党参30g　　蜜甘草15g　　桂枝15g
　　　鸡血藤15g　郁金15g　　麸炒青皮10g　粉葛20g

3剂，水煎服，2日1剂，每日3次，每次100毫升。

复诊：2018—3—27。

现在症：诸症有所好转，舌质淡红，苔薄黄，脉如前。

处方：上方加黄芪30g。

6剂，水煎服，2日1剂，每日3次，每次100毫升。

随访：患者治疗两个月后，诸症明显改善。

按：痹之为病，《黄帝内经》作《痹论》专篇论之，其述甚详，主要探讨了病位、病因、病机、发病、分类等方面。《黄帝内经》之后，其发展更为完善，如对其发病，则概况为"由血气虚，则受风湿，而成此病"或"风湿与痰饮流注经络而痛"。痹证发生，确实由正气不足，邪气阻滞，经络不通而成，而正气中，特别强调阴血的作用，故《痹论》言："阴气者，静则神藏，躁则消亡。"故仲景桂枝芍药知母汤、乌头汤之芍药，《局方》五痹汤之姜黄，程国彭蠲痹汤之当归、川芎、乳香，王清任身痛逐瘀汤等，无不从血而治，而血之与气，不可分离，故之痹病的发生，不仅在卫，更在于营，不仅在气，亦在于血也，故祛邪气、通经络、调营卫、和气血乃其治疗大法也。

观此患者，其为风、湿、热三邪合而为痹，而又以风邪为甚，病位游移不定，为行痹也，亦或称"周痹""走注"。其病发于春，又风气偏甚、屈伸不利，故为五体痹之筋痹，《素问·痹论》言："痹……在于筋则屈不伸。"邪气外袭，必因内因，观其腹胀矢气、疲乏无力，知其脾胃虚弱，中气不足，气转阻塞也，正虚邪中，经气不利乃其机也，故治之以柴胡桂枝汤合逍遥散、参苓白术散、苓桂术甘汤以扶正、祛邪、通脉。祛风者有柴胡、桂枝、防风、葛根，散热者有柴胡、黄芩、葛根，治湿者有桂枝、白术、茯苓、厚朴、法半夏，又以川芎、赤芍、当归、鸡血藤、郁金、桂枝走血通脉，以人参、白术、茯苓、甘草、山药益气，青皮、厚朴调气，五法合用，正扶邪祛而经脉通，气血畅，其痹自除。复诊加黄芪者，以加强扶正祛邪之力，祛邪气者，正气也，正气充则邪亦祛。

十六、嗜睡—脾气虚弱，升发无力

高某某，男，66岁，职业：退休，籍贯：江西，初诊：2017—9—27。

主诉：嗜睡2^+年。

现病史：反复困倦欲睡2年余，时时欲睡，唤之能醒，醒后又睡，头晕头重，活动时觉疲乏，口淡无味，纳差，腹胀，排便费力，便质正常，小便正常，舌暗红，苔薄白腻，脉细缓无力。

辨证：嗜睡—脾气虚弱，升发无力证。

治法：益气补血，升提气机。

方剂：十全大补汤加减。

药物：人参片 9g　　茯苓 15g　　麸炒白术 20g　　熟地黄 20g
　　　川芎 20g　　白芍 30g　　大枣 10g　　　　炙甘草 10g
　　　当归 10g　　竹叶柴胡 15g　生黄芪 20g　　桂枝 15g
　　　藿香 15g　　粉葛 30g

6剂，水煎服，2日1剂，每日3次，每次100毫升。

复诊：2017—10—12。

现在症：药后困倦欲睡较前好转，舌脉如前。

处方：守上方不变。

6剂，水煎服，2日1剂，每日3次，每次100毫升。

随访，患者坚持治疗两月余，嗜睡基本消失，精神状态明显好转。

按：嗜睡者，神之病变也，仲景称之为"但欲寐"，其认为是少阴气血阴阳虚衰，神失所养所致，偏阳气虚而寒者四逆汤主之。偏阴血虚而热者黄连阿胶汤主之，又有心阳虚所致者、肝血虚所致者、邪气扰动者等，仲景对心之病变的论治散见于《伤寒论》《金匮要略》两书，其论治甚为详细。观此患者，嗜睡而又伴见头晕重、疲乏，动则加重，口淡，纳差，腹胀，脉细缓无力，知其为气血不足，神失所养，本为一派气虚之象，何以知血不足也？以血者神气也，血足神方得养而旺。而气虚者，为脾气虚、弱，脾气虚，升发无力，故上气不足而头昏重，脾气虚运化失常，故见口淡、纳差、腹胀。舌暗红者，乃气血虚弱，推动乏力，血行不畅，此乃因虚而瘀滞者，气血足则瘀滞自消。故知其病机为脾气虚弱，升发无力，神失所养，治疗则以十全大补汤益气补血，升提气机。然其方补之有余而升提乏力，故又加柴胡、藿香、葛根以助脾升发，此东垣"风升生"之理，以风药升提脾气，其法在补中益气汤、升阳益胃汤等方体现最为明了。此例重用川芎以行血,旧血不行,新血难生也;又重用白芍以通脐消胀,欲升之,必先降之,升降相因也。复诊见诸症好转,知药已对证,不更方,继续服之。

十七、厥证—气血虚弱,寒凝经脉

涂某某,女,48岁,职业:自营,籍贯:成都,初诊:2017—11—7。

主诉:背痛3⁺月。

现病史:患者因子宫肌瘤,于三月前行子宫全切术,在手术全麻苏醒后,即觉背痛甚,并可牵扯至后脑,痛不可按,温敷觉舒。现症见:背头牵扯而痛,伴见四肢冷,以两膝至足底冷甚,额上冷汗出,于活动后全身汗出湿衣,口干喜热饮,大便黏滞,2—3日一行,小便清长,舌淡苔白滑,脉沉迟而紧,乏力。

辨证:厥证—气血虚弱,寒凝经脉证。

治法:温补气血,散寒通脉。

方剂:附子理中丸合当归四逆汤加减。

药物:附片30g　党参30g　炒白术30g　干姜15g
　　　蜜甘草10g　生黄芪30g　桂枝15g　赤芍15g
　　　大枣15g　当归15g　细辛3g　小通草10g
　　　浮小麦30g　茯苓15g　酒川芎10g　粉葛15g

6剂,水煎服,2日1剂,每日3次,每次100毫升。

复诊:2017—11—16。

现在症:药后背痛、头痛、四肢冷明显好转,仍有口干,大便较前通畅,舌脉如前。

处方:守上方不变。

6剂,水煎服,2日1剂,每日3次,每次100毫升。

按：仲景言："凡厥者，阴阳气不相顺接，便为厥。厥者，手足逆冷是也。"厥本有寒厥、热厥之分，而仲景论厥，则主要讨论的是因阳气不能正常布散于外而成的寒厥。阳气不能正常布散外达者，主要有四个方面：（1）寒邪内盛，阳气大虚，不能温养四末，如四逆汤类证；（2）阳气被阻于内，不能正常运达四末，如痰饮水湿、瘀血、宿食、虫积等因邪阻滞，气机不畅，如痰厥、水厥等证；（3）肝失疏泄，气机不畅，阳不外达，如四逆散证；（4）津血等阴液不足，阴不载阳，阳气不能运达四末，如热厥。而厥之治，主在祛邪气而利气机，邪气得祛，阳气畅行，自能外散以温养四末。观此患者，于手术后即出现头背相引而痛、痛不可按、温敷觉舒，知其为寒邪侵袭，邪凝经脉，太阳经气不利所致。何以为寒邪所袭？不知手术室中，温度极低，病人因创伤而突然大量耗伤正气，又因手术去衣而保暖失常，正虚邪盛，邪气必然乘虚而入，手术后而见邪袭者甚多，基本全为此因所致。背头牵扯而痛者，太阳病也，四肢冷者，少阴病也，故知患者为太少两感之病，太少两感者，仲景治以麻黄细辛附子汤，此为阳虚感寒，寒邪欲得深入而设，而此患者，因手术而耗伤气血，血不足，禁汗，此大要也，故知不可以麻黄细辛附子汤以发汗解表。治之者，当在益气血、扶正气的基础上，再以散寒通经，理中丸之党参、白术、蜜甘草本可益气，更加黄芪以加强益气之力，当归四逆汤之白芍、当归本可补血，如此则气血得补，正气方旺；而寒邪最易损伤阳气，此患者之四肢逆冷，即为寒伤少阴阳气所致，少阴阳虚而厥者，治之以四逆汤，而理中丸者，暗含四逆汤也，此为扶阳除寒之治；当归四逆汤本为血虚寒厥而设，而此处者，除了补血之外，更以其散寒通脉之力解经脉之凝滞（当归四逆汤治因寒邪凝滞诸痛，其效甚佳），更加川芎、葛根以加强其通散之力,待寒邪得散,经脉得痛,则四逆及痛自止;额上冷汗出,并见活动后全身汗出湿衣者,此为卫阳虚弱,阳虚不固使然,治之以桂枝加附子汤,更加浮小麦以加强止汗之功;此患者虽见少阴四逆之证,然少阴阳虚不甚也,何以知然?以无恶寒卷卧、自利水谷、但欲寐,或者格阳、戴阳之症也,其大便不仅不见下利,反见黏滞而2—3日一行,知其为寒凝湿滞使然,以附子理中丸合四君子汤自能散寒除湿也。复诊见诸症明显好转,药已对证,然虚仍未实,邪仍残留,故当继续服用。

十八、头昏—湿热困阻,清阳不升

李某某,男,72岁,职业:退休干部,籍贯:自贡,初诊:2016—2—12。

主诉:头昏10$^+$年。

现病史:10年前无明显诱因的情况下出现头昏,在某医院诊断为"脑梗死",其头昏持续发作至今,偶有恶心干呕,易于疲倦,颈项僵直,饥不欲食,食谷不馨,困倦易睡,睡眠质量差,睡后梦多易醒,无昏厥、视物模糊、黑蒙感,大便偏稀,小便正常,舌红,苔滑腻,脉弦滑。

既往史:脑梗死病史10年。

辨证:头昏—湿热困阻,清阳不升证。

治法:醒脾除湿,升阳利窍。

方剂:藿朴夏苓汤加减。

药物:藿香15g 焯苦杏仁15g 薏苡仁20g 盐泽泻20g
淡豆豉15g 姜厚朴15g 法半夏15g 茯苓20g
佩兰20g 荷叶30g 芦根30g 豆蔻15g
紫苏叶15g 大豆黄卷30g 淡竹叶10g

3剂，水煎服，2日1剂，每日3次，每次100毫升。

复诊：2016—2—24。

现在症：头昏减轻，颈项僵直缓解，可知饥饿，其余症状未见明显改善，舌质红，苔滑腻，脉弦滑。

处方：守方不变，6剂，水煎服，2日1剂，每日3次，每次100毫升。

按：头者，颠顶也，高颠之病，不为外邪所阻，便为里气不和。足太阳之经，过头入脑而下项，太阳主表，主抗御外邪，故外邪侵袭，往往可致太阳经气不利而发头痛。七窍居于头面，目之能视、耳之能听、鼻之能嗅、口之能言，均依赖五脏六腑之精气上充以养之，五脏不养，则七窍不用，头目不灵。故欲治高颠之疾，当祛邪通经，兼以调和五脏也。观仲景《伤寒杂病论》，诸头晕之症，主从痰湿论治，为后世朱丹溪之"无痰则不作眩"提供了理论基础。川蜀之地，自古湿重热盛，湿热为病平素甚多。观患者头晕、颈项僵直、恶心干呕、饥不欲食、大便偏稀、苔滑腻、脉滑者，为湿阻中焦、清阳不升、浊阴不降、经脉不畅故而见诸症；困倦易睡、寐差者，浊阻神蒙而不灵也；舌红者湿郁生热也，说明其人阳气平素旺盛，故湿不从寒而化。故知其病机为湿热困阻、清阳不升、经脉不畅、心窍不灵，治疗则以藿朴夏苓汤醒脾除湿、升阳利窍。方以藿香、豆豉、佩兰、荷叶、苏叶升阳通经而利窍，以杏仁、薏苡仁、泽泻、茯苓、芦根、淡竹叶淡渗利水而除浊，藿香、厚朴、半夏、豆蔻、豆卷芳香健脾而燥湿。诸药合用，辛苦相合，升降相配，淡燥相依，故湿得利，浊得除，经脉通利，清阳得升，头府得养，而头晕自愈。复诊见药已见效，然其证未变，故守方而治之。

十九、湿温—湿热困阻，气机不宣

刘某，男性，67岁，职业：司机，籍贯：成都，初诊：2017—8—12。

主诉：发热伴头晕、咳嗽 2^+ 周。

初诊：患者2周前无明显诱因出现发热，伴头晕、咳嗽，在当地医院诊断为"上呼吸道感染"，予以抗生素及清热解毒类中药治疗，治疗后症状无明显缓解，合并出现腹胀、腹泻、身重，急求中医治疗。现症见：身热，头重身困，少汗，胃脘部痞满，口淡口苦，不思饮食，面色萎黄，大便黏滞不爽，舌淡暗，苔白厚，脉濡数。

诊断：湿温—湿热困阻，气机不宣证（流行性感冒）。

治法：清化湿热，宣畅气机。

处方：藿朴夏苓汤合栀子豉汤加减。

药物：藿香15g　佩兰15g　川朴10g　法半夏10g
　　　茯苓15g　白豆蔻6g　杏仁10g　栀子10g
　　　砂仁10g^(后下)　生薏苡仁30g　豆卷15g　枳实30g
　　　芦根30g

6剂，每日1剂，水煎服，分3次服用。

复诊：2017—8—18。

现在症：自述服用第2剂时汗出热退，现头身困重症状好转，午间偶有发热，舌苔较前变薄。

处方：湿邪缠绵未尽，守上方继续巩固1周。

按：湿温是一种由感受湿热之邪而引起的外感热病，属于温病范畴。其临床特点是身热缠绵，胸痞身重，苔腻，脉濡缓，病程缠长，后期易化燥伤阴或从寒而化等。其病以中焦脾胃为中心，多发于夏秋雨湿季节。"湿温"这一病名首见于《难经》，成于清代各医家的论述，湿温为病，既有湿邪，又有热邪。湿性黏滞，热性炎炽，二者相合，邪热由于湿邪的黏滞而难以消除，湿邪则由热邪的弛张而弥漫上下，致使病情十分严重。正如薛雪总结说："夫热为天之气，湿为地之气。热得湿而愈炽，湿得热而愈横，湿热两分，其病轻而缓；湿热两合，其病重而速。"在湿温病的治疗当中，当从湿热入手，分辨其偏盛程度，所属部，不偏不倚，合理运用祛湿与清热两大方法。患者素为痰湿之体，加之暑湿之季，感受外湿，"内外相引，故病温病"，湿热困于上焦，肺失宣降，故见胸闷、咳嗽咳痰；湿热中阻，脾胃升降乏权，故见纳差、脘痞；湿热弥漫三焦，气机阻滞，清阳不升，故见头身困重。治宜清化湿热、宣畅气机，选用藿朴夏苓汤合栀子豉汤加减。其方以藿香、佩兰、白豆蔻、砂仁、杏仁、厚朴、枳实、栀子辛开苦降，升降相因，调畅气机，祛湿清热，以求气顺湿自化，气畅热自散；法半夏、茯苓、薏仁、豆卷易化痰利湿，加强祛除有新之邪的力量；芦根者，不仅清热利尿，更能生津止渴，取其湿热之邪易伤津液。复诊见湿邪缠绵未尽，故守上方继续巩固。

二十、尿频—脾肾阳虚，津液失固

董某某，女，32 岁。职业：收银员，籍贯：甘肃，初诊：2016—10—23。

主诉：尿频 3^+ 年。

现病史：3 年前，在无明显诱因的情况下出现夜尿频多，一夜 5—6 次，无尿痛、尿烧灼感，无淋漓不尽感，自寻中医、西医治疗，病情反复。现症见：夜尿频多，尿色清亮，无尿痛、尿烧灼感、淋漓不尽感，白天似正常，体位变化之时会出现头晕，口干不欲饮，口苦，大便不成形，夜间多梦易醒，性欲减退，怕冷怕热，舌质淡胖，苔白滑，脉细弱。

辅助检查：尿常规（一）。

辨证：尿频—脾肾阳虚，津液失固证。

治法：温补脾肾，升阳固津。

方剂：肾气丸合理中汤、苓桂术甘汤、真武汤、五苓散、黄芪桂枝五物汤加减。

药物：白附片 30g　熟地黄 10g　生地 15g　山萸肉 15g
　　　山药 30g　　牡丹皮 15g　盐泽泻 15g 茯苓 15g
　　　党参 30g　　炒白术 20g　干姜 15g　生甘草 5g
　　　生黄芪 30g　桂枝 15g　　赤芍 15g　大枣 10g

6剂，水煎服，2日1剂，每日3次，每次100毫升，分温服用。

复诊：2016—11—9。

现在症：夜尿有所减少，口已不干，头晕减轻，余症未变。

处方：上方加槲寄生15g。

6剂，水煎服，2日1剂，每日3次，每次100毫升，分温服用。

按：尿频、尿少，仲景恒以小便不利言之，究其原因，多因膀胱气化不利也，而膀胱气化者，乃肾气布散膀胱所为，故欲膀胱气化得利，必当肾气充足、布散畅达、温化正常，方得小便畅快通利。津液者，来源于脾，布达于肺，调控于肝，温利于肾。小便者，津液之余也，欲得小便畅快，诸脏气机必当合作协调。小便者，津液下降外排而成，若过降则为小便多，或小便数，或不禁，或失禁，津液欲升欲化欲运，必得阳气推动温化，方能正常布散，故小便异常，皆因阳气温化运达失常也。故《杂病广要》

引《诸病源候论》言："小便利多者，由膀胱虚寒胞滑故也。肾为脏，膀胱肾之府也，其为表里，俱主水，肾气下通于阴。腑既虚寒，不能温其脏，故小便白而多。其至夜尿偏甚者，则内阴气生是也。"引《证治要诀》言："小便多者，乃下元虚冷，肾不摄水，以致渗泄，宜菟丝子丸、八味丸、玄菟丹、生料鹿茸丸。"按言："《六要》此下曰：余按肾气不能摄水，降多升少，非大补莫能，参、芪佐桂、附可也。"此患者，夜尿频清亮而无尿痛、烧灼、淋漓不尽之象，知其为寒，阳气不足，固摄失常使然，夜频数昼似正常者，乃阳虚之甚也。仲景有"昼日烦躁不得眠，夜而安静"者，以其人"下之后，复发汗"，重伤其阳，阳气衰微，其阳在白天得天时阳气之助，尚可与邪气相争，故兼烦躁不安之症，夜晚阴气大盛，阳气衰弱，无力与邪相争，故见昏迷之象，此时正气极虚而邪气太甚，故以干姜附子汤顿服而急治之，或可救生命于垂危。体位变化之时见头晕者，即仲景之"起则头眩"，动而头晕目眩也，仲景言眩，必及痰饮，此患者亦不除外。277条言："……不渴者，属太阴，以其脏有寒故也。"282条言："……渴者，属少阴也，虚故引水自救。"口干者，寒饮内盛，津液失布，不濡养也；不欲饮者，肾阳虽微但尚能蒸化上承，其病变部位主要在脾；口干不欲饮而无热象者，则为寒湿内停，脾不运津所致，治之当以温化。口苦者，寒热均可见之，实热之口苦一般持续不解，虚寒之口苦往往时轻时重，此患者为寒湿内盛，三焦不利而致。大便不成形者，脾虚不运，津液下趋也；阳虚重者，为肾阳不足，肾阳为人体阳气之本，肾阳不足，寒湿内盛，心阳不仅失养，更为有形之邪所扰，两因相合，神何以安？故夜间多梦易醒。欲者，阳动所成，阳气不足，其欲自减，性欲亦然；阳虚而湿甚，阳虚则怕冷，湿滞气不畅则怕热，怕冷怕热者，阳气调节功能失常也。

舌淡胖、苔白滑者，阳虚寒湿也；阳不足则脉弱，湿邪甚则脉细，故脉见细弱。综上故知其病机为脾肾阳虚、寒湿内盛、津液降而不升不摄不固也，治之以肾气丸、理中汤、苓桂术甘汤、真武汤、五苓散、黄芪桂枝五物汤以温补脾肾、散寒除湿、升阳固津。肾气丸、理中汤者，可温补脾肾，扶助正气，然其又暗含苓桂术甘汤、真武汤、五苓散者，可温阳利水、散寒除湿，两方合用，扶正邪祛，标本共治。气运则津运，气升则津升，故以黄芪桂枝五物汤和肝脾而助气升运，气运津自调，且黄芪本可利水，合诸利水药，补气以利水，合于温阳利水，共同加强利水除湿之效。复诊见药后病症有所改善，知药已对证，可守原方治之，并加寄生以加强补肾散寒除湿之力。

下篇

临床研究

从痰辨证论治脑梗死后出血性转化的临床观察

脑梗死后出血性转化（HT）是指在脑梗死后，由于缺血区血管重新恢复血流灌注，导致梗死区内继发性出血。根据头颅CT表现将HT分为出血性梗死（HI）和脑血肿形成（PH）。临床研究发现，急性脑梗死后自发HT的发生率为10%—40%，且溶栓治疗可增加这一比例。HT多发生于大面积脑梗死，笔者在西医常规治疗的基础上从痰辨证论治本病，取得满意疗效。现报告如下。

一、资料与方法

（一）临床资料。选取2009年12月至2011年11月成都中医药大学附属医院急诊科、川北医学院附属医院神经内科患者54例，诊断标准符合《中国脑血管病防治指南》相关标准。中医中风病诊断标准及证候诊断标准根据《中药新药临床研究指导原则》制定，均属痰热腑实证或痰湿蒙神证。排除发病超过2周者；原发性脑出血或蛛网膜下腔出血者；脑出血由脑肿瘤、脑外伤、血液病、脑血管畸形（先天异常）或动脉瘤等引起者；对方案中所用药物过敏者；合并消化道应激性溃疡者；格拉斯哥昏迷评分（GCS）<4分，预计24h内死亡者；发病前2周内或正在参加其

他药物试验者。根据随机数字表随机分为两组。治疗组 27 例,男性 17 例,女性 10 例;年龄 43—79 岁,平均(67.30±9.06)岁;病情严重程度为轻型 8 例,中型 15 例,重型 4 例;中医辨证为痰热腑实证 10 例,痰湿蒙神证 17 例。对照组 27 例,男性 15 例,女性 12 例;年龄 45—77 岁,平均(68.85±7.14)岁;病情严重程度为轻型 9 例,中型 13 例,重型 5 例;中医辨证为痰热腑实证 8 例,痰湿蒙神证 19 例。两组资料差异无统计学意义($P>0.05$)。

(二)治疗方法。均采用西医常规方法治疗,包括内科综合支持治疗,控制血压、血糖,给予脱水降低颅内压,早期康复治疗等。治疗组加用中医辨证治疗。痰热腑实证采用大黄甘遂汤加减:生大黄 5g,甘遂 3g,胆南星 15g。痰湿蒙神证采用星附汤加减:天南星 15g,制附子 15g,人参 20g。每日 1 剂,每次 100 毫升,每日 3 次,口服或鼻饲。两组疗程均为 14d。

(三)观察指标。观察并记录治疗前、治疗后 14、28d 神经功能缺损程度评分、生活能力状态评分;治疗前、治疗后 14d 头颅 CT 情况及血、尿、便常规,肝、肾功能,电解质,心电图等安全性指标检查以及治疗期间不良事件。

(四)疗效标准。神经功能缺损程度评分,生活能力评分,临床疗效评定标准均参照《脑卒中患者临床神经功能缺损程序评分标准》拟定。基本痊愈:评分减少 91%—100%,病残程度为 0 级。显著进步:功能缺损评分减 46%—90%,病残程度为 1—3 级。进步:评分减少 18%—45%。无变化或恶化:功能缺损评分减少在 17%以内或增加。

(五)统计学处理应用 SPSS 17.0 统计软件。计量资料符合正态分布采用 t 检验,用($x±s$)表示,不符合正态分布采用非参数检验。计数资料采用 x^2 检验。$P<0.05$ 为差异有统计学意义。

二、结果

（一）两组治疗前后神经功能缺损程度评分比较见表1。治疗组治疗后14d临床神经功能缺损程度评分较治疗前明显改善（$P<0.05$）；两组治疗后28d临床神经功能缺损程度评分均明显改善（$P<0.05$ 或 0.01），治疗组优于对照组（$P<0.05$）。

表1 两组治疗前后神经功能缺损程度评分比较

组别	n	治疗前	治疗后14d	治疗后28d
治疗组	27	20.48±9.82	14.37±9.48*	8.56±9.85**△
对照组	27	20.96±10.36	17.40±10.28	14.37±10.88

与本组治疗前比较，*$P<0.05$，**$P<0.01$；与对照组同时段比较，△$P<0.05$。下同。

（二）两组治疗前后生活能力评分比较见表2。治疗组治疗后14、28d生活能力评分较治疗前均明显改善（$P<0.05$ 或 0.01）；治疗组治疗后28d生活能力评分改善程度明显优于对照组（$P<0.05$）。

表2 两组治疗前后生活能力评分比较

组别	n	治疗前	治疗后14d	治疗后28d
治疗组	27	3.30±1.32	2.37±1.33*	1.63±1.67**△
对照组	27	3.33±1.44	2.96±1.51	2.70±1.61

（三）两组临床疗效比较见表3。治疗组疗效优于对照组（$P<0.05$）。

表3 两组临床疗效比较（n）

组别	n	基本痊愈	显著进步	进步	无变化或恶化	总有效（%）
治疗组	27	10△	11	3	3	24（88.89）△
对照组	27	3	7	8	9	18（66.67）

与对照组比较△$P<0.05$

三、讨论

中风一病源于《黄帝内经》，其病名有"大厥""薄厥""仆击""偏枯""痱风"等。《丹溪心法·中风》谓"湿土生痰，痰生热，热生风也"，指出由于各种原因导致脾失健运，脾为湿困，痰浊内生，郁久化热，热极生风，上扰清窍是中风发病的主要病机。同时七情失调，气机郁滞，或肝阳暴张，或心火暴盛，风火相煽，血随气逆，上扰脑窍而发中风均是由于热甚的缘故。中风多见于年老之人，正气亏虚是发病的常见内因。结合上述理论，笔者认为中风的主要病因责之于痰，应从痰论治。热甚常为发病诱因，正虚常为内在因素。大黄甘遂汤出自《金匮要略》，在创新运用该方治疗中风时，取大黄泄热通腑、祛瘀止血，甘遂泻下逐痰之功效，加胆南星清热化痰、熄风定惊，去阿胶以防养阴滋腻、湿热难祛，全方共奏清热化痰通腑之效。星附汤出自《普济方》，加减运用该方时取天南星燥湿化痰、祛风解痉，制附子补火助阳、温中祛湿之效，木香恐行气耗气，去木香易人参意在补益正气、益气固脱，全方共奏益气化痰祛湿之功。

HT的发生涉及血管壁缺血性损伤，闭塞血管再通，侧支循环建立等病理生理机制。脑闭塞血管再通引起再灌注损伤。脑缺血再灌注（IR）损伤主要与氧化应激反应、炎性反应、钙超载、脑水肿和细胞凋亡等有关。白细胞介素（IL）-β和细胞黏附分子（ICAM）-1为脑损伤后的主要促炎性因子，参与再灌注区的炎性反应。脑缺血半暗带神经元死亡以凋亡为主，半胱氨酸蛋白酶caspase-3是胱冬肽酶家族中的重要成员，它通过介导和执行死亡指令在凋亡的发生和发展中起重要作用。研究发现大黄素甲醚可下调脑缺血再灌注后IL-β的表达，降低ICAM-1的表达，还可下调 caspase-3 的表达，抑制缺血半暗带区神经细胞凋亡的发生。人参皂普 Rg1 可降低缺血再灌注所致脑组织内 MPO 活性及 ICAM-1 和 E-选择素的表达增高，还能明显改善神经功能症状，减少脑梗死面积，减轻血脑屏障的损伤。笔者认为上述理论可能为大黄甘遂汤、星附汤加减治疗 HT 取得较好疗效的作用机制之一。

本观察表明，从痰辨证论治脑梗死后出血性转化，可明显改善神经功能缺损程度评分、生活能力评分，提高临床疗效，且未见明显不良反应，值得进一步深入研究。

活血化瘀中药复方治疗急性脑梗死的系统评价

急性脑梗死（ACI）是严重威胁人类生命和健康的常见病、多发病，具有发病率高、致残率高、死亡率高、复发率高等特点，是中老年人致死、致残的主要疾病之一。根据调查，脑卒中已连续5年为我国人口第2位的死亡原因，同时也是目前世界人口死亡原因第2位的疾病。20世纪80年代之后，采用活血化瘀的治法治疗ACI成为中医药研究急性脑血管病的热点之一。同时也应该指出：中医药学的临床研究对方法学的应用仍不够重视，临床试验的规范性也较差，一定程度上影响真实性和重复性，研究结果难以推广、应用。本研究对活血化瘀中药复方治疗ACI的随机或半随机对照试验进行系统评价，以了解活血化瘀中药复方在ACI治疗中的应用价值。

一、资料与方法

（一）纳入和排除标准。选取随机对照试验（RCT）或半随机对照试验（CCT）。研究对象年龄、性别不限。急性定义为脑梗死发病后14d内。诊断符合全国第4届脑血管疾病会议制定的标准并经头颅CT确诊。干预措施为活血化瘀中药复方与安慰剂对照，活血化瘀中药复方加其他治疗与单用其他治疗对照。活血化瘀中药复方为口服、灌肠、静脉滴注给药，疗程 7—30d。活血化瘀中药复方的界定：文章中明确提出以活血化瘀为主要治法，处方中以活血化瘀中药为主要组成。

（二）结局指标。采用下列 1 项或多项疗效判定指标的试验均被纳入。1. 随访期末（至少 3 个月）时病死率、生活质量评价。2. 随访期末神经功能缺损程度评分变化或神经功能缺损改善率。3. 治疗期间的病死率。4. 治疗结束时的神经功能缺损变化或神经功能缺损改善率。5. 不良反应（副作用、毒性反应、变态反应、后遗效应、继发效应、特异质反应）。

（三）检索策略。于 2012 年 2 月 16 日计算机检索中国生物医学文献光盘数据库（1978 年至 2012 年 2 月）、万方数据库（1994 年至 2012 年 2 月）、中文科技期刊全文数据库（1994 年至 2012 年 2 月）和中国生物医学文献数据库（1994 年至 2012 年 2 月）。以 ACI 的不同表述方法（缺血性脑血管病，缺血性卒中，脑梗死，ischemic stroke, acute cerebral infarction 等）作为主题词、自由词，运用逻辑符、通配符、范围算符等制定检索式。手工检索中医类核心期刊：中国中西医结合杂志、中医杂志、中国中医急症杂志等杂志，并追踪检索论文附录的参考文献。向厂家收集未发表的临床资料。

（四）资料提取和质量评价。按 Juni 等和 Cochrane 系统评价手册 4.2.2 版关于 RCT 的质量评价标准进行文献质量评价：1. 随机方法是否正确；2. 是否使用盲法；3. 是否做到分配隐藏；4. 有无失访或退出，如有失访或退出时，是否采用意向治疗（ITT）分析。所有质量标准均满足者，发生选择性偏倚、实施偏倚、损耗性偏倚和测量偏倚的可能性最低，评为 A 级；如其中任何一条或多条质量评价标准仅部分满足（或不清楚），则该研究存在相应偏倚的可能性为中等，评为 B 级；如其中任何一条或多条完全不满足（未使用或不正确），则该研究存在相应偏倚的高度可能性，评为 C 级。由两名评价员独立检索并提取资料，意见不一致时通过讨论解决。

（五）统计学处理。采用 Cochrane 协作网制定的 RevMan4.2.10 软件做 Meta 分析。病死率以及治疗的有效率等计数资料用比值比（OR）或相对危险度（RR）作为疗效分析统计量；计量资料采用加权均数差值（WMD）作为疗效分析统计量，二者均以 95％CI 表示。使用 X^2 检验进行异质性检验（检验水准为 $\alpha=0.05$）。经检验无异质性，采用固定效应模型进行数据合并分析，计算总的 OR、RR 或 WMD 值和 95％CI。如研究间存在统计学异质性，则采用随机效应模型进行 Meta 分析。各个疗效判定指标的分析均遵循 ITT 分析原则，若原始研究未提供 ITT 分析的统计资料，则 Meta 分析仍以符合方案的数据为准。在计数资料的 Meta 分析中，采用下列方法对失访病例进行处理：1. 采用失访者最后一次测量结果；2. 假设所有失访者均为最坏或最佳结局；3. 假设治疗组（活血化瘀中药复方组）失访者为最坏结局而对照组失访者为最佳结局。潜在的发表偏倚采用"倒漏斗图"分析。若图形对称，提示存在发表偏倚的可能性较小；若图形不对称，提示可能存在发表偏倚。若各临床试验提供的数据不能进行 Meta 分析，则只对其进行描述性的定性分析。如数据缺失、不清楚或者表达方式不符合标准，评价员尽量与原作者联系获得；对表述不清或无法分析的数据，联系到原作者之前不采用。

二、结果

（一）纳入研究的特点和质量评价。初检共收集到 736 篇已发表的活血化瘀中药复方用于 ACI 治疗的临床研究文献，均为中文。剔除非随机对照、对照组用药欠妥、重复、诊断、疗效评价等不符合纳入标准的文献共 717 篇；按照本研究组采用的文献质量评价方法最终纳入 19 个已发表的研究。纳入的已发表研究其他特征如下。纳入标准：19 项研究全部采用由中华医学会全国脑血管病会议制订的《神经功能缺损程度评分标准》。排除标准：12 项研究列出病例的排除标准。组间可比性：6 项研究对两组基本情况进行了统计学分析，有 13 项研究用表列出组间相关因素的比较，并给出统计学差异的分析结果。不良事件的报道：1 项研究报道活血化瘀中药复方引起 1 例胃肠反应（恶心腹胀），经处理后好转，不影响继续治疗；1 项研究报道活血化瘀中药复方引起 1 例头痛、1 例皮肤潮红、1 例消化道症状，均在减慢静脉滴注速度后缓解；5 项研究未观察到不良反应，12 项研究未提及不良反应的情况。

（2）临床疗效。1 项研究报道了治疗组和对照组 1 个月及 3 个月后随访生活指数评分并给出统计学差异的分析结果，其余 18 项研究均未随访，未报道远期的病死率、致残率。纳入研究中报道了治疗结束时的病死率、神经功能缺损改善率、肌力改善情况等指标。7 项研究结果的数据表明治疗期间无死亡病例。7 项研究的结局指标为治疗 14d 时神经功能缺损程度分级。合并上述研究，纳入的研究有异质性（$P=0.57$），采用随机效应模型，其合并 OR 为 2.78，95%CI [1.79，4.32]，在常规治疗的基础上应用活血化瘀中药复方后（疗程 14d），ACI 的神经功能缺损改善率可明显提高，差异有统计学意义（$P<0.00001$）。

1项研究的结局指标为治疗15d时神经功能缺损程度分级,将其与结局指标为治疗14d时神经功能缺损程度分级的7项研究合并研究,纳入的研究有异质性($P=0.66$),采用随机效应模型,其合并OR为2.88,95%CI [1.88,4.41],在常规治疗的基础上应用活血化瘀中药复方后(疗程14d),ACI患者的神经功能缺损改善率可明显提高,差异有统计学意义($P<0.00001$)。

5项研究的结局指标为治疗28d时神经功能缺损程度分级,合并上述研究,纳入的研究无异质性($P=0.53$),采用随机效应模型,其合并OR为4.87,95%CI [3.02,7.86],在常规治疗的基础上应用活血化瘀中药复方后(疗程28d),ACI患者的神经功能缺损程度改善率可明显提高,差异有统计学意义($P<0.00001$)。

3项研究的结局指标为治疗30d时神经功能缺损程度分级,将其与结局指标为治疗28d时神经功能缺损分级的5项研究合并研究,纳入的研究无异质性($P=0.66$),采用随机效应模型,其合并OR为3.99,95%CI [2.71,5.87],在常规治疗的基础上应用活血化瘀中药复方后(疗程28d和30d),ACI患者的神经功能缺损改善率可明显提高。差异有统计学意义($P<0.00001$)。

4项研究结局指标为依据全国第4次脑血管病学术会议通过的脑卒中患者临床神经功能缺损程度评分标准,合并上述研究,纳入的研究有异质性($P=0.02$),采用随机效应模型,其合并WMD为-4.56,95%CI [6.52,-2.60],经治疗后14d活血化瘀中药复方组缺损评分低于对照组,差异有统计学意义($P<0.00001$)。

1项研究结局指标参照2002年中华人民共和国卫生部颁布的《中药新药临床研究指导原则》相关标准,采用尼莫地平方法[(治疗前积分-治疗后积分)÷治疗前积分]×100%。基本治愈

≥85%，显效≥50%，有效≥20%，无效≤20%，结果为经治疗后活血化瘀中药复方组评分优于对照组（WMD－4.62，95%CI[－7.10，－2.14]）。

三、讨论

本系统评价中，活血化瘀中药复方在短期内可能有助于改善ACI患者的神经功能缺损程度（对于治疗14、28d活血化瘀中药复方组的神经功能分级和对照组之间有明显差异），对于治疗期间的神经功能缺损程度评分，活血化瘀中药复方组和对照组之间有明显差异。活血化瘀中药复方用于脑梗死治疗的研究设计存在以下不足。

（一）随访少。脑卒中患者的自然恢复过程可持续到损伤后3个月以上，因此对于干预措施的评价应至少随访3个月。本系统评价纳入的19个研究只有1个研究进行随访，因此无法评价活血化瘀中药复方对患者远期的神经功能恢复情况和病死率的影响。

（二）疗效判定指标不合理。目前脑卒中临床试验判定疗效指标大致可分为病理、病损和残疾、生活能力和残障、生活质量4个水平。本研究所纳入的试验大多选用疗程结束时的神经功能缺损评分判定疗效，属于病损水平的疗效判定指标，不能真正反映患者的利益。

（三）随机设计可能存在问题。只有8个纳入研究提到随机如何实施，其余均未描述，不能排除随机方法有误或不严谨的可能性。

（四）全部研究未实施分配隐藏。有研究显示，不隐藏分配方案将直接导致选择性偏倚。

（五）全部研究未说明是否使用盲法。本评估纳入的各项研究均未采用分配隐藏,均未提及盲法,因此,存在选择性偏倚、实施偏倚和测量偏倚的可能性。

(六)研究描述失访、退出、依从性不足。本系统评价纳入的19个研究只有1个研究报告退出和失访,1个研究报告依从性,其余研究均未描述。但是从研究数据来看,可能未发生退出与失访。由于纳入文献极少报道失访或退出病例,因此不能将失访病例计为治疗失败作敏感性分析,即最差情况演示分析。

根据本系统评价的结果,活血化瘀中药复方在短期内可能有助于改善ACI患者的神经功能缺损,对远期生存率和神经功能缺损的影响尚不清楚。活血化瘀中药复方在ACI的应用仍需要进行大规模、高质量、随访时间足够的随机对照研究以提供证据。

论出血性中风急性期的中医药治疗

出血性中风占脑卒中的 20%—30%，是高血压在脑部的严重并发症，病情进展快，死亡率高达 40%—60%，即使存活下来，致残率也很高。近年来，随着 CT 的普及，根据微观辨证理论和中医理论应用活血化瘀药治疗成为临床上的热点，临床研究初步显示活血化瘀药在治疗出血性中风上具有明显的疗效，但尚存在诸多问题。笔者尝试探讨出血性中风急性期的中医药治疗。

一、阳亢化火、迫血妄行是导致出血性中风急性期的关键病因

出血性中风的患者多为年老体衰的患者，肝肾阴虚、阳盛火旺、气血上逆、上蒙神窍；或劳欲过度、耗气伤阴、阳气暴张、引动风阳上旋，壅阻清窍；或嗜食肥甘厚味、脾失健运、聚食生痰、痰湿生热、热极生风，窜犯络脉，上阻清窍；或情志所伤，肝气不舒、肝阳暴亢、引动心火，气血上冲于脑，神窍闭阻而致猝然发病，出现晕仆、抽搐、神昏等症，其起病之急骤如"矢石之中的，若暴风之急速"。可知风证的出现是阴虚、痰滞、瘀阻、肝火共同作用的结果，而最终关键的病因则是阳亢化火、迫血妄行、血溢脉外，导致内风时起，发为中风。

正如近贤张伯龙受西医"血冲脑气筋"启发，悟及《素问·调经论》"血之与气并走于上，则为大厥，厥则暴死。气复反则生，不反则死"，认为"盖皆由木火内动，肝风上扬，以致气血并走于上，冲激前后脑气筋，而为皆不识人，倾跌碎倒，肢体不用诸证"。又如张锡纯在《医学衷中参西录·卷一》指出"盖肝为木脏，木火炽盛，亦自有风。此因肝木失和，风自肝起。又加以肺气不降，肾气不摄，冲气胃气又复上逆，于斯，脏腑之气化皆上升太过"。从上述论述中可知先贤已认识到中风的发生终由肝阳偏亢，化火生风所致。

二、络破血溢、瘀血内停、瘀血化水是出血性中风的核心病机

头颅CT可显示急性期患者的出血部位、脑水肿等影像学改变。根据微观辨证理论可知，阳亢化火，迫血妄行，致血溢脉外，停蓄脑内，若蒙蔽神窍则见神昏；肝火夹痰，横串经络，血脉瘀阻，气血不能濡养机体，则见半身不遂；内风阻窍，上则语言难出，下则二便不通调；血溢脉外，瘀血停蓄脑内，阻碍气机，气行不畅，致水津停蓄；且瘀血为阴液，停蓄日久，亦发水肿。此即《金匮要略》所说"血不利则为水"。水瘀停聚，贯穿着出血性中风急性期的整个病理过程，也是影响患者预后的决定性因素。

三、止血、消瘀、熄风、滋阴是治疗出血性中风急性期的基本原则

（一）止血为第一要务。既往认为脑出血多是一次性的，近年来利用头颅CT对脑出血进行动态观察，发现20%—40%患者在病后24h内血肿仍继续扩大，为活动性出血或早期再出血。20世纪80年代以来，许多学者根据微观辨证和中医理论，如清·唐容

川《血证论》言"既是离经之血，虽是清血鲜血，亦是瘀血"，提出急性出血中风属中医血证，瘀血阻滞是急性期脑出血的最基本病机，是治疗的关键所在。应用活血化瘀方药治疗脑出血，虽然初步的临床应用显示了良好的效果，但是，活血化瘀方药如丹参、赤芍、川芎、红花、当归等具有较强烈的抗凝作用，甚至具有明显的促纤溶作用，如使用破血逐瘀药或应用的时间窗不对均会导致再出血。因此在出血性中风急性期的治疗中，一定要使用止血药。《血证论》中提出"火热相搏则气实，气实则逼血妄行，此时补肾水以平气，迂阔之谈也。补心血以配火，不急之治也。故唯有泻火一法，斯气顺而血不逆"，力推用大黄，谓"且大黄一味，能推陈致新，以损阴和阳，非徒下胃中之气也。即外而经脉、肌肤、躯壳，凡属气逆于血分中，致血不合者，大黄之性，亦无不达，其妙全在大黄降气即已降血"。

（二）消瘀为第二要法。阳亢化火，迫血妄行，致血溢脉外，瘀血停蓄脑内，阻碍气机，气行不畅，致水津停蓄，故以消瘀为第二要法。如《血证论》中提出"凡有所瘀，莫不拥塞气道，阻止生机，且经遂之中，既有瘀血踞住者，新血不能安行无恙，终必妄走而吐溢矣。故以祛瘀为止血要法"。在临床应用的活血化瘀药分为止血化瘀、凉血化瘀及破血逐瘀。药理学研究证实，活血化瘀药具有以下作用：改善微循环的病理变化；降低血液黏滞度，改善与血液浓、黏、凝、聚倾向相关的病理机制；促进内出血的吸收及因出血引起的机体组织修复；改善血小板质量，加速血凝；降低毛细血管通透性，减少血浆渗出。但在出血性中风急性期的治疗中要慎用水蛭、虻虫等破血逐瘀药，以免诱发再出血。

（三）滋阴潜阳、平肝熄风为治本之策。出血性中风的形成，以肝肾阴虚、气血衰少为本。临床流行病学调查表明出血性中风多发生在 40—70 岁人群中，其中＞50 岁的人群发病率最高，达 93.6%。年龄 40 岁以上中风的患者多存在肝肾阴虚，正如《黄帝内经》所云"年四十而阴气自半"，《东垣十书·溯洄集·中风辨》云"中风者，非外来风邪，乃本气自病也，凡人年逾四旬，气衰之际，或因忧喜愤怒伤其气者多有此疾"。如清叶天士《临证指南医案·中风》记载"叶氏发明内风，乃身中阳气之变动。肝为风脏，因精血衰耗，水不涵木，木少滋荣，故肝阳偏亢，内风时起"。肝肾阴虚，水不涵木，肝阳偏亢，若兼有痰湿、血瘀、气逆则可致脏腑阴阳失调，肝阳暴亢，化火生风，迫血妄行，发为中风。故滋阴潜阳、平肝熄风为治疗出血性中风的治本之策。

清金化痰汤加减治疗脑出血急性期并发肺部感染 30 例临床疗效观察

脑出血是指原发性非外伤性脑实质内出血，占全部脑卒中的 20%—30%，发病后 28 天内为急性期。肺部感染是脑出血急性期最常见的并发症，其发生率可达 38%。并发肺部感染的急性卒中患者，30 天内的病死率是无感染患者的 3 倍，是导致死亡的主要原因之一。有效控制肺部感染是脑出血急性期治疗的关键之一。目前，肺部感染并发症的西医治疗主要包括抗感染、呼吸治疗如吸氧和机械通气、免疫治疗、支持治疗以及痰液引流等，但死亡率仍然较高。肺部感染的中医干预治疗近年来报道逐渐增多，为该病的治疗提供了新的途径。我们根据多年的临床经验，认为脑出血急性期并发肺部感染的主要证型为痰热壅肺，在常规西医治疗的基础上加用清金化痰汤加减治疗，临床取得了满意疗效，现报道如下。

一、临床资料

（一）诊断标准。脑出血诊断标准根据 2007 年《中国脑血管病防治指南》制定。肺部感染并发症诊断标准参照 1999 年中华医学会呼吸病学分会《医院获得性肺炎诊断和治疗指南（草案）》

拟定。中医"中风"病诊断标准根据2002年《中药新药临床研究指导原则》制定。中医证型标准参照2007年周仲瑛主编《中医内科学》拟定。

（二）纳入标准。签署知情同意书；同时符合脑出血和肺部感染并发症诊断标准；同时符合中医"中风"病和痰热壅肺证型诊断标准；发病2周内；年龄40—80岁。

（三）排除标准。发病超过2周；脑梗死、蛛网膜下腔出血；脑出血由脑肿瘤、脑外伤、血液病、脑血管畸形（先天异常）或动脉瘤等引起；非脑出血并发症的肺部感染或肺部感染发病时间入院后<48小时；合并有心、肝、肾、造血系统和内分泌系统等严重原发性疾病；年龄<40岁或>80岁；精神病患者；妊娠期或哺乳期妇女；对方案中所用药物过敏者；合并消化道应激性溃疡；GCSc4分，预计24小时内死亡的患者；发病前2周或正在参加其他药物试验者。

（四）一般资料。收集2009年12月到2011年11月成都中医药大学附属医院、川北医学院附属医院、都江堰市人民医院急性脑出血并发肺部感染患者60例，按1∶1随机分为两组。其中，治疗组30例，女性11例，男性19例，对照组30例，女性13例，男性17例，治疗组平均年龄68.63±9.56岁，对照组平均年龄67.73±12.15岁，治疗组脑出血部位基底节区17例，脑干1例，小脑3例，脑叶11例，丘脑2例，对照组脑出血部位基底节区17例，脑干2例，小脑1例，脑叶13例，丘脑2例。两组病例在性别、年龄、出血部位方面差异无统计学意义（$P>0.05$），具可比性。

二、方法

（一）治疗方法。两组患者均采用西医常规方法治疗，包括一般治疗，控制血压、血糖，降低颅内压，抗感染，呼吸治疗，支持治疗以及痰液引流等。治疗组在西医常规治疗的基础上加用清金化痰汤加减治疗（具体用药：浙贝母15g，栀子10g，黄芩10g，桑白皮15g，瓜蒌仁15g，茯苓15g，桔梗20g，陈皮15g，甘草10g，胸闷气喘者加葶苈子15g，杏仁10g；大便秘结者加大黄3g），日1剂，100ml tid，口服或鼻饲，疗程均为14天。

（二）观察指标。疗效观察指标：临床症状、体征，中医症候积分，白细胞总数及分类，痰培养，胸部X线检查。安全性观察指标：血、尿、便常规检查，肝、肾功，电解质，心电图以及不良事件观察。

（三）疗效判定。标准根据2002年《中药新药临床研究指导原则》制定，具体如下：痊愈：临床症状、体征消失或基本消失，证候积分减少多95%；显效：临床症状、体征明显改善，证候积分减少多70%；有效：临床症状、体征均好转，证候积分减少多30%；无效：临床症状、体征无明显改善，甚或加重，证候积分减少不足30%。

三、结果

治疗组30例痊愈10例，显效11例，有效7例，无效2例，总有效率93.3%。对照组30例痊愈5例，显效8例，有效8例，无效9例，总有效率70.0%，两组总有效率比较差异有统计学意义（$P<0.05$）。

四、讨论

肺部感染是脑出血急性期最常见的并发症，脑出血急性期易合并肺部感染可能与以下因素有关：脑出血后使内脏自主神经功能紊乱，早期出现严重肺水肿、肺瘀血，肺及气管内淤积大量分泌物，细菌容易在其中繁殖；脑出血引起假性球麻痹，吞咽障碍，容易误吸；脑出血合并意识障碍，咳嗽反射消失，口咽及气管内分泌物或吸入物不能充分排出，发生吸入性肺炎；脑出血后长期卧床，可使肺下部循环不良，发生瘀血和水肿等而易发生坠积性肺炎；长期卧床所致胃食管反流也是并发肺部感染的因素之一；脑出血好发于中老年人，气管上皮细胞纤毛运动能力减弱，呼吸道清除防御功能降低，营养不良，免疫力低下，脏器功能衰退，易致病情恶化。治疗中应充分考虑上述因素。脑出血急性期合并肺部感染治疗难度大，治疗矛盾突出，一方面因为颅内高压需脱水降低颅内压，因脱水导致呼吸道水分丧失，使呼吸道上皮细胞纤毛运动减弱，清除防御功能降低，呼吸道痰液黏稠，不易咯出。另一方面随着抗生素的广泛应用，细菌耐药性不断增加，抗生素的临床疗效逐渐下降，同时由于广谱抗生素的应用，抗生素相关性腹泻、真菌感染机会增加，使本病的治疗更为复杂。因此，在西医治疗的基础上采用中药复方干预治疗，不仅能发挥抑制细菌生长，促进排痰，抗炎解痉，平喘止咳的功效，提高临床疗效，还能在一定程度上缓解西药治疗矛盾，降低副反应。

脑出血急性期合并肺部感染相当于中医"中风""咳嗽""肺痈""喘症"等范畴。"中风"之病机与虚、瘀、痰、火、风密切相关。"中风"好发于中老年人，年老体虚，气的推动无力，气虚血瘀，瘀血阻滞，津液不循常道，聚而为痰，痰郁日久化火，火极生风，上干清窍，发为中风。我们同时认为脑出血急性期合并肺部感染的主要病机为因虚致瘀，津聚生痰，痰郁化热或外感邪气入里化热，上干于肺，肺气壅塞，宣降失常，发为"咳嗽""肺痈""喘症"等。其临床主要表现为咳嗽，咯痰黄稠而量多，胸闷，气喘息粗，或喉中痰鸣，烦躁不安，发热口渴，大便秘结，小便短赤，舌红苔黄腻，脉滑数。肺气闭郁，肺失宣降则咳嗽、胸闷、气息喘促；痰阻气道则喉中痰鸣有声；痰郁化热则咯痰黄稠而量多，发热口渴；痰郁而化火，痰火扰心则烦躁不安；痰热腑实则大便秘结；热盛灼津则小便短赤；痰热蕴结则舌红苔黄腻，脉滑数。故辨证为痰热壅肺，方用清金化痰汤加减以清肺化痰。方中陈皮理气化痰，使气顺则痰降；茯苓健脾利湿，湿去则痰自消；桔梗宣肺、祛痰、排脓；瓜蒌仁、贝母清热涤痰，宽胸开结；黄芩、栀子、桑白皮清泻肺火，甘草补土而和中；胸闷气喘者加葶苈子泻肺平喘，杏仁止咳平喘；大便秘结加大黄清热泻火，通腑泻浊；全方共奏清肺泻火，化痰平喘之功。现代药理研究表明瓜蒌、黄芩、大黄对多种细菌具有抑制作用；瓜蒌、桔梗能增加呼吸道黏液分泌，促进排痰；贝母、陈皮具有支气管解痉作用；贝母、桔梗、甘草具有镇咳作用；桔梗、甘草还具有抗炎作用。正因为如此，我们采用清金化痰汤加减治疗能取得满意疗效。值得注意的是，脑出血急性期并发肺部感染虽以痰热壅肺型较为多见，但临床也可见到其他证型，当权变用之，不可拘泥。同时，如为脑出血恢复期或后遗症期合并肺部感染，病情多虚实夹杂，证型多样，临床情况更加复杂，当重新辨析。综上，清金化痰汤加减治疗脑出血急性期并发肺部感染痰热壅肺型疗效满意，可进一步深入研究。

协定处方 2 号治疗肺心病急性加重期临床疗效观察

慢性肺源性心脏病（简称肺心病）是由于慢性支气管肺疾病、胸廓疾病或肺血管疾病引起肺循环阻力增加、肺动脉高压，进而引起右心室肥厚、扩大，甚至发生右心功能衰竭的心脏病。临床主要表现为咳嗽、咯痰、气促，活动后心悸、呼吸困难，乏力和劳动耐力下降。急性加重期上述症状加重，常有头痛、失眠、食欲下降，甚至出现白天嗜睡、表情淡漠、澹忘等肺性脑病表现。肺心病急性加重期病情危重，治疗难度大，费用高，由于长期存在肺胸基础疾患和缺氧加重，使得呼吸困难最为突出，由于存在食欲不振，消化吸收不良，全身呈慢性消耗性表现，更增加了临床治疗难度。应用协定处方 2 号中药复方治疗，不仅可以宣肺平喘、化痰止咳，还能健脾化湿、补益正气，起到标本兼治的作用。为此我们制定了协定处方 2 号中西医结合治疗方案，经多中心临床验证疗效满意，现报道如下。

一、临床资料

（一）诊断标准。慢性肺源性心脏病诊断标准参照 1977 年全国第二次肺心病专业会议修订标准拟定；肺心病急性发作期诊断标准参照2001年第5版《内科学》拟定；中医辨证诊断标准参照1999年第1版《中医内科学》拟定。

（二）纳入标准。诊断符合慢性肺源性心脏病急性发作期且中医辨证符合肺脾两虚、痰浊蕴肺；年龄40—85岁者；发病在1周以内者。

（三）排除标准。诊断不符合慢性肺源性心脏病急性发作期或中医辨证不属肺脾两虚、痰浊蕴肺证型；年龄小于40岁，或大于85岁；严重的肝肾功能不全；合并有血液系统、内分泌代谢系统、中枢神经系统或其他系统严重疾病；入院时即有昏迷、休克、消化道出血、DIC、多器官功能衰竭等严重并发症，预计24小时内死亡；对受试药物过敏；精神疾患或不能配合；妊娠或哺乳期妇女；两周内或正在参加其他药物临床试验。

（四）一般资料。本研究100例患者均为住院患者，分别来源于2008年11月—2011年4月成都中医药大学附属医院、内江市中医院和安岳县中医院。根据计算机产生的随机数字表按1∶1随机分为两组。其中，治疗组50例，男性34例，女性16例；平均年龄67.58±9.43岁；轻型8例，中型28例，重型14例。对照组男性37例，女性13例；平均年龄68.62±9.69岁；轻型9例，中型24例，重型17例。两组患者在性别、年龄、病情轻重程度方面均无差异（$P>0.05$），具可比性。

二、方法

（一）治疗方法。两组均采用西医常规方法治疗，包括控制性氧疗，积极抗感染，解痉祛痰，保持呼吸道通畅，纠正缺O_2和CO_2储留，纠正酸碱失衡和电解质紊乱，治疗右心衰竭，营养支持，处理并发症等。治疗组在上述治疗基础上加用协定处方2号治疗（具体用药：广木香15g，砂仁15g，陈皮15g，党参30g，茯苓15g，炒白术30g，麻黄12g，杏仁10g，全瓜蒌30g，薤白15g，法半夏15g，桔梗30g，甘草10g），日1剂，水煎取汁450ml，每次150ml，每日3次，口服。2组疗程均为14d。

（二）观察指标。疗效性观察指标：观察并记录治疗前后咳嗽、咯痰、气喘、气短、食欲、腹胀、神疲乏力、自汗等中医症状积分，肺部湿啰音、哮鸣音、神志、紫绀、水肿、呼吸频率、体位、心率、体温等西医体征积分，以及治疗前后血常规、血气分析变化情况。安全性观察指标：治疗前后血、尿、便常规，肝、肾功，电解质，心电图检查以及治疗期间不良事件观察。

（三）疗效判定标准。参照2002年《中药新药临床研究指导原则》拟定，具体如下：临床控制：临床症状、体征消失或基本消失，主要症状、体征总积分减少≥85%；显效：临床症状、体征明显改善，主要症状、体征总积分减少≥60%；有效：临床症状、体征均好转，主要症状、体征总积分减少≥30%；无效：临床症状、体征无明显改善，甚或加重，主要症状、体征总积分减少不足30%。总积分变化计算公式采用尼莫地平法：[（治疗前主要症状与体征总积分－治疗后主要症状与体征总积分）/治疗前主要症状与体征总积分]×100%。

三、结果

治疗组临床控制17例，显效21例，有效9例，无效3例，总有效率94.0%；对照组临床控制7例，显效18例，有效14例，无效11例，总有效率78.0%。两组比较，临床控制率、总有效率差异具有统计学意义（$P<0.05$）。

四、讨论

据调查,肺心病在我国平均患病率约 0.46%,在心脏病中仅次于风湿性心脏病,50 岁以上者仅次于冠心病,有些地区占首位。肺心病的发病机制主要是在肺胸疾患的基础上导致一系列体液因子变化,使肺血管收缩,阻力增加,肺动脉血管构型重建,产生肺动脉高压,右心室负荷加重,加上其他因素共同作用,最终引起右心室扩大、肥厚,甚至发生右心衰竭。呼吸道感染常为肺心病急性加重的诱因。急性加重时呼吸道或肺实质的炎症加重,充血、水肿明显,分泌物增多,气道痉挛,缺氧和二氧化碳潴留加重,肺血管进一步收缩,肺动脉压急剧升高,右心功能失代偿而发生衰竭。缺氧和二氧化碳潴留加重致呼吸频率代偿性增加,呼吸肌容易疲劳,而发生呼吸衰竭。缺氧、右心功能衰竭所致体循环静脉系统瘀血和感染后细菌毒素直接损害,使胃肠道动力减弱,消化、吸收功能降低,甚至合并消化道出血。急性加重期西医治疗主要包括氧疗、抗感染、解痉祛痰、抗炎平喘、治疗呼吸衰竭、处理并发症和支持治疗。感染控制、呼吸功能改善后,右心衰竭仍不能纠正者,可酌情选用利尿剂和强心剂。上述治疗虽然较为全面,但由于近年抗生素的广泛应用,病原菌耐药率增加,抗感染疗效下降;同时,患者长期食欲不振,消化吸收不良,致体重减轻明显,抵抗力低下,也是影响疗效的重要因素。虽然新的抗生素不断问世,但远不及病原菌耐药性增加迅速。虽然可以给予营养支持治疗,但不如增进患者食欲,提高自身消化吸收能力收效明显。因此,在西医治疗的基础上加用中药协定处方 2 号复方治疗,不仅能增强抗感染疗效,还能调节胃肠道功能,增进患者食欲,提高自身消化吸收能力,从而有利于病情恢复。

慢性肺源性心脏病属中医学"喘""痰饮""心悸"等范畴，是因外感六淫、内伤七情、久病劳逸等因素导致多脏腑功能失调，痰饮、水湿等病理产物积聚的虚实夹杂病症。肺为娇脏，不耐寒热，外邪侵袭，首先犯肺，肺气奎遏不宣，清肃之令失常，则发生咳、痰、喘。肺病长久不愈，子盗母气，乃传于脾。脾失健运，则水湿内停，酿湿生痰，上渍于肺，则见咳、痰、喘加剧；影响脾胃运化，则不思饮食。肺虚不能通调水道，脾虚不能运化水湿，水湿泛溢肌肤则水肿，上凌心肺则心悸气促。肺、脾两脏虚损，又以脾虚是其根本。因脾主运化水谷，能对水谷进行消化和吸收，并将精微物质上输于肺，经肺之宣发肃降运送至全身，为后天之本，正如《医宗必读》所说："一有此身，必资谷气，谷入于胃，洒陈于六腑而气至，和调于五脏而血生，而人资之以为生者也，故曰后天之本在脾。"根据五行相生理论，虚则补其母，脾属土，肺属金，培土生金，即补脾益肺。又清代名医李用粹在《证治汇补·痰兼脾肺》中论述："脾肺两家，往往病则俱病者，因脾为生痰之源，肺为贮痰之器，脏气互通故也。故外症既现咳嗽稠痰，喉干鼻燥之肺病，又现心嘈倒饱食少泻多之脾虚……务以平调为主，泽及脾胃，而痰自平，不必专用清肺化痰诸药，盖脾有生肺之功，肺无扶脾之力也。"意为通过健脾可以起到消除痰饮、水湿等病理产物的作用。根据上述理论，我们认为肺心病急性加重期主要以脾虚为本，痰饮、水湿等病理产物为标，故治疗应从补脾入手，同时配合宣肺平喘、化痰止咳以增强疗效。协定处方2号为香砂六君子汤、三拗汤、瓜蒌薤白半夏汤、桔梗汤的合方。香砂六君子汤出自《古今名医方论》，其中人参、白术、茯苓、甘草组成四君子汤，能益气健脾；加陈皮、半夏能燥湿化痰；加木香、砂仁能行气温中。三拗汤出自《太平惠民和剂局方》，方中麻黄宣肺平喘、开闭郁之肺气；杏仁降利肺气，与麻黄相伍，一宣一降，恢复肺气之宣降；甘草有润肺祛痰止咳之功。瓜蒌薤白半夏汤出自《金匮要略》，方中半夏燥湿化痰，降逆散结；配以瓜蒌、薤白豁痰通阳，理气宽胸。桔梗汤出自《金匮要略》，方中桔梗苦、辛、平，归肺经，可宣肺祛痰，利咽排脓；甘草功效同前。四方合用，共奏健脾化湿、宣肺平喘、化痰止咳之功。现代药理研究表明：香砂六君子汤能抑制胃黏膜瘀血、水肿等病理变化，减轻炎细胞浸润，减少上皮化生，能较好地拮抗胃黏膜的慢性损伤，促进胃液分泌，显著提高胃液游离酸度的排出量，增加已减少的胃窦 c 细胞，改善胃肠道的内分泌功能，还能调节细胞免疫及体液免疫功能。三拗汤具有明显的止咳、祛痰、平喘、抗炎和抑菌等作用。瓜蒌薤白半夏汤有明显的降低肺动脉高压、右心室压和逆转右心肥大的作用。桔梗能反射性增加气管分泌，稀释痰液而有较强的祛痰作用，还能镇咳、抗炎解痉。综上，协定处方 2 号能取得满意疗效。

通过本研究表明，协定处方 2 号中西医结合方案治疗肺心病急性加重期疗效优于单纯西医治疗，值得临床推广应用。